张志远 著

邱浩 整理

# 张志远

## 临证七十年

### 精华录

（上册）

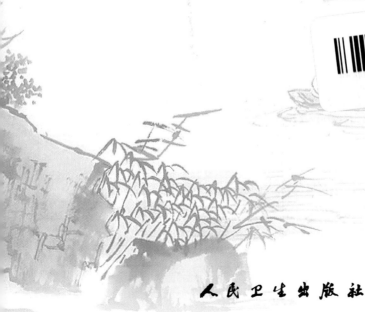

人民卫生出版社

图书在版编目（CIP）数据

张志远临证七十年精华录．上册/张志远著．—北京：人民卫
生出版社，2017

ISBN 978-7-117-24054-3

Ⅰ．①张… Ⅱ．①张… Ⅲ．①中医临床-经验-中国-现代
Ⅳ．①R249．7

中国版本图书馆 CIP 数据核字（2017）第 012419 号

| 人卫智网 | www.ipmph.com | 医学教育、学术、考试、健康，购书智慧智能综合服务平台 |
| 人卫官网 | www.pmph.com | 人卫官方资讯发布平台 |

张志远临证七十年精华录 （上册）

著　　者：张志远

出版发行：人民卫生出版社 （中继线 010-59780011）

地　　址：北京市朝阳区潘家园南里 19 号

邮　　编：100021

E - mail：pmph @ pmph. com

购书热线：010-59787592　010-59787584　010-65264830

印　　刷：三河市宏达印刷有限公司

经　　销：新华书店

开　　本：710×1000　1/16　　印张：16　　插页：2

字　　数：305 千字

版　　次：2017 年 3 月第 1 版　2024 年 3 月第 1 版第 12 次印刷

标准书号：ISBN 978-7-117-24054-3

定　　价：53. 00 元

打击盗版举报电话：010-59787491　E-mail：WQ @ pmph. com

质量问题联系电话：010-59787234　E-mail：zhiliang @ pmph. com

# 张志远简介

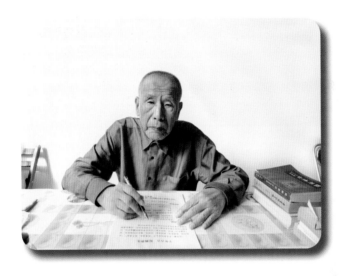

蒲甘老人张志远于抱拙山房

张志远，生于 1920 年，教授、主任医师，山东德州人，幼学先秦诸书，读经、史、子、集，在父亲寒江遗翁、业师耕读山人指导下步入医林。1957 年始先后在山东中医进修学校、山东中医学院、山东医学院、山东中医药大学从事临床、科研、教学工作，讲授《伤寒论》《金匮要略》《温病学》《妇科学》《中草药》《中国医学史》《中医各家学说》，曾任中医系顾问、教研室主任、国家卫生部中医作家成员、全国中医各家学说研究会顾问，系山东名老中医，享受国务院政府特殊津贴。曾被国外大学、科研机构聘为顾问、方药总编辑、荣誉博士。业医七十余年，知识渊博，经验丰富，发表论文 400 多篇，主编、主审、著述医籍 18 部，曾获国际医学会议奖。

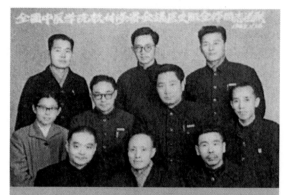

1963年11月，在合肥召开了"全国中医学院教材修审会议"。图为《中国医学史》编审小组全体成员的合影。前排左起：耿鉴庭、李重人、张志远；中排左起：甄志亚、……、李志浩、余瀛鳌；后排左起：李经纬、……、陈道瑾。

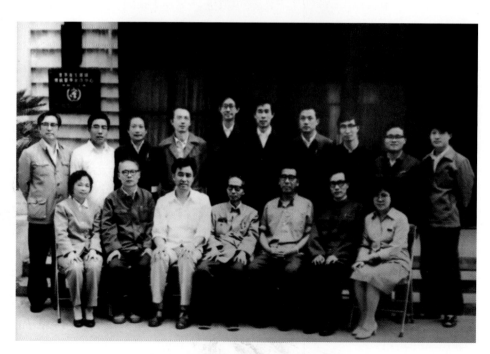

张志远上海讲学时与裘沛然诸先生合影
前排：裘沛然（右四），张志远（右三）

# 坐 言

负壶捣药送病友，光阴荏苒七十年。

老朽已染重病，风烛时间有限，将所积临床经验随笔写出，汇集一册，留于人间，供同道、岐黄学术爱好者过目、指正，权作纪念！

岁在乙未端午
乐天翁张志远合十
皆大欢喜
祝福大千世界

# 目 录

## （上册）

## 第三编　精华录241～360小节 ………………………………… 119

# 第一编

## 精华录 1～120 小节

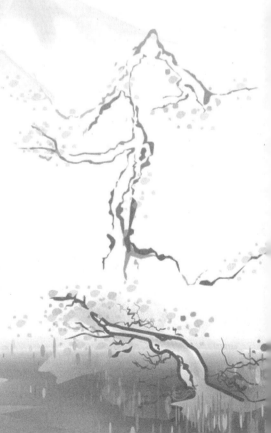

## ▣ 1. 火神、水仙之分

中医火神、水仙二派，实际乃两种投药倾向，与家传、师授、地理环境有关，非守株待兔一方万人不会改变，仍在辨证施治前提下运用药物，得到社会推许，保持了一定的传化观。

火神医家思想体系源于《伤寒论》《金匮要略》四逆汤、大乌头煎，演绎于王好古正阳散、火焰散、霹雳散，喜开附子、乌头、天雄、硫黄、吴茱萸、荜澄茄、肉桂，和薛立斋、汪机、孙一奎、张景岳益气、温补欣赏人参、熟地黄、鹿角胶本质有别，不属该派范围。临床所遣以黑色附子、乌头为主，把桂枝改为肉桂，提升助火壮命的功力，指出桂枝之心不含这一疗能。近代常言陈伯坛、萧琢如、刘民叔（或祝味菊）、吴佩衡"四大附子"，就是重用附子、乌头、天雄的人物，附子止痛不如乌头，回阳驱寒却独占鳌首，将其列归第一。老朽经验：若心力衰竭、汗出虚脱、阴盛阳竭、命门火衰，每剂给予 30~90 克①，水煎二小时，加肉桂 5~10 克，干姜 10~15 克，甘草 15~20 克。腿足水肿加葶苈子 15~30 克，茯苓 20~50 克，能大展宏图，获得良效。

水仙派从朱丹溪认为人体"阳常有余、阴常不足"开始，主张滋水养阴，同火神派"益火之源，以消阴翳"相反，倡导"壮水之主，以制阳光"。吴中叶天士、薛生白、缪宜亭，其继承者吴鞠通、王孟英均受此影响，张锡纯嗜好石膏、白芍、山药、知母，高僧奎元善投生地黄、山茱萸、麦冬、石斛、玄参、天花粉、何首乌，为囊中必备，形成又一特色。对茯苓、黄连清热泻火不太崇拜，厌他性燥伤阴反可化火，伐生生之气，津液被耗，易蒙损害。

上述双向系统，属人、邪分理疗法，主要保护人身，目的求得"正生病却"，不应以偏颇视之。火神派门庭狭窄，奉行者少；水仙派对温病、流行性热证治途广阔，占不小优势，故风风火火闯九州。

---

①克：为便于当代临床家阅读、参考、仿用，本书记载清末、民国、建国初处方，原始计量单位两、钱、分均换算为克。一斤十六两，一两十钱，一钱十分；一斤等于 500 克，一两等于 31.25 克，一钱等于 3.125 克，一分等于 0.3125 克。取其约量，书中 30 克原始剂量约为一两，10 克原始剂量约为三钱，1 克原始剂量约为三分。《伤寒论》《金匮要略》古方剂量换算，依据明代李时珍《本草纲目》："今古异制，古之一两，今用一钱可也。"清代汪昂《汤头歌诀》："大约古用一两，今用一钱足矣。"古一两折合今一钱。以此类推，照例换算。

## ▣ 2. 药物毒性、不良反应举例

中药临床，有的利弊并存。

益母草用于多种妇产疾患，活血化瘀，降血压、利尿、促进子宫回缩，制止子宫内膜增生血出不停；久服肾功衰竭，称"关木通第二"。

人参健脾益气、挽虚救脱；常用则精神亢奋、失眠多梦、哮喘发作、血压升高。

乌头祛寒止痛，不加蜂蜜、甘草久煎，生物碱存在，易于中毒。

马钱子通经络、利关节，治瘫痪、重症肌无力，须油炸、土炒破坏生物碱；否则身体阵发性痉挛，呈抽风状，民间流传之"伸腿瞪眼丸"以炮制过的此品为主。

山豆根清火，疗咽喉肿痛；量大，使呼吸肌麻痹、吐纳困难。

苦杏仁医咳嗽、哮喘，单用50克便会结束生命。

甘草蜜炙，补中益气，助力人参、黄芪；过量、久服，则胸闷、腹胀、水肿、血压升高。

艾叶、苍耳子伤肝，影响细胞代谢，释放转氨酶，多开起毒害作用。

当归养血、调经，量大滑肠、溏泄。

肉苁蓉温肾壮阳，提高性功能；久服大便次数增加，反而疲劳，弱化生殖器升举。

草乌大热温里，为镇痛冠军；炮制不够火候，口麻、手颤、血压下降。

女子怀孕不到三个月，如盲目滥吃附子、商陆、蜈蚣、大戟、干漆、雄黄、甘遂、芫花、乌头、皂荚、细辛、半夏、藜芦、杏仁、益母草、苦参、郁李仁、鸦胆子、蟾酥、巴豆、穿心莲，能导致流产或胎儿兔唇、骈指、解颅、联体、形裂、缺目、无肛等生理畸形。

一般说，药物中毒所见症状，有呕吐、腹痛、头晕、泻下、咳嗽、发黄、麻木、吐血、烦躁、唇绀、抽搐、肢冷、昏迷，洋金花、羊踯躅还可发生幻觉、哭笑无常。因此处方遣药，十去其五便要减量，十去八九即应停服，善后食疗代之。

民国时期，老朽目觑火神医家给予附子、乌头、天雄，都与他药配伍组方投用，如干姜、肉桂、人参、甘草，从不单用，也不放入白酒中，防止毒性难除，遇到催化升发，产生异常反应，甚至体温下降。

## ■ 3. 专题药物

中医临床，除辨证论治亦应汲取民间经验加入专题药物，二者结合易提高功效，如：

菟丝子、肉苁蓉、沙苑子治精子量少、活动力低下；石打穿、海金沙、金钱草治肾结石；麻黄治过敏身痒；细辛治关节剧痛；牛蒡子治口眼喁斜；蝉蜕治破伤风；柴胡治无汗发烧；葛根治项强热痹；升麻降转氨酶、治胃下垂；天花粉治宫外孕；黄连降血糖、治心动过速；苦参、仙鹤草、人参、甘草治期前收缩；连翘治血淋、尿路感染；小蓟、蒲公英、芦荟、青黛治白血病；败酱草治胃酸、前列腺炎；土茯苓治头痛、蛋白尿、牙龈红肿、痛风；白花蛇舌草治结肠炎、盆腔炎；马齿苋降血糖、尿糖，外敷治带状疱疹；玄参治血栓性脉管炎、干燥性鼻炎；牡丹皮治血小板减少、血液病发热；水牛角、龙胆草治药物皮炎、带状疱疹；青蒿治疟疾、外感高热；地骨皮治肺结核，持续低热；白薇治更年期综合征五心烦热；豨莶草降转氨酶，治黄疸，洁白面容；鹿衔草治慢性咽炎；苍术、少量麻黄治阳痿；薏苡仁治乳头溢液；泽泻治头眩、痛风；滑石解肌透表；石韦治哮喘、结石、蛋白尿；附子治重症肌无力、男子不育；陈皮治痛而下泻、乳腺小叶增生；荔枝核、川楝子治胃痛。

枳壳 30~60 克治胃下垂；麦芽 100 克疏肝、断乳；莱菔子通肠、降血压；南瓜子炒熟，日食 100 克，治前列腺增生；白茅根治肾炎、蛋白尿；茜草治荨麻疹；仙鹤草治盗汗、癌痛、化疗后骨髓抑制；益母草利水、降血压、收缩子宫；鸡血藤治便秘、重症肌无力、经行身痛、下肢不宁综合征；莪术治胃内胀痛；水蛭 3~6 克研末服，治真性红细胞增多症；半夏、白附子、天南星治失眠、癫痫、三叉神经痛；天南星治关节炎；皂角刺 10~80 克治疮肿、静脉炎；葶苈子治肺胀、胸水，60 克疗心力衰竭；酸枣仁治血虚心悸；龙骨治孤独、多动、失眠、幻听；赭石治脑震荡、呕吐、挫伤；蜈蚣抗肿瘤，治惊厥、破伤风；全蝎治风湿痹痛；白术大量治便秘、肝硬化腹水；白芍止痛、利尿；熟地黄治尿闭、便秘、阳强、腰椎间盘突出；乌梅治肠炎、结肠炎；五爪龙益气健身；桑螵蛸治肠炎、久泻；金樱子治尿崩；乌贼骨制酸、止血，治白带，外用生肌；硫黄治寒结便秘，每次 2 克，取豆腐两片夹住，以绳束之，水中煮一小时，豆腐变绿，吞服无毒。

竹茹、芦根、苏梗治咽炎；桔梗、木香、瓜蒌、枳壳、黄连宽胸消满；金果榄治咽喉诸病，去酸水、嘈杂；白蒺藜、蒲公英治眼痒；石打穿、细辛通输卵管阻塞；鸡矢藤消积，治跌打损伤；夏枯草、垂盆草、蒲公英降转氨酶、转肽酶；骨碎补、防风、木贼草、川芎、柴胡、通草治耳鸣；镇肝阳用龙骨、牡蛎、磁石、龟甲镇肝阳；木贼草治咳嗽、妇女崩漏；金银花大量治鼻炎流涕不止；露蜂房10克加麻杏石甘汤治小儿遗尿；附子、山茱萸、龙骨、牡蛎强心救脱；仙灵脾、伸筋草治小腿转筋；苍耳子治荨麻疹、过敏性皮疹；升麻、虎杖治白细胞减少、血小板减少。

## ◼ 4. 火神药附子回阳案

附子、石膏固大热、大寒，恐投与不当祸起笔下，个别医家竟畏之如虎，使良药沉沦蒙羞，时光凝聚，误导后昆，成了历史心传。虽然如此，火神、水仙二派仍以其疗效信奉不已。就附子临床而论，救死扶伤，有目共睹，每剂数十克，能回阳挽脱在顷刻之间。老朽业医七十年，既亲见前贤成功经验，亦"大显身手"，获得反馈音响。

1955年于德州诊一运河艄公，开始感冒，逐渐体质衰颓，纳呆、便溏、蜷卧、恶寒、脉象微弱、自汗频仍、精神萎靡，住院多日，认为营养衰竭、转为休克，委老朽接手。当时即按《伤寒论》少阴病论治，心肾俱虚，病入膏肓，应壮命门火，振发危局，开了通脉四逆汤，计附子40克（先煮一小时）、干姜20克、炙甘草20克、人参30克、肉桂6克，水煎，分三回服，六小时一次，连饮不辍。凡四帖，症状递减，惟汗出未停，乃加山茱萸30克、龙骨20克、牡蛎20克，把肉桂去掉防止活血兴奋汗源，改为日用一剂，又继续五天，返归航运公司上班了。事实证明，附子雄伟之力不可忽视。

## ◼ 5. 民间医家抱有实践经验

学习中医药艺术，有两种方式，一是学校培养，二为以师带徒。师门学徒分家传、拜师领授，每日相聚一起言传身教所获经验、技巧，能直接投向临床，乃多、快、好、省的传统方法。由于"文革"十年动乱，民间怀抱绝技的老医药人士相继凋谢，卫生医疗部门不够重视，这一途径几乎"路断、迹灭"，令人不无喟叹。老朽少时曾遇到若干铃医、乡村高手，均属无名英雄，常掌握刮痧、放血、针刺、捏脊、推拿、拔毒、火灸、单方、外治多种疗法，往往花钱少、术后病攘，效果称奇，使所谓名家、国家级者大惊失色、目瞪口呆，自愧弗如。

1952 年，老朽见一白姓八十岁杏林前辈，半农半医，门庭若市，专为贫苦患者服务，号义渡痴翁，适一流感热证高烧十日不退，恶寒寡汗，吃麻、苏、荆、防、银、连、桑、菊无效，他言外邪未解、内火萌起，既非伤寒、亦非温病，乃表里双发。只开了石膏 80 克、青蒿 30 克，加入健胃防呕进食的神曲 10 克，水煎，分四回服，四小时一次。日夜兼进，连饮两剂，便热降邪退，恢复了康宁。此例辨别论证醒人醉梦，可改变对名不见经传医生的看法，其薪传、绝招应当继承、总结，予以发扬。

## 6. 新制还魂汤

中医学受道家影响，对神识活动亦提及三魂（胎光、爽灵、幽精）七魄（尸狗、伏矢、雀阳、吞贼、非毒、除秽、臭肺），着重魂飞魄散说，黄元御先贤组有天魂、地魄二汤。若神不守舍，夜睡梦游，谓之灵魂出窍，常取朱砂、琥珀研末口服，认为能安魂定魄。此证临床并不罕见，以频繁发作漫步空间为主，偶尔出现一两次则不够标准。老朽遇到本病不按噩梦调理，照阴血亏虚肝不藏魄治之，加介类潜阳，给予酸枣仁 30 克、远志 10 克、桂圆 10 克、当归 10 克、白芍 10 克、龙齿 15 克、石决明 30 克，水煎，分三次服。连用十天，即收功效，命名"新制还魂汤"，和《金匮要略》所载之麻黄、杏仁、甘草组成的处方不同，曾有数十例患者饮后反馈可观。

## 7. 降三高小方

争取健康长寿，固然端赖生活营养，若摄纳动物脂肪、蛋白质过多，亦能造成营养失调，缩短生命。近百年来，不少学者提倡素食、远肉，号召吃五谷杂粮、蔬菜、水果，对预防肥胖、超重、高血压、高脂血症、高血糖起了不小作用。大瓢先生在《如是我闻》说，医家应明心见性，医生作则，仿照逃禅归化般若法门，力求戒荤，减少高级膳食，以植物养身，对减少心脑血管病，十分有益。为此，他曾出示袖珍一方，专治高血压、高脂血症、糖尿病三病，计夏枯草 20 克、黄精 20 克、生首乌 20 克、山楂 10 克，每日一剂，水煎，分三次服。连饮 10~30 天，可获非凡疗效。老朽不断投向临床，堪称验方，宜介绍推广，为大千世界服务。

## ■ 8. 崩漏慎用当归、川芎

当归、川芎在妇科、产科方面，要注意有双向作用，水煎不盖锅口，时间稍长，则兴奋子宫，促进收缩，制止出血；反之，煎煮时间太短，其挥发油存在，则抑制子宫收缩，无止血之效。因此调理出血疾患应当久煮，不然易加重病情。老朽临床对子宫内膜增生、子宫黏膜下肿瘤、产后恶露不绝，给予四物汤加味，均水煎半小时以上，才能避免不利情况的发生。

1958 年诊一医院护士，分娩十五天恶露仍行，通过清宫依然如故，委吾施治。授与当归 20 克、川芎 10 克、人参 6 克、熟地黄 10 克、女贞子 10 克、三七粉 3 克（冲）、阿胶 20 克（烊）、旱莲草 15 克，按快速煎药法，共煮两遍，各十分钟，吃了三剂，基本无效，嘱咐改为传统方法，二次都煎半小时，处方未更，又饮三帖，说来耸人听闻，出血戛然而止。尔后多次验证，发现重点在当归身上，次即川芎。

## ■ 9. 重视药物配伍

药物之间有选择性，亦有助推性，常随配伍而变化。如石膏与知母、板蓝根同用，退烧力强，单开石膏降温不佳。茵陈与大黄、山栀子同用，解除黄疸，单开茵陈功力较差；大黄不宜过多，以 10 克为度，否则频频泻下，反而影响祛黄。附子与肉桂、甘草同用，壮火回阳力强，单开附子疗效低下。投量上要掌握火候，《伤寒论》大、小承气汤，大黄均开四两，但大承气汤的枳壳、厚朴比小承气汤多出几乎一倍。桂枝汤中桂枝、白芍平分秋色，将白芍增加一倍，就转为治太阳误下腹痛之方，不医中风了。玄参降血糖，与山药结合，得效率较小，添入黄精，则其力上升。黄芪扩张动脉，促进血流量，调理心脑血管病，单见功甚慢，和葛根、丹参、川芎为伍，即成果显著。

因此还应剖析前人处方，抓住辨证论治，网套西医对号入座的僵化模式，无疑会走向失败，且令岐黄大业蒙羞。

## ■ 10. 四逆汤加五味子敛汗救阳

山茱萸性温味酸，养阴、敛汗、固脱，张锡纯先生介绍，凡大汗不止加入本品最易收功，事实证明确有此效。老朽开始业医曾见一久经沧桑的翟姓刀圭家，对过汗亡阳重用附子 30～120 克，引火归源、补命门元气衰竭，常配入五味子 30～90 克，认为挽脱之力超过山茱萸，生脉散（人参、麦冬、五味子）用五味子不取山茱萸就可说明这一问题。他投《伤寒论》四逆汤的遣药比例，以附子领先，补中益气甘草居臣，次则干姜、五味子。干姜少于五味子，若汗出如洗，五味子翻番，超过干姜一倍。老朽临床师法前辈经验，运用得当立竿见影。因而回阳救脱两种方法可以并举，予以弘扬传世。家父告诫，附子属一匹野马，服后有时产生不良反应，同山茱萸、五味子组方，往往获得避免，但二药给与太多，能妨碍附子发挥强心回阳作用，也要了解矫枉毁正的现象。

## ◼ 11. 脱发有效汤

脱发证临床常见，病因较多，除斑秃突然发生，若慢性逐渐脱落，或掉后未再生长，均在本病范围。老朽所诊以肾虚阴亏为主，投六味地黄丸收效并不理想，如起用二至丸加味则易化凶为吉，转成天相。通过反复实践，拟出一道处方，计女贞子 20 克、旱莲草 20 克、何首乌 15 克、生地黄 15 克、当归 10 克，加少量活血化瘀之品丹参 10 克、红花 6 克、川芎 6 克，每日一剂，水煎，分三次服，蝉联 30 天，情况便可改善。一般三个月即感到惊喜，命名"美头煎"。

## ◼ 12. 附子、甘草平行回阳救脱

火神派医家，在诸种热药中重点优选附子，所投附子都开生者，通过久煎、蜜煮、甘草合方，破坏生物碱，灭其毒性。用炮附子者不多，写熟附子、淡附子的十分稀少，从而形成一个特色。医界前辈吴七先生曾言及恩师传授，临床启动《伤寒论》四逆汤，常将附子与甘草摆列同一位置，平等剂量，均开 20～60 克，强调甘草益气解毒，助附子补阳扶正，力大、效好，有明显优势；干姜居附属行列。

1965 年老朽于济南诊一妇女，五十余岁，体质素弱，近来两次心力衰竭。一周前感冒风寒，吃荆芥、苏叶、羌活、桂枝，表邪已解，惟身汗津津二日未断。心慌、头眩、恶寒、脉微、神疲、舌苔淡白、手足冰冷、下肢水肿、血压 80/55 毫米汞柱，呈虚脱现象。医院委托调理，即以四逆汤加味，计附子 45 克、干姜 30 克、甘草 10 克，加茯苓 30 克、人参 15 克，水煎，分三次服。饮了三剂，虽有好转，无大的改善，表示减不足言。乃易弦更张，仿照吴氏师门

9

授药法，把甘草升至 45 克，减干姜 20 克，其他照旧，嘱咐勿停。又服三帖，症状逐渐减退，惟胸内稍有满闷，加入砂仁 10 克、陈皮 10 克，继续四帖，终于得愈。充分说明这一经验是配伍技巧，也属传统秘招，可法。深刻体会到书本知识要结合实践，灵活掌握，才能发挥确切疗效。

## ▣ 13. 补充经方遣药

经方医家因方小药少、驾轻就熟，师法《伤寒论》《金匮要略》二书投药规律，如发汗用麻黄，表热用桂枝，项强用葛根，口渴用人参，烦躁用石膏，失眠用酸枣仁，亡阳用附子，胸痛用薤白，腹痛用白芍，结胸用瓜蒌，痞满用干姜、黄连，噫气用赭石、旋覆花，咳嗽用干姜、细辛、五味子，寒热往来用柴胡、黄芩，脉结代用人参、桂枝、麦冬、生地黄、炙甘草调整心律，能起良好作用。但客观实践，应视为优选，不宜奉若神药，如紫苏、荆芥的解表，夜交藤、合欢皮催眠，黄连、山栀子治烦、心阳过扰，紫菀、款冬花宁嗽，苦参、冬虫夏草疗心脏期外收缩，蜀漆、常山截疟，功力相伴，也少逊色。因此要注意这些方面，扩大临床使用。不可存有偏见，沧海遗珠。

## ▣ 14. 中医临床三忌

中医临床避免三忌：一是死降血压；二是死治炎症；三是死抗肿瘤。蛮力扭转，所得结果，并不理想，甚至加剧病情。如调理肿瘤频繁化疗，客观指标降了，患者健康状况亦山穷水尽，结果不亡于肿瘤却死于顽治，这种教训应当深思。

1962 年诊一玉门油田干部，高血压五年，持续不降，盘桓在 180/120 毫米汞柱左右，浅睡易醒，无头痛、眩晕症状，脉象弦滑，夜尿较多，当时给予天麻、钩藤、羚羊角、黄芩、石决明、夏枯草、桑寄生，按肝阳上亢组方，凡二十剂，血压未降，情况如故。乃以转治睡眠为主，重用酸枣仁 45 克、川芎 10 克、知母 10 克、茯苓 10 克、白芍 10 克、黄连 10 克、阿胶 10 克（烊）、鸡子黄一枚（冲），即《伤寒论》《金匮要略》酸枣仁与黄连阿胶汤合方，嘱其每日一帖，水煎，下午 5 点、10 点分二次服。连饮了两周，血压下降，基本恢复正常。不言而喻，中医辨证论治能放之四海而皆准，疗疾便会降血压，舍本逐末单纯降血压的机械方法，并不可取。

## 15. 研医莫道听途说

学习前贤学说、理法方药，要读其著作，通过分析研究，探索临证精华，切忌贵耳贱目，人云亦云或随众喧喝。如上海张山雷初习外科，写过《疡科纲要》，不悉真象者讹为痈疽高端，实际属于内科名手。恽铁樵籍贯江苏武进，乃伤寒派，有人竟说是孟河体系费伯雄的传人。岭南地处亚热带，时方盛行，经方无立足之地，然投麻、桂、姜、附亦屡见不鲜，如陈伯坛、谭次仲、卢觉愚均居伤寒阵营。所以识别医家的学术倾向，应掌握他们的理论与实践，才可定性归入何种学派，盲目杂谈，不足置信。

1954年遇一走方郎中，自言江阴曹颖甫弟子，携有所作经验集一册，内容百分之八十都是调理温热时方，只有白虎汤出诸《伤寒论》，且卷首尽皆名人序言，一睹即露有伪，无疑冒名假托。老朽主张师道尊严，不宜抬高自己，损害前辈，故莫闻道听途说。

## 16. 慢性炎症不忌温补

中医临床，无论辨证（头痛、肢麻）、辨病（伤寒、温病）施治，都有规律可循，最忌遇到慢性炎症，仿照西医应用抗生素给予清热解毒，滥开金银花、连翘、大青叶、重楼、板蓝根、蒲公英、败酱草、黄芩、菊花、山栀子、黄连、贯众、红藤、紫花地丁等一派寒凉药物，对炎症不仅无益，甚至适得其反，雪上加霜。事实说明，给予温经活络、温里驱寒、行气散结、活血化瘀之药方可解决，如调理慢性胃炎、肾炎、肠炎、关节炎、盆腔炎、末梢神经炎，干姜、川椒、吴茱萸、肉桂、附子、乌头、天雄同样可用。老朽从事岐黄专业七十年，未被炎变缚住，掌握法则，突出传统医疗，笔下自如，均富功效，故敢为同道告之。

1975年于曲阜诊一男子，经常右腹部隐痛，喜按，热熨得静，医院印象为慢性阑尾炎，习称肠痈。从脉沉弦无力、舌淡苔白、便溏、蜷卧、手足不温，即以附子20克、桂枝15克、白芍15克、延胡索10克、干姜10克、制乳香6克、炒没药6克、吴茱萸10克与之，每日一剂，水煎，分三次服。七天而愈，也未复发。若追随西医，盲目肆用寒凉，恐难药到病除，且后果不堪设想。

11

## ▣ 17. 医疗遵守四宜

学习前人，读圣贤书，继承经验，要因地、因时、因人、因证制宜，最怕死搬硬套、食古不化、依样葫芦。这样不只脱离实践，纸上谈兵，尚能导致临床错诊。要敢于超越大家，突出"三所"（有所发明、有所创造、有所前进），亦步亦趋的思想很难推动学术发展，不但不能与时俱进，到头来还把家传、师授的艺术沉沦湮没。如《伤寒论》"发热口渴不恶寒者，为温病"，同太阳提纲"头项强痛而恶寒"相抵触，且无处方，不宜和伤寒、中风称"三纲鼎立"；六经排列，应将少阳置于太阳、阳明中间，才能吻合表里之半；白虎汤治内外高热，"表有热，里有寒"，不可入口；小柴胡汤对象"但见一证便是"，指往来寒热，其他心烦喜呕、胸胁苦满、嘿嘿不欲饮食，则属"不必悉具"。忽视以上情况，就违反因人、因事、因证制宜，影响抓精神实质，减弱了临床效果。

## ▣ 18. 药量放大起死回生

从事岐黄专业，无论学校出身或家传、师授，在学习过程中，分三个阶段：一、启蒙研究期，为强制学习；二、社会工作期，为艰苦学习；三、退休颐养期，知识、经验均达较高水平，能著书立说，广泛涉猎群籍，为娱乐学习。年过六十岁，精通世故，了解人间炎凉，爱惜羽毛，谨小慎微，思想倾向保守，不求有功，避免生过，往往方小量少，甚至因噎废食，亦会贻误病情，失手患者。为此，药量阈值的问题，很值得深入探讨。由于数千年依赖传统中药，耐药性逐步上升，抗药病例不断出现，仍按旧的投量难以适应，杯水车薪，饮下如鼓应桴的优势已不复存在。《药典》所定之最高用量，属于安全约数，并非显效标准。大瓢先生认为每帖开茯苓 120 克、莪术 60 克、半夏 30 克，充领头将军，不是虎狼药，和霸道之品焉可同日而语。人命关天，处方量小，等于玩忽职守，不起作用、坐视寿夭也应受到谴责，违反医德。张锡纯大掷石膏，一生开万余斤，吴佩衡附子数千斤，凸出猛、准、狠三字，未闻草菅人命。老朽医疗主张重拳打击，降龙伏虎，乃上上妙法。

1980 年治一痰饮上凌患者，医院诊为梅尼埃病神经性眩晕，发作时呕吐，如在摇摆舟中，无耳鸣现象，即给予茯苓 80 克、白术 30 克、泽泻 50 克、半夏 30 克、天麻 15 克、龙骨 20 克、牡蛎 30 克，日服一剂。连用五天而愈，没有不良反应，显示独擅胜场。

## ■ 19. 大量遣药适应证

临床时重点药物在眼前闪烁，大量投用可获得惊人的疗效，如：

皂角刺超过30克，消疮疡、治盆腔炎输卵管粘连；益母草超过50克，降血压、收缩子宫，治肾炎浮肿、肝硬化腹水；白芍超过30克，止血、镇痛、利尿；人参超过30克，升血压、宁心定喘，调整心律；白果超过30克，平喘、收敛白带；紫石英超过60克，治房颤、宫寒不孕；茯苓超过40克，行水，治眩、癔症发作、奔豚气由腹上冲；白术超过50克，益气、通肠、解除便秘；半夏超过30克，催眠入睡；柴胡超过30克，发汗退烧、使月经下行。

川芎超过30克，降血压，治头痛、脑梗死；桂枝超过30克，治腹内逆气上升、心动过速；薏苡仁超过60克，祛湿热、肌肉关节酸痛；附子超过40克，强心救脱；泽泻超过30克，降血压，治湿疹、阴囊瘙痒；枳壳超过40克，升提胃下垂、子宫脱出；夏枯草超过40克，消甲状腺结节、小瘤；小蓟超过50克，止血、降血压；郁金超过50克，治精神分裂症，排胆道、泌尿系结石；知母超过30克，止咳、降血糖；延胡索超过40克，镇静安眠。

豨莶草超过60克，降血压、治四肢麻木；玄参超过50克，清头面烘热、消淋巴结结核；石菖蒲超过30克，发音，治久泻、半身不遂；熟地黄超过60克，治脑萎缩、老年痴呆，不发生胸膈胀满；水蛭超过20克，治瘫痪、消慢性炎症；五味子超过60克，降低肝炎转氨酶，治咳力强；肉苁蓉超过30克，润肠、解除便秘；山楂超过30克，降血压、血脂，治萎缩性胃炎；苦参超过60克，平喘镇咳、利水消肿、止痒，治脉象间歇；连翘超过30克，止呕、发汗解表；红花超过20克，降血压、扩张心脏冠状动脉。

黄芪超过80克，降血压、少于15克升血压利尿；决明子超过30克，降血压、血脂，治哮喘、小便热痛；大黄超过30克，破血通经，治躁狂型精神分裂症；丹参超过30克，安神，治失眠多梦；当归超过40克，滑肠、活血通月经；代赭石超过40克，治头眩、哮喘；防己超过30克，镇痛，尿量减少；曼陀罗超过5克，麻醉；葛根超过30克，治脑鸣、高血压头痛、脖子肌肉痉挛、硬皮病；山茱萸超过60克，敛汗固脱、急救亡阴。

酸枣仁超过60克，治焦虑、心慌、顽固性失眠；牡蛎超过60克，治肝阳上亢、甲状腺结节；茵陈超过60克，疗胆囊炎、肝硬化腹水；水牛角超过100克，清热凉血，治热证高烧；地龙超过40克，治偏瘫手足不举；蜈蚣超过 3 条，镇惊，治多动、癫痫；䗪虫超过 20 克，治头痛、癥瘕；莪术超过 50 克，治子宫肌瘤、卵巢囊肿、慢性炎块；鳖甲超过 20 克，消肝脾肿大、肝硬化、口鼻出血；王不留行超过 60 克，下乳汁，治乳房肥大。

黄连超过 50 克，降血糖，治结肠炎、慢性腹泻；骨碎补超过 40 克，治头晕、耳鸣、手足麻木；浮萍超过 20 克，治糖尿病身痒；麻黄超过 20 克，利尿、升高血压；细辛超过 20 克，疗头痛、牙痛、肌肉痛；败酱草超过 60 克，治咽炎、白带、鼻窦炎、阑尾炎、盆腔炎；杜仲超过 40 克，降血压，治腿痛、脚软行走无力；槐米超过 40 克，降血压、血脂，治泌尿系结石；女贞子超过 50 克，治耳鸣、复发性口腔溃疡；瞿麦超过 60 克，治卵巢囊肿；桑寄生超过 50 克，保胎、降血压，治强直性脊柱炎；土茯苓超过 80 克，治梅毒、阴囊湿痒、睾丸炎；仙鹤草超过 50 克，治盗汗、脉象间歇、溃疡性结肠炎。

老朽临床，对上述药物常由小量开始，循序渐进，每剂水煎分 3 ~ 4 次饮之，很少发生不良反应。凡附子、乌头、天雄煮 2 ~ 3 小时，先口试 10 分钟，以不麻舌为度，即可热服。中毒症状有六，习见口麻、烦躁、颤抖、语乱、心衰、休克，重者死亡。解法用黑豆、茶叶、甘草、防风、绿豆、大量蜂蜜煮水施救。投与标准，我的经验，要注意出汗、纳呆、神疲、舌润、肢冷、喜热、脉微、嗜卧、懒言、便溏十个方面，福兮祸所伏，切勿滥开，同盲用大黄数十克一样，易造成医疗事故。

## ▣ 20. 驱疣汤

调理皮肤扁平疣、粟粒性顽疹，民间验方流传一首，有大青叶 30 克、贯众 20 克、薏苡仁 60 克、牡蛎 30 克、黄药子 15 克、板蓝根 30 克、白花蛇舌草 40 克、鳖甲 15 克，每日一剂，水煎，分三次服。疗效颇佳。老朽命名"驱疣汤"。

## ▣ 21. 方药相符

清末伤寒派医家，常提到临床要注意方药结合的涵义，防止走偏方向，发生方内失药、药中乏方，不仅影响疗效，还转入另一法门。如《伤寒论》麻黄汤中麻黄之量超过桂枝或处同等地位，且去草节，属标准剂，旗鼓相当，称有药有方，为外感风寒发汗第一方。过少不去节，就叫有方失药。若麻黄越出数倍，转化成利尿剂，施治目标变了，谓之有药乏方。杂方派强调升华解表效果，将紫苏、防风、荆芥、羌活混入其中，共烩一碗，典型的是既无方又无药了。

老朽执业七十年，十分着眼这些方面，尽可能师法《伤寒论》，不脱离经方界阈值。回忆 1952 年诊一夜间入厕后感冒，给予麻黄 6 克、桂枝 12 克、杏仁 6 克、甘草 3 克，饮后仍然恶寒无汗，将麻黄加至 15 克，突出君药领导，玄府变开，津津见汗，症状瓦解。举此小例可知其余。

## ▣ 22. 辨证论治是灵魂

近年来，中医科研受教条主义影响，套取西方医学模式，强调方药动物实验，用孤立的统计数字，确定治疗作用，尚纳入考核、晋升职称依据，固然有现实意义，殊不知却走向既往人们所批判的道路，乃对号入座。脱离了区别对待、辨证论治法则，最后还是废医存药。岐黄家临床，常异药同治一疾或同药分疗多病，皆因需要而施，为科学的唯物辩证法，和机械地头痛医头、脚痛治脚不能同日而语，属于传统特色。

1965 年逢一糜烂性胃炎患者，胀痛严重，当时正在准备投产的获奖处方，其中所含丁香、厚朴为主，标明专理本证，一吃便灵。老朽按图索骥，授与患者，每回 6 克，日食三次，连续 20 天功力不显。根据病情改用香附、高良姜、延胡索、大腹皮、川楝子、制乳香、炒没药，水煎服之，一星期即邪退人安。由此可见，若不掌握辨证论治这一思想，就难以开展刀圭大业。

## ▣ 23. 辨人体质用药

临床遣药，要注意人的体质、耐力，确定升降剂量，不应完全从其感染病邪程度着手施治，如伤寒无汗，虚弱者给予麻黄 1~3 克便可，强壮之躯以江淮而论，10 克左右方能打开鬼门。考虑这些方面，则箭不虚发，易于解表，各种杂证，亦需循此。

1980 年老朽去淮安参加学术会议，一同道身健肥硕，迎风观看运河航景，回来即头痛、怕冷、脉紧、咳嗽、骨楚无汗。因地处苏北，拟方《伤寒论》麻黄汤加味，计麻黄 6 克、桂枝 6 克、杏仁 9 克、甘草 6 克、干姜 6 克、细辛 6 克、五味子 6 克，饮后玄府未启，证情依然。遂将麻黄增至 15 克、桂枝 15 克，服了一帖即汗出邪解，症状大减。说明依据体质"辨人"用药，最为合理，也属取得疗效的重要选项。

15

## ▣ 24. 胃病外治法

业医应有人生、大众、社会三观，在工作过程中不分阶层、信仰，不抱亲疏、嫌怨，不计较名利、报酬，要一视同仁，救死扶伤，做为善事，贡献职责，遍及中外。六十年前，田园医家魏德安先生严守如是传统信戒，获得高度赞扬，蜚声杏林。他强调胃炎、胃溃疡、胃下垂，腹内隐痛，凡厌服药物或吃了即吐，曾介绍一首外治法，开白芷、细辛、草乌、丁香、乳香、没药、川芎、木香、三七参各等份，麝香少许，碾末，合匀，装入布袋，缝住，敷于神阙穴（肚脐），用带子束腰固定，很起效果；加热水袋熨之，功力更佳。可活血消瘀、行气散结。老朽临床不断师此经验，堪称良法。

1960 年遇一胃癌晚期患者，已失手术机会，日夜腹痛不止，嘱咐患者单用本药，疼痛迅速缓解，虽不易根治，但救燃眉之急，仍属方外兼疗。

## ▣ 25. 心肌梗死疗法

冠心病心肌梗死，属"心痹"范围，除心电图改变，尚有憋气、剧烈胸痛，可伴有心悸、脉迟、血压下降，无其他特殊现象。由于还会发生恐惧、头眩、烦躁、胸闷、出汗、背痛、动辄休克，易于误诊。老朽调理心血管病将之列为急证，在区别施治的前提下，着重人虚邪实，活血、散瘀、温化、通脉，主要遣用川芎、当归、葛根、丹参、水蛭、三七参、蟅虫、仙灵脾、红花、桂枝、薤白、郁金、砂仁、沉香、石菖蒲、赤芍、枳壳、瓜蒌、山楂、鬼箭羽、延胡索、乳香、五灵脂、没药、九香虫，兼开窍、宽中、行气，扩张冠状动脉，促进血流量，转化供血不足。若气虚明显，加人参、大量黄芪 30～100克；亡阳心衰神疲、肢冷、汗液如油，加附子 30～60 克。病情稳定后，要根据既往史料、临床表现、客观检查，改为缓治，继续降血压、血脂，给予山楂、夏枯草、杜仲、野菊花、决明子、槐米、月见草、玉米须、天麻、白果叶、虎杖、泽泻、茵陈蒿、荷叶、地龙、何首乌、豨莶草、钩藤、黄精、车前子、桑寄生、女贞子、益母草、蒲黄，以巩固疗效，预防复发。

1972 年于青岛诊一干部，陈旧性心肌梗死再次发作，身体虚弱，疼痛、呼吸困难，呈压榨感，医院急救稍见缓解，委老朽接医，即取上述所选药物组成开胸汤，计川芎 30 克、丹参 40 克、黄芪 60 克、葛根 20 克、薤白 20 克、赤芍 15 克、水蛭 10 克、三七参 10 克、制乳香 10 克、炒没药 10 克，增入大黄 2 克通利阻塞，水煎，分三次服。连饮五天，诸症大减。善后压缩一半，小量与之，恢复了健康。告诉日常多吃芹菜、苦瓜、茭白、蒲棒、紫菜、海蜇、蘑菇、木耳、灵芝、黄瓜、荞麦、小蓟、葡萄、桑椹子、白萝卜、枸杞、黄花菜，戒烟，避免精神刺激、劳累。

## ▣ 26. 大剂牡蛎救阴固脱

清贤王孟英性格狷介，医术精良，擅长调理热病、痰饮、阴亏，对火神药附子、乌头敬而远之，很少应用，防止抱薪救火，发生不测，被认为投药量少，小巧玲珑。此说并不符合客观实际，从其医案中可以看到亦开骇人之量。他治王瘦石惊吓，头身青绿色，自汗息微，在处方内给予牡蛎 120 克、鳖甲 60 克，固阴挽脱，和吴瑭三甲复脉汤媲美，毫无呆板现象，仍不失为灵活大家。老朽临床，常师法该经验，每遇汗多伤阴而后亡阳，用四逆汤（附子、干姜、甘草），除加人参 20~40 克，都添入五味子或山茱萸 20~50 克、牡蛎 60~150 克，功力甚佳，往往立竿见影。

1958 年于山东中医进修学校诊一林业干部，患太阳伤寒，吃发汗散三包，遍体大汗淋淋，卧床不起，脉微、神疲、肢冷、懒言、心慌、无尿，危象频出，当地医疗机构委吾救援，就以《伤寒论》桂枝汤为基础，增入附子 60 克（先煎两小时）、牡蛎 180 克，水煎，分四次服，连饮三帖。大剂牡蛎无毒性反应和不良反应，峰回路转，竟逐渐获愈。

## ▣ 27. 阳强与水仙疗法

蜀门临床家齐有堂，调理相火过旺，阴茎勃起不痿，俗称阳强不倒，投大量玄参 90 克、麦冬 90 克，根据患者满面红光，降"浮游之火"，传为佳话。实际滋阴、壮水涵阳，不开熟地黄、山茱萸，巧妙处是折肾滑利下窍，从肛门排出热邪，润、通并举，丝丝入扣。

老朽师法其技，1953 年治一中年教师，耳鸣、头面烘烘如烤，与妻同床精液入户便流，曾吃仙茅、淫羊藿、锁阳、肉苁蓉、桑螵蛸助阳、收敛之品，病情变重，因脉滑、口渴、便秘、身发低烧四症，吾诊断阴虚水亏，相火内动，非温补、强阳对象，当时即授予玄参 45 克、麦冬 45 克、女贞子 30 克、知母 15 克，日饮一剂，分三次服，连用十帖，大便稍溏，更衣每天二次，情况顺转，且未复发。说明水仙疗法可取，别开生面，确有效果。

## ◨ 28. 亡阳小附子为画龙无睛

清末宜兴余听鸿，为孟河费兰泉弟子，乃一代名家，投药大刀阔斧，与众不同。曾开熟地黄 120 克、党参 120 克急挽脱证，然附子只给 10 克，对热药畏之如虎，洵属叶派薪传。老朽临床数十年，依据实践经验，凡大恙、久病、误治，因津亏伤阴、汗多亡阳，都应加入大量附子，方可取得理想效果；若心怀恐惧，延误时机，造成施救困难，忽视这个问题，就会功亏一篑。

1955 年诊一高唐农民，骨折卧床数月，因滥服药物汗出似洗，额上成珠，二目呆直，精神大衰，给予熟地黄 90 克、人参 30 克、黄芪 60 克、五味子 30克、红景天 30 克，水煎，分三次饮下，毫无起色。就以本方为基础，添了附子 75 克（先煎两小时）、山茱萸 30 克，每日一帖，分三次服，逐渐回苏；五天后将量减半，终于险过而安。

## ◨ 29. 催眠可试安神汤

失眠古称不寐，病因很多，如肺不制肝，木横金鸣，易导致心阳过扰，浅睡生梦，习投《伤寒论》少阴热化的黄连阿胶汤（黄芩、黄连、白芍、阿胶、鸡子黄）。我于业医过程中，汲取清代马元仪、张千里二家经验，发现七味药物疗力颇好，组成一首小方，名"安神汤"，有黄连 15 克、白芍 15 克、夜交藤 30 克、莲子心 15 克、百合 30 克、合欢皮 30 克、牡蛎 60 克，水煎，傍晚一、睡前一，分两次服。

1963 年山东大学一教授求医，身矮形丰，言头昏、健忘、烦躁、夜卧不宁，发病二年，已转成焦虑症，打针吃药，百法同施，皆无效验。老朽诊后亦感棘手，黔驴技穷，即授与此方试之。凡三十帖未有更易，病况大减，恢复期把量压缩二分之一，继饮未停，又用一个月，基本治愈。录出供同道参考，进一步探讨方义。

## ◨ 30. 咽炎用蒺藜败酱草

《金匮要略》"咽中如有炙脔"，《医宗金鉴》谓梅核气，"咯之不出，咽之不下"，乃七情郁结，投半夏、厚朴、茯苓、紫苏叶、生姜，后人指为慢性咽炎。其实癔病亦有这种表现，然轻重不同。江苏医家赵海仙调理此证，常开昆布、贝母、苏子霜、射干、瓜蒌皮、竹茹、海蛤粉、杏仁、青果核、蛤粉、松萝茶，均能见效，根治较难。老朽临床曾仿照朱成麟前辈《温病集腋》，给予大量蒜薹败酱草，加相应药物，功力甚佳。

1957 年诊一杂技演员，半老徐娘，犹登台献艺，医院印象顽固性咽炎，发病四年，久疗未愈。吾嘱咐购此草煎服，半月便得缓解。因而组建一方，有昆布 30 克、海藻 30 克、橄榄核 30 克、浙贝母 10 克、苏梗 10 克、金荞麦 30 克、半夏曲 10 克、绿萼梅 10 克、海蛤粉 10 克、木蝴蝶 6 克、山豆根 10 克、射干 10 克、蒜薹败酱草 90 克，煮后分三次饮下，患者反馈良好。

## ◼ 31. 药量大宜分剂

吴门时方医家，调理温病初起，常投大豆黄卷、石膏、蝉蜕、淡豆豉、牛蒡子，曹沧洲加荆芥、苏叶、防风，投量不多，保持门派均衡。业师耕读山人治学思想，属南吴系统，虽居仲景圣林之垣，显示现代风格，指出火神同道大量应用附子、乌头、天雄，超过一般常规，属于发展，符合《伤寒论》《金匮要略》给与标准；但每剂越出 150 克，还有他药，水少量重，达到充盈、饱和度，不易在水内溶解取得有效成分，也等于浪费药源，不如减少改为一日两帖，既稳妥又可保证水解，且有利于人体吸收，一举双益，利大于弊。老朽临床继承这一办法，广泛告知患者，都表欢迎。

1965 年于山东中医学院诊一职工，素有心衰史，因关节炎腿痛剧烈，要求吃中药稳定病情，吾授予乌头 20 克、干姜 10 克、人参 10 克、桂枝 10 克、独活 10 克、防风 6 克、制乳香 9 克、炒没药 9 克、雷公藤 10 克、白芷 9 克、神曲 9 克、甘草 9 克、蜂蜜 30 克。乌头、雷公藤先煮一小时，其余后入，水煎，分两次饮之，日服二帖。连用七天，便痛退人安，上班工作。

## ◼ 32. 石膏五知

明贤缪仲淳在东林《点将录》一百零八人中，称神医安道全善投石膏。章衡阳壮热、口渴、鼻燥、不眠、脉象洪大，开大剂白虎汤加麦冬、竹叶，众皆骇走，似韩信将兵人多为善，患者得愈，海宁王孟英推崇备至。近代张锡纯、孔伯华常师其法，以疗热性病、突出石膏闻名，同窗徐彻千兄颂称驱邪"哼哈二将"。家父乃时方医家，对石膏应用较少，但积有若干经验，提了五个须知：一、要轧细入药，须配伍他品，增加溶解度；二、因属矿物质，只可

水煎，不宜直接口服；三、火煅者外敷疮疡，切勿入口；四、每剂超过 120 克
影响透表，汗液减少，胸闷心慌，呼吸不畅。老朽从事临床七十年，避免有
失，均遵为戒告。

## ▣ 33. 伏气无据

张路玉调理温邪，提出热伏少阴外现太阳，为伏气郁发，属于两感。近代
张山雷前辈反对此说，认为受了喻昌影响，惊世惑俗，令人无法索解。自是便
出现了伏气、伏暑之名，且称晚发。伏字，等于潜伏期，又不完全相同，比较
玄妙，张氏砭为牛鬼蛇神。老朽学医时，攻读岐黄术，家父、业师治学严谨，
很少言及伏邪一事，故吾抱着"子不语"，亦没踏入云雾中。

1954 年诊一四十岁男子，感染风温，舌红、脉滑、唇焦、咽痛、口渴、
体温升高，微汗恶风，和伤寒邪陷阳明各异，大便未结。道友坚持少阴火化外
出体表，乃典型伏气，然施治主张用白虎汤（石膏、知母、甘草、粳米）加
麻黄、连翘。怂恿笔者再拟处方以备筛选，写有石膏 30 克、黄连 10 克、连翘
10 克、浮萍 10 克、知母 10 克、玄参 10 克、麦冬 10 克、芦根 30 克，水煎，
分三次用。征得大家同意，连服三剂，证情即减。善后以竹叶石膏汤（竹叶、
半夏、石膏、人参、麦冬、甘草、粳米）调之，彻底治愈。说明风温并非伏
邪，仍属外感温病，不宜混入内证外发，转成李代桃红。

## ▣ 34. 半夏、附子同方

药物相反学说，从历史看，《伤寒论》《金匮要略》未受此限，后世奉行
均被其缚，但半夏与附子同用，尚屡见不鲜，就连孟河派比较谨慎的丁甘仁亦
不断将仙半夏、熟附片同组一方。半夏反乌头的传统观点，应当打破，使二者
重登舞台。由于家庭、师门清规戒律，老朽思想保守，避之唯恐不远，缺乏总
结这方面经验，不敢轻易置喙。

1954 年遇一乡镇老医，八十余岁，执业多年，阅历丰富，观其临证方笺，
半夏与附子、乌头、天雄联合运用，为数较多，称"火神王"。询问病家、患
者有无异常反应，都言效果明显，药到疾除，誉为仙方。在特殊情况下，吾也
仿照试之，从小量开始，未见不适现象，不同处均加入解毒的生姜、甘草，藉
此提出供大雅参考、研究。

## ◼ 35. 姑苏伤寒派特色

清代中叶之后，江苏武进为产医名乡，孟河业岐黄术者遍及大江南北，言武进在外悬壶者，均为叶天士系统时方派；其实不然，上海恽铁樵先生就不属于这一行列，而是经方伤寒派。近代吴门伤寒派传人受陆九芝、陆润庠父子影响较大，处方遣药和既往不同，自立门户，别具特色，然为数甚少。他们临证方小、药少、量轻，除石膏外，麻黄、桂枝、干姜、黄连、葛根、柴胡不过 9 克；吴茱萸 6 克左右；大黄喜用酒洗；以元明粉代替朴硝；附子皆取炮者，15 克为限；乌头几乎封存；甘遂、大戟、水蛭、虻虫、芫花、巴豆霜束诸高阁。

1955 年遇一来北方常熟医家，乃伤寒派高手，会诊风湿性关节炎，开了麻黄 6 克、白术 9 克、汉防己 9 克、桂枝 6 克、炮附子、防风 6 克、老鹤草 12 克，患者连饮五剂，颇见效果，表明有成熟经验，巧妙处老鹤草占了一半。若与巴蜀、岭南老一代医家刘民叔、陈伯坛比较，十分稳健，笔下玲珑，尤其是在遣用附子方面，旗挑百克，大相径庭；如逢阴盛亡阳，由于量小，杯水车薪，则捉襟见肘，贻误病情，也属一失。

## ◼ 36. 顽固失眠岐黄济世汤

宝应庠生王九峰，习医时被呼"瑚琏之器"，调理失眠不寐，喜投《内经》半夏秫米汤，加酸枣仁、阿胶、鸡子黄，后人运用功力较好，称"王聋子方"。老朽通理心肾，常同交泰丸结合，由于肉桂辛热刺激咽喉，黄连宽胸，易发生空荡感，乃亲而改组，添入大量夜交藤，不仅未降低其效，反而提高了疗效。

1980 年于济南诊一记者，医院印象严重神经衰弱，白天精神恍惚，夜间兴奋，毫无睡意，已有数月，疲惫不堪，希望结束生命，解除痛苦。吾接手后未开他药，则以此方授与，计夜交藤 50 克、炒酸枣仁 30 克、半夏 10 克、高粱米 60 克、阿胶 15 克（烊）、鸡子黄二枚（冲），水煎，分两回服之，下午 5 点、10 点各一次。共饮十天，情况转变，劝其勿易继续下去，彻底获愈，遂命名"岐黄济世汤"。

## ◾ 37. 道藏四药

人参补中益气，柴胡疏泄内外，砂仁健胃消食，香附行滞散结，道家以之碾末，水泛为丸，每日口服数粒，称"养生金丹"。大瓢先生门人介绍给老朽，谓宝善道长强调济世，公诸社会，有益无害，义举值得赞扬。吾曾以之为基石，加入他药施治内、妇科杂证，很富效验。

1975 年于泰安诊一企业法人，体形虚弱，因事务纠纷，气郁胸中，脘闷，胁下胀痛，食欲低下，脉象沉弦，精神不舒。当时就取此方加味与之，计柴胡15 克、香附 15 克、人参 10 克、砂仁 10 克、枳壳 10 克、黄连 10 克、干姜 10克、瓜蒌 15 克、郁金 10 克、川楝子 15 克，水煎，分三次服。连饮三剂，霍然而愈。写出供作临床参考，以利流传。

## ◾ 38. 大黄止血

民国时代祥云禅师，为叶派传人，仿照马培之调理吐衄，常开白莲藕、毛燕窝、萝卜汁拌黄芩、代赭石染麦冬、茜草水炒石膏，被称俏皮药，官宦人家求之若鹜，甚至高级大吏亦拜倒脚下。其中奥妙处，都加配豆大一粒小丸，置汤内溶化服之，否则效果不显。据家父言，该丸乃生大黄所制，降气止血作用很强，不饮他药只吃此丸，也能立竿见影。多年来患者与地方医药界皆未识破这个绝技，仅从一病人由于身弱腹泻一二次，才了解高僧之秘。老朽执业数十春秋，对口鼻出血给予相应处方时，加入大黄 1～3 克，普遍生效，量少不会引起魄门洞开、泻下症状。方丈小丸值得绍承。

## ◾ 39. 白术量大无害

不悉撰者《柳荫续录》三卷，记有陈翁业医，临证遣药喜投白术，给予对象为脾虚。凡头眩、脉濡、尿少、便溏、水肿、疲软无力皆可与之。常用30～60 克，肝硬化便秘、肚大脐凸、大量积水、腹满难忍，开到 150 克。佐使之品不离砂仁，取其芳香降气、运化止呕、促进食欲三项功能，一般 6～10克，最多 18 克。绰号陈大白术。吾师此法，发现稳妥，手中见奇。

1960 年于广饶诊一老人，蛋白缺乏，患营养不良性水肿，面色㿠白，站立眩晕，全身虚浮，按之凹陷不起，因食物不足、前列腺增生，大便数日不解，小便点滴而下，鞋子剪口才能穿上。忆及陈氏经验，授与土炒白术 90 克、砂仁 6 克、茯苓 60 克、人参 30 克、干姜 9 克、猪苓 12 克、泽泻 12 克，水煎，分四次服，日饮一剂。连续一周，很见改观，消肿一半。善后减量，继用未停，逐步转愈。通过本案不难看出，白术疗疾，别具生面；多则壅气、胀满，30 克为限之说，要彻底纠正。

## ▣ 40. 附子配肉桂

附子温里驱寒、扶阳振衰，大热名药，火神派奉为瑰宝，与干姜、葱白、甘草同用，师法《伤寒论》四逆汤、白通汤。吾少时曾闻家父讲，戈姓文魁精通岐黄，投附子配伍肉桂，有特殊见解，认为附子偏走气分，入血活络、温化经脉、强心救脱，和肉桂组方最好。补命门火，附子力小，添加肉桂催化，则火旺元气升腾，忽视这个环节，就难取得祝融参战的成绩。二味比例 4:1，附子 40 克、肉桂 10 克。强调勿以桂枝代之，影响效果。

老朽实践，信而有征。1963 年夏季，一工人高温中暑，大汗淋漓，精神低迷，四肢厥冷，脉微欲绝，医院急救过程中，病家要求兼吃中药。即借助前辈经验，给予附子 45 克、肉桂 10 克、甘草 10 克、人参 15 克、五味子 15 克、山茱萸 15 克、浮小麦 60 克，水煎，四小时一次，分四回饮下。两剂汗止复苏，减量又服三帖，患者转安。

## ▣ 41. 徐、尤合组二仙汤

医友互相问诊，乃良好风气，不仅交流经验、密切关系，尚可促进学术发展。清末大麻金子久患黄疸，自治不效，就诊于丁甘仁，丁氏亦感棘手，劝其回家静养，旬日而殁，甘仁先生之子叹称"失一明星"。反之，由于门派、业务，同道之间争名夺利、吹谤上下的恶风也常存在。兄弟阋于墙，都被外界笑，故所有岐黄家都宜牢记这方面教训，维护神州医术，发展宏图大业，团结一致才有保障。

据民国报刊记载，徐灵胎同尤怡友谊甚笃，徐氏赞扬在泾隐居民间，虚怀若谷，和当时苏州叶、薛诸家均有交往，无门户之见，很少月旦人物、飞短流长，够得上德艺双馨。与灵胎调理风寒咳嗽，共拟一方，有炙麻黄 6 克、杏仁 9 克、桔梗 6 克、紫菀 6 克、半夏 6 克、干姜 6 克、细辛 6 克、五味子 9 克、甘草 6 克，后人尊为二仙汤。老朽临床不断应用，属《伤寒论》体系，普遍见效。

## ■ 42. 温病解表不宜完全辛凉

姑苏曹沧洲调理外感温病，邪在卫分，恶寒无汗，以淡豆豉为主，配合荆芥、苏叶、防风，往往腠开而解，比桑叶、菊花、连翘疗效较优。因此，凡无高烧现象，加入小量温性药物并不禁忌。事实表明治疗流行性温热疾患，初起大都挟有表证，辛凉宣透虽属正途，但启动玄府动力薄弱，和温化相比处于劣势。

1970 年老朽于新汶诊一农民，感染春温，口干、舌红、头痛、眼胀、怕风、恶寒、无汗，给予薄荷、连翘、葛根、蝉蜕、牛蒡子、大豆黄卷，仍然邪束不解，体温逐渐升高；乃改用葱白、羌活、白芷、荆芥、紫苏，配合淡豆豉、芦根、柴胡、黄芩、石膏，服了一剂，即表开汗出，症状随着消退。所以临床者应当注意这一方面。

## ■ 43. 古今结合居上

清贤叶桂认为施治痰饮，应着重脾肾，以温药和之，附子通阳，能破浊阴凝聚，投《伤寒论》真武汤（附子、白术、白芍、茯苓、生姜）。说明时方医家亦据病情处方遣药，非江河划界，楚汉分开。对此老朽深有感触，门户之见乃后世所为，归咎前人等于嫁祸，违反医德。业师耕读山人主张消除派别、弭兵熄战，要古今一体，合成全家。吾初习刀圭，学尊《伤》《金》《内》《难》，从古入手，重点仲景先师学说，相继同时方衔接，发现需古今结合，双腿同步，才能完成大业，孤守一帜或"高自位置"，则知识狭窄，成就有限，不易得到长足发展。

1965 年于山东省中医院遇一伤寒阳明经病患者，口渴、发烧、脉洪大、身见微汗、大便二日一行，委吾拟方。即取白虎汤为主，加入叶、薛、章、吴、费、王袖中药，计石膏、知母、柴胡、黄芩、淡豆豉、金银花、板蓝根、甘草与之，两剂汗出热减，四帖而愈。

## ■ 44. 内外合治

老朽调治表里同病，常据医林前辈之说，内在阳虚、外感风寒，投麻黄、附子;内有火邪、感受风热,用青蒿、石膏。双向合疗,均可汗出得解。经方家吴七先生指称,开麻黄处方无桂枝,活血通络功力低下,只发小汗,不伤津亡阳;青蒿宣散作用较强,乃退热良品,和石膏相伍不会导致汗多劫阴。老朽临床七十年,实践观察,阳衰之体解除表邪,不加桂枝效果不减;热盛无汗给与青蒿,若有石膏开启鬼门,则少身上水流。因此这种互配组合,弊端甚少,故笔录为关心者告。石膏之味稍涩,尽管影响发汗,同青蒿结对,从未产生大碍。

## ▣ 45. 慢性盆腔炎宜散瘀破结

大量金银花、大青叶、连翘、蒲公英、重楼、板蓝根、败酱草、黄芩、黄连、紫花地丁、红藤、鱼腥草、野菊花、蜀羊泉、苦丁茶清热解毒,对疮疡初起促使内消、防止化脓,很见效,亦适于内科。若慢性炎症则不宜投。凡急性红肿热痛转为慢性,大都痛止、热消,只显示包块,应辨证施治,给予行气、活血、散瘀、破结,才可解除,否则不仅无益,反因寒凉遏伏,增重病情。

1958 年诊一慢性盆腔炎,少腹部坠胀,得热则舒,无隐痛现象,三年未孕。医院检查,盆腔积液,双侧输卵管阻塞,由老朽调理。根据情况,属气滞血瘀,以活、化二字为主,给与丹参 15 克、红花 10 克、大黄 2 克、王不留行 20 克、细辛 3 克、益母草 15 克、制乳香 10 克、炒没药 10 克、香附 10 克、三棱 10 克、莪术 10 克、泽兰 15 克、路路通 10 克,水煎,分三次服。每日一剂,连饮十五天,症状即失。停止用药,翌年冬季产一婴儿。

## ▣ 46. 无名氏驱梦汤

夜卧生梦,大半属于往日记忆中的幻影,俗称灵魂出窍,国外科学家仍在深入研究梦的真相。吾见到一手抄本《濡墨录》,载有名刹知医方丈给人疗病,凡睡时多梦断为阴虚阳亢,肝失疏泄,热邪上扰,取介类吸纳,令龙雷火光潜藏,不开《伤寒论》黄连阿胶汤、《金匮要略》酸枣仁汤,和孟河费伯雄的组方不同,突出石决明,其次为远志、丹参。计半夏 6 克、龙胆草 10 克、山栀子 10 克、丹参 15 克、远志 15 克、紫贝齿 20 克、石决明 60 克,水煎,分两次服。老朽师此意投入临床,确有效果。

1969 年安徽淮南一妇女求诊,性格急躁,噩梦纷纭,常遇斗殴事,醒后惊汗淋漓,即以是方授之,能沉睡六小时,梦影减少,解除了休息不得安静之苦，推为良药，乃命名"驱梦汤"。近年来媒体报导，花生叶对治疗不寐功力甚好，方内加入 30~50 克，能增强疗效，则使之更上一个台阶。

## 47. 致癌药物

据国内外报导，有许多植物含致癌物质，不宜长期接触或服用，防止人体细胞发生恶变，如甘遂、金果榄、芫花、牛膝、三棱、乌桕木、猫眼草（泽漆）、巴豆、续随子、铁海棠、油桐、狼毒、苏木、大戟、金钱草、土沉香、射干、曼陀罗、凤仙花、苦杏仁、了哥王。

老朽主张素食，少吃动物，改用植物蛋白，胸怀宽阔，远离城市，常住乡村，勤炼身体，淡泊名利，抱乐观主义，忠厚待人，严以律己，当一名局外人，看大千世界芸芸众生的舞蹈，就可健康长寿；避开上述这些特殊药物，夺命肿瘤的发生率便会降低。沙漠地区产的沙棘果，含有多种维生素、脂肪酸、微量元素、沙棘黄酮、超氧化物、大量氨基酸，称植物之奇，益气养血，抗疲劳，降血脂，治消化系统炎症、溃疡，有防癌、抑制恶性细胞发展与扩散的作用，以之每日水煎，煮沸不超过 5 分钟饮下，久而不停，对益寿延年很有帮助。

## 48. 桂枝、益母草降压利尿

临床利尿、降血压，有两种药物易被忽视，大都认为桂枝通利血脉，助麻黄解表；益母草化瘀，收缩子宫，属妇科专药，实际不然。临床观察，两药结合有一共同点，降低血压、开通水道，凡原发性高血压、水肿，于对证处方内加入本品，均能发挥有效作用。《伤寒论》五苓散加桂枝，不仅温蒸气化，亦兼着排水；身体浮肿开益母草，并非活血，而是下利膀胱使尿液流出。治疗高血民间有一验方，由山楂 40 克、桂枝 15 克、益母草 20 克组成，水煎，分三次服，每日一剂。连饮七天，很见功力。去掉山楂仍起效果。

## 49. 小方二首

据外地经验交流，调理脑血管意外留下的后遗症半身不遂，投予地龙 300 克、蜈蚣 10 条、白芷 100 克；吾又加川芎 100 克、丹参 100 克，碾末，每回 10 克，日服三次，六十天为期，皆见功效。另疗慢性肾衰竭，降低肌酐、尿素氮，减少蛋白尿，延缓肾小球硬化，给与四逆汤加味，有洗肾作用，常开附子 10 克、大黄 10 克、人参 6 克、干姜 6 克、甘草 6 克，按脾阳亏损、寒邪中阻、气血瘀积、六腑通行障碍，用强化温补法，添入破滞药，很起作用。老朽临床，因缺乏大量病例，实践较少，写出供道友参考，以利总结、传播。

## ◙ 50. 水肿开苓桂术甘汤

苓桂术甘汤医停水、痰饮，头目眩晕，能补气、健脾、运化、畅通水道。日人取其施治近视眼，反馈不佳。民国田园刀圭名家霍又陶喜投《伤寒论》《金匮要略》处方，被誉为仲景先师嫡传。他以本汤专疗肝硬化腹水，量大骇人。凡面目黧黑、肚脐凸出、小便短少，均书用之，桂枝、白术、茯苓三味挂帅，表现同色。计桂枝 40 克、白术 80 克、茯苓 60 克、甘草 6 克，加焦三仙（山楂、神曲、麦芽）各 10 克。特点是尚添黄芪 10 克益气，防血压下降；炮附子 15 克强心保阳，防更衣发生虚脱。并说黄芪超过 50 克，利尿功能大减，且勿多用，适宜量局限在 20 ~ 40 之间。

老朽接受如是经验，临床证实的确值得深入探讨。1982 年会诊一肝硬化腹水患者，从胸到足浮肿似气吹，凹陷没指不起，精神萎靡，半卧藤榻，打针、吃驱水药反增病情。吾即以脾虚为主，授予此方，功力较慢，和甘遂、大戟、芫花、续随子不同，嘱咐坚持，十日见效。连饮二十天，水消大半，减量续服，完全治愈。

## ◙ 51. 心悸有三药

调理心悸，大都以炙甘草为主。温通经脉用桂枝，停有水饮用茯苓，阳衰用附子，气虚用人参，血亏用龙眼肉、酸枣仁，属一般治法，大众方药。若夏季天气炎热时发生，要考虑投予生脉散（人参、麦冬、五味子），强化益气救阴之效；防止亡阳，附子亦可应用；时方医家推崇的《伤寒论》竹叶石膏汤（石膏、竹叶、麦冬、半夏、人参、甘草、粳米），并不尽皆适宜。吾临床重视三味药物：人参、桂枝、炙甘草，加入相应处方内，能提高疗效。

1970 年诊一铁路员工，伤暑，心悸、易汗、疲劳、懒言，曾吃竹叶石膏汤数帖，反增恐惧不安。委老朽接手，当时亦感踌躇，姑以上药试之，开人参 30 克、桂枝 15 克、麦冬 20 克、炙甘草 20 克，添了龙骨 20 克、牡蛎 20 克，水煎，分三次服。连饮三剂，证情即减；尔后又继授与其他患者，均覆杯病解。

## ▣ 52. 一线汤的应用

三间东倒西歪屋，一个千锤百炼人，培植了一代良医，据云大瓢先生之父，就生活在这一环境中。大瓢受其影响，知识渊博，刻苦学习，艺德双馨。他对《伤寒论》吴茱萸汤情有独钟，运用较多。凡胃病无论炎变或溃疡，只要嘈杂、胀满、嗝气、呕恶吐涎沫、脘间不断隐痛，常加神曲、木香、代赭石，称"一线汤"。老朽师法，给予对证患者，收效颇佳。

1962 年遇一慢性胃炎患者，频频发作，舌苔白厚，脉象沉弦，畏寒怕冷，灼心最重，曾取本方授之，药后平妥，无明显表现。嘱咐继饮勿停，十剂病情大减，且富长效作用，纯属良方。所开之量六九一十五，计人参 9 克、吴茱萸 9 克、生姜 9 片、大枣 9 枚（擘开）、神曲 9 克、木香 9 克、代赭石 15 克，水煎，分三次服。

## ▣ 53. 眩晕与苓桂术甘麻

江湖摇铃卖药的往往骗人，然亦有抱有绝技者。1948 年于鲁北见一串医，俗称走方郎中，年七十余，除所制丸、散、膏、丹，并开药组方。大都来自《伤寒论》《金匮要略》二书，据实际情况损益，掌握辨证施治。一阵发性头眩眼黑患者请诊，他从脉缓微弦断为痰饮，给予苓桂术甘汤，计茯苓 60 克、白术 30 克、桂枝 15 克、甘草 9 克，加入天麻 15 克，嘱水煎，分三次用。连吃三日，症状解除。

老朽遵循其意投向临床，将量稍减，凡神经性眩晕、梅尼埃病，也有效果，蝉联 20～40 天，药下而瘳，且能阻止复发。

## ▣ 54. 运化脾阳止泻

山东医家黄元御，尊崇四大经典《内经》（《素问》《灵枢》）、《难经》、《神农本草经》、《伤寒杂病论》（《伤寒论》《金匮要略》），富有真才实学，所撰文献十二种，笔力流畅，脍炙人口，被称"黄仙"。他属温补派，接近火神派。临床突出脾胃学说，喜投干姜、白术、附子，独树旗帜，自成一派。吾少时奉父命攻读其书，目的取得医文双得，运用骈体，奠定写作基础，含有艺术风格。因素质鲁笨，收获甚少，抚今思昔，已难追补了。

1972 年在山东农学院诊一干部，患慢性腹泻九个月，每日更衣数次，无脓血症状。医院排除阿米巴痢疾，怀疑肠结核、慢性肠炎、肠功能紊乱。从其体虚胃弱、纳呆、消化不良、手足不温、时有下利清谷等现象，考虑与脾阳不振有关。即以黄氏据《伤寒论》创制的黄芽汤投之，计人参 15 克、干姜 45 克、茯苓 60 克、甘草 10 克，加熟附子 15 克、泽泻 10 克，每日一剂，水煎，分三服，连用七天，情况顺转，最后获愈。先生脾为中枢的理论，信而可征。

## ▣ 55. 疏肝行滞重用柴胡

吾在中年临床，遇到气滞胸满、精神抑郁、情志不畅，喜开宣通药，以香附、苏梗为主。由于疏泄肝木、解结功力不足，加入柴胡、枳壳、瓜蒌，命名"五星汤"，能见到理想效果。发现柴胡有明显的发散作用，投量不应低于 15 克，否则功败垂成。莫要担心引起发汗伤阴，它和麻黄大不相同。老朽单独 10 克给予外邪束表，所试效果不佳，等于缘木求鱼。

1963 年诊一妇女，因与儿媳口角，气积胸中，纳呆、脘闷、嗝气、烦躁、背胀、胁痛，大哭则舒。当时就取此方授之，计香附 15 克、苏梗 15 克、枳壳 10 克、瓜蒌 30 克、柴胡 10 克，虽见起色，然效不足言。将柴胡加到 18 克，患者感觉良好。每日一剂，连服六天症状逐渐消除。

## ▣ 56. 露蜂房的特殊作用

人生如梦、短暂旅途，应有献身精神，在三万六千天内留下纪念，不虚此行。吾从事岐黄专业数十年，凡有心得体会、成功与失败，笔记写出，作为鉴戒。临床发现露蜂房（马蜂窝）含多项功能，重点以毒攻毒、通络散结、解除炎症，外敷、内服均可。观察所见，对咽炎、喉炎、鼻炎、支气管炎，其次关节炎，皆有较好的作用，乃一味良药，提请同道注意，切莫沧海遗珠。

1970 年冬季，遇一慢性痰饮咳嗽，医院诊为老年慢性支气管炎，打针、吃多种药物不见好转，委老朽接治。开始给予仲景先师处方小青龙汤、苓甘姜味辛夏仁汤、张锡纯先生从龙汤，亦无明显效果。道穷则变，忆起本品，乃于小青龙汤中加了露蜂房、白芥子，计麻黄 6 克、桂枝 6 克、白芍 6 克、细辛 9 克、干姜 6 克、半夏 6 克、五味子 12 克、甘草 6 克、白芥子 6 克、露蜂房 12 克，水煎，分三次服，每日一剂。连饮四天症状即减，十天而愈。白芥子属点缀者，虽助露蜂房一臂之力，但非主药。尽管露蜂房谈虎色变，令人恐惧，若不超过 20 克，很少异常反应。

## ▣ 57. 罂粟壳治泻

家父庭训："忠厚传家远，诗书继世长。"人的知识除书本、师授、家传，约百分之七十来自社会多个方面，要勤奋力学，抱着"人皆吾师"的思想，才能树起自己。抬头望明月，俯首当医生，不入官府，一身清洁，做热血郎中。先严认为罂粟壳虽属毒品，然与鸦片不同，小量入药，中病即止，利大于弊，对慢性腹泻、久医不愈的肠炎、肠道功能失调、肠易激综合征，置于相应处方中，可发挥鹤立鸡群的作用，是一味良药。

1980 年老朽治一男子，三十六岁，大便日行数次，稀薄如水，里急后重，肛门灼痛，已有四年史，医院诊为结肠炎、顽固性肠易激综合征、肠系膜淋巴结炎导致的功能紊乱病。但打针、吃药无效，劝其改转中医。当时曾按脾虚内寒施治，给予《伤寒论》理中汤，连饮十剂，似水投石，毫无成绩。随加入本品，计人参 10 克、白术 30 克、干姜 40 克、甘草 10 克、罂粟壳 8 克，水煎，分三次服。每日一帖，吃了九天，河鱼之疾消失，其力的确可观。

## ▣ 58. 百部治咳

在旧社会，医林大忌吹（宣扬自己）、毁（贬低别人）、推（拒疗重症、转与同道）；提倡广泛施诊、不计报酬、菩萨心肠三良作风。学识渊博、经验丰富的人，不要骄傲，因为天没边际、术无止境，老气横秋就会随着公例自我淘汰。民国时期见一名家，接待患者态度和蔼、嘘寒问暖、满面春风，求治者门庭若市、户限为穿，被称善人。他对百部很有研究，不仅抗结核杆菌，调理咳嗽亦属首品，投量 10～20 克，单用也生效果。吾受先生影响，凡支气管炎遇异味刺激、风寒感冒发作不已，均于处方中增加此药，功力颇佳。

1959 年在济南治一支气管扩张、痰多、慢性咳嗽患者，吃麻黄加剧，卧床不起，给其拟具了《伤寒论》六味，计半夏 10 克、细辛 10 克、干姜 10 克、五味子 10 克、泽漆 10 克、茯苓 30 克，添入百部 20 克，每日一剂，水煎，分三次服。五天病减，八帖停止而愈。

## ◼ 59. 防纳呆、呕恶加药

老朽上承师门经验，凡服丸、散、膏、丹、汤剂，防止药物刺激胃腑，影响食欲，常于处方内加入神曲、砂仁、茶叶，或焦四仙（炒神曲、炒麦芽、炒山楂、炒槟榔）。如恐恶心、呕吐，加生姜、陈皮、半夏、伏龙肝（灶心土）、仙人头（干萝卜），或大黄 1~3 克，即可避免，习称制约疗法。时方派同道则加竹茹、芦根、苏叶、佛手、黄连、石菖蒲、白豆蔻、藿香，也可参考。若根据病情寒、热、虚、实、表、里而添入，比较科学，最为适宜。

## ◼ 60. 壮阳补火用乌头

吾在药杏坐堂时，墙上挂着《业医三严》：对病家不恐吓逞能；进相府不卑躬屈膝；到处女房不轻言多笑。虽然行自封建时代，今天仍有应用价值。经理告诉，这是一位耄耋医家写的，仿用赵孟頫笔体，非常潇洒。他调理内科杂证，喜开附子、乌头，被呼"火神爷"。认为人体属阴，日间活动如车轮运转，最易伤阳，出入废、升降息、神机化灭、气立孤危，都是功能的变化，乃亡阳所致。温补元阳、振起火衰，就可活跃身躯，获得重生。忽视此点，则舍本逐末，投药隔靴搔痒，等于失疗。该翁临床特色，凡一般阳虚遣附子，阳气大亏用乌头（附子主根）。与众不同处，量小而精，每帖不越 30 克，皆加桂枝温经、活血，催动气机蒸化，辅助强阳，振兴命门火光。水煎两次，各半小时，加蜂蜜三分之一，收效甚好，未发生过不良反应。

老朽实践，照葫芦画瓢，无中毒不适情况，补火壮阳首屈一指。

## ◼ 61. 名高技落

社会上谚语"名师出高徒"，应改为"良师育高徒"。名是赠送的，不代表医德高尚、学识丰富、经验娴熟、技艺超群，一句话，不一定抱有真才实学。出名后地位随之上升，访问、会议、事务缠身，赞扬歌颂的纷至沓来，剥夺了博览群书、临床医疗的时间，他人二十四小时日夜学习能占八个，你则不足四个，若上帝不网开一面多赐予二十四小时之外时间，即会一落千丈，转成普通人，丢了知识、技术，得了"名"字，等于掉入井中变为蛙了。老朽从戴上这顶帽子，惶惶不安，不只业务退步，也好似鞭打芦花衣不保暖了。自从荣登名录，谨小慎微，护惜羽毛的思想常萦绕入脑，开方剂量少，远避有毒立竿见影之药，细辛不越 6 克、附子不越 30 克、石膏不越 60 克、大黄不越 10 克、水蛭不越 6 克，其他虻虫、大戟、甘遂、芫花、巴豆霜、草乌，几乎密封，不敢筑坛拜将。因而疗效下降，兵难胜敌。

为此改弦更张，提高了处方功力，很快缩短施治疗程。由于专业学习时间仍差二分之一，前进步伐和同道相比，已慢了许多。塞翁失马虽有一得，对不耐药力、过敏体质者，拨转气机以待来复，可降低不良反应，但功不补过。

## ▣ 62. 济贫救困医生天职

战国时代，苏秦仕途坎坷，妻不下机、嫂不为炊、父母不与言，遭受白眼，乃世态炎凉的恒情，虽至今日仍有尾巴存在。医属仁术，执业者如缺乏仗义守德的思想，贫富、宦民不能同等对待，就失去了岐黄传人的资格。老朽强调做人风度，培养接班弟子亦要如是立足杏林，方可救死扶伤不分上下亲疏，继承刀圭事业。

1955 年诊一被遗弃妇女，流浪街头，因患子宫内膜增生，月经淋漓三十天不止，严重贫血。开始给予胶艾四物汤化裁，毫无功效；改按血失故道、瘀性崩漏，投活血药，促进子宫收缩，计当归 10 克、熟地 10 克、白芍 10 克、川芎 10 克、三棱 10 克、莪术 10 克、红花 10 克、益母草 30 克，三剂即停。药店慷慨代煎，费用全免，体现了人道主义慈善心怀，特行写出表扬留念。本方疗力颇好，在辨证准确的前提下可普遍应用，其中重点之品为益母草。

## ▣ 63. 风寒用三圣汤

风寒感冒，邪束体表，应辛温发汗，为规律性治疗。经方家师法《伤寒论》麻黄汤（麻黄、桂枝、杏仁、甘草）；时方派则投荆芥、防风、白芷、紫苏、羌活。民国时代流行病专家狄少秋与众不同，常开苏叶 30 克、葱白七段、生姜 10 片，水煎，分两次服，盖被取汗，往往一剂便愈，命名"三圣汤"。老朽临床受其影响，曾加入藿香 15 克，芳香宽中，醒脾止呕，散四时不正之气，一举多得，患者反馈作用良好。

1980 年于济南诊一男子，上呼吸道感染，头痛、流涕、脉象浮紧、便溏日行数次、发烧、恶寒、无汗，因属临时工，家庭困难，即以此汤授之，每日一剂，连饮两天，汗出热消，症状解除。虽系卑微小方，却为大医所不掌握，而"便、验、廉"三字位列前茅。

## 64. 温里兴阳要用生附子

附子的临床运用，生熟问题存有争议，南派伤寒家喜投熟附子、漂淡附子，实际和时方系统运用相同，无门户之分。老朽意见，生附子经过久煎，加入蜂蜜、甘草，生物碱破坏，已去掉毒性，应取其慓悍、温里、助阳的作用。反复加工，气味丧失，变成一堆弃渣，十分可惜。等于把宝打碎，以废品疗疾，且量少不足 15 克，在处方中虽见小效，非附子济危扶困，乃他药所占之功。因此建议最好不要滥于炮制，保护其虎将的地位，否则贻误病机，影响到起死回生。

1954 年吾出诊河北吴桥，遇一气血两亏患者，畏寒怕冷、手足发凉、虚汗不断、小便清长，曾给予当归 10 克、熟地黄 10 克、川芎 6 克、黄芪 30 克、人参 15 克、白术 10 克、桂枝 10 克、附子 30 克（先煮 90 分钟）、甘草 10 克，由于药店改用了熟附子，结果治力不显，连饮三剂，依然如此。当纠正之后换了生品，症情迅速减退，七帖即愈。说明生熟、炮制不同，疗效不同，值得认真探讨。

另外，凡出汗过多不只亡阳，还会丢掉大量的钾，令情况转剧，除吃生附子，也要配合喝一些水果汁，如橘子、葡萄、香蕉泥，补充钾元素的损耗，极有作用。

## 65. 顽痹小方

类风湿关节炎，属顽固性痹证，疼痛、骨节变形，很难根治。长期吃药影响心脏、损害肝肾。民间验方以黄芪 20 克，益气、扩张血管、增加心肌营养，保护"君主之官"；配合木瓜 30 克，强壮腰膝、免疫调节；白芷 10 克，消肿止痛。每日一剂，水煎，分两次服。蝉联不停，每星期休息一天，连用三个月，均见成效。老朽曾介绍与患者，信息返回有一定作用，但时间需延长一年。命名"顽痹汤"。

## 66. 专题药物不可忽视

中医辨证施治，与对号入座本质不同，是一种灵活疗法，但临床实践亦常注意有效药物的普遍运用。以治咳嗽为例，疗肺为主，要分寒、热、虚、实，然投予《伤寒论》干姜、细辛、五味子，《金匮要略》紫菀、泽漆、款冬花都起作用，其次杏仁、甘草均是如此，宜灵活对待这些经验之品，应按专题列入特殊领域中。老朽执业七十年，发现百部、白芥子、罂粟壳、马兜铃、露蜂房也有超强功力，应深入研究，从药理方面得到确认。

　　1959 年诊一大学教师，因外感咳嗽不止已十个月，曾吃多种药物，皆淡淡如水，当时便师法仲景先师开了干姜 6 克、细辛 6 克、五味子 12 克、紫菀 10 克、泽漆 10 克、款冬花 12 克，增加百部 10 克、白芥子 10 克、罂粟壳 6 克、马兜铃 6 克、露蜂房 10 克，每日一剂，水煎，分三次服。连饮五天，病情即减，两周而愈。

## ▣ 67. 带下病用温下汤

　　铃医陈六嫂，为知识妇女，以串雅身份游走四方。上承父、祖经验，闻名遐迩。常投大量白术调理死肌之硬皮病，在妇科方面留下一首治白带方，简、廉、便、验，很受欢迎。凡阴道炎、宫颈糜烂，带下如水，淋漓不止，都可应用。计黄芪 20 克、白术 40 克、白果 15 克、益母草 20 克、生姜 6 片，水煎，分三次服。

　　老朽曾于此基础上加入芡实子 60 克，收敛固涩，增强功能，命名"温下汤"。1962 年诊一新婚女子，白带频仍，无滴虫、真菌感染，未见血性物与瘙痒症状。乃取本方授之，每日一剂，连饮十天，彻底转愈，效果可观。实践发现，也宜给予慢性肾炎患者，对消除蛋白尿很起作用。若带下夹血，加入鸡冠花 10 ~ 20 克，立竿见影，迅速解除。

　　她还告诫人们，执业选药要少而精，背水之战，以一当十，脱离客观所需，滥开贵品，伤财破家，触犯济世律条，将受到社会谴责。并说：

　　"手摇虎刺驱病邪，就是钟馗赶鬼来。

　　二竖深藏膏肓处，数个铜钱即打开。"

## ▣ 68. 家传小药

　　老朽家传临证经验，凡清阳不升，脑空、气虚耳鸣，投葛根、柴胡、黄芪、细辛、白芷；肾亏血不上荣，开熟地黄、山茱萸、骨碎补、制首乌、女贞子、旱莲草；开窍则用防风、石菖蒲。重点之品为柴胡、细辛、女贞子、骨碎补。妇女带下色黄、黏稠、味臭，给予利湿解毒煎，有黄柏 10 克、海金沙 15 克、车前草 20 克、贯众 50 克，水煎，分三次服。治过敏性皮肤瘙痒，常用刀断汤，计徐长卿 15 克、威灵仙 15 克、何首乌 30 克、石菖蒲 15 克、地肤子 30 克、白蒺藜 20 克，除口饮外，还可以药汁涂抹局部。

## ▣ 69. 重视药量

家传、师授有一习俗，传方不传药，传药不传量，传量医术抛。一般是方内主药保密，药量多少亦不外传。只介绍处方，疗效不佳，甚至不起作用。如亡阳回苏，投附子要达到 30 克；颈椎病，投葛根要达到 30 克；消慢性炎块、恶肿，投蜀羊泉、石打穿要达到 50 克；失眠，投合欢皮、夜交藤、酸枣仁要达到 30 克；关节炎，投松节、老鹳草要达到 30 克；冠心病通利血脉、降低耗氧量，投丹参、红景天要达到 40 克，川芎 20 克，黄芪 80 克；高热证，投石膏要达到 60 克。凡在中药房工作者，大都对药物有耐药、抗药性，投量要大，应超过正常人。这是老朽临床点滴经验。

## ▣ 70. 经验是宝

医属百工技艺，被列入方技、艺术门，刻苦钻研，得之不易，故曰："宁帮十吊钱，不把艺来传。"为了济世活人，功德无量，防止江陵声绝，仍需后人接班。大瓢先生课徒，倾囊而授，曾说临床运用麻黄汤，麻黄应与桂枝相等，若桂枝之量少于麻黄二分之一，则伤寒汗出不畅，表邪难解。桂枝汤白芍之量少于桂枝二分之一，中风出汗不易收敛，能亡阴，转成调胃承气证。小青龙汤加石膏之量应低于麻黄、桂枝、白芍、细辛、干姜、甘草、五味子三分之一，因其味涩，影响宣散、止咳、平喘。大承气汤大黄、元明粉，软坚、通便、泻火，若厚朴、枳壳之量小于大黄一半，降低消肿、排满之功效；尽管大黄、元明粉釜底抽薪，仍不能代替行气破滞。熟读《伤寒论》《金匮要略》，语重心长，十足可法，是无私贡献。

## ▣ 71. 龙骨安神催眠

龙骨正品，为古代恐龙的骨骼化石，习呼白龙骨、花龙骨，《伤寒论》入药同牡蛎配伍。对心悸、怔忡、惊恐、卧起不安，可发挥宁神之效。吾临床调理神经衰弱、精神恍惚、失眠多梦、夜睡易醒，常和紫石英、百合、柏子仁、莲子心组方，命名"五珍汤"，有明显的镇静作用。投量要大，应稳定在 60 克左右，否则难见奇功。

1974 年遇一工厂技术员，晚上心烦意乱，反复颠倒，合眼即梦，屡治未愈，医院诊为精神分裂、焦虑症。曾给予本方，计龙骨 40 克、百合 30 克、柏子仁 15 克、莲子心 15 克、紫石英 30 克，水煎，分三次服。连饮七剂，反馈减不足言；乃将龙骨增至 80 克，加了山栀子 15 克。说来也怪，吃了三帖，大见起色，十三天已能鼾睡六小时，病况基本解除。实践表明，量小杯水车薪，无济于事。山栀子为其点缀，是织锦添花。

## ▣ 72. 古方投量须知

药物剂量，能转化施治对象，如《伤寒论》麻杏石甘汤以麻黄为主药时，功用为调理支气管哮喘，若投大量石膏，超过麻黄三倍，就转成清火解表，医寒包火证，俗称内热伤寒。多少之差，天地悬壤。小承气汤由大黄、枳壳、厚朴组成，枳壳、厚朴之量低于大黄一倍，突出大黄泻下作用；《金匮要略》厚朴三物汤将枳壳翻了一番、厚朴翻了三番，超过大黄一倍，变为行气破滞之方，专疗腹内胀痛。因此应用古方要看到量的问题，否则等于有方无药、药失准绳。

1951 年春季，老朽诊一水饮停聚的患者，心下闷满，食水谷则剧，按之坚硬，拒绝手压，脉弦而实，即以枳术汤加味授之，计枳壳 15 克、白术 15 克、半夏 10 克、茯苓 30 克。不仅病情未减，反觉增重。关键是祛邪力小，枳、术不宜放在同等剂量，遂把枳壳升至 45 克，超出白术两倍，每日一剂，水煎，分三次服。五天起床，要求吃饭，所有不舒症状已全部解除。这个案例说明当时辨证火候欠缺，经验贫乏，导致误治一幕。

## ▣ 73. 证药之忌

老朽业医秉承先人遗训：舌红低烧不开石膏，口渴脉滑不开附子，胸闷厌食不开熟地黄，便秘心悸不开大黄，哮喘烦躁不开人参，吐涎沫多不开当归，头痛（血压升高）怔忡不开麻黄，干咳无痰不开泽漆，尿少喜饮不开猪苓，病危呃逆不开代赭石，月经提前不开川芎，内寒腹痛不开白芍，睡时多梦不开黄芪，气滞胀满不开白术，吐衄崩漏不开桂枝，闭经量少不开阿胶，呕恶好吐不开柴胡，头眩脑涨不开升麻，肠道干结不开黄连，下肢水肿不开商陆，燥痰难出不开半夏，颈不强直不开葛根，胸无痰食不开瓜蒂，络无郁积不开露蜂房，肺未停水不开葶苈子，大便无里急后重不开白头翁。

此属一般情况，根据需要也可游龙变化，不受本限。如葶苈子治水肿，葛根升津液治口渴、大便溏薄，露蜂房治咽炎、鼻炎、支气管炎……就是例子。

## ◙ 74. 调理四幻

幻听、幻视、幻想、幻觉，谓之四幻，为精神异常性自感症状，常见于精神分裂症，无论抑郁或躁狂型，皆可发生，年轻人花癫、色狂亦列入这一范围。调理时应针对君主之官，抓住神明二字，次则疏肝抑木，兼疗其母。清热潜阳配合活血比较有效。因非顽痰生邪，控涎丹（甘遂、大戟、白芥子）、流痰丸（黄芩、礞石、沉香、大黄）不宜滥用，当归龙荟丸（龙胆草、当归、芦荟、山栀子、黄连、黄柏、大黄、青黛、木香、麝香）亦戒盲开。

1955 年遇一更年期女子，四幻俱备，面红耳赤，舌绛少苔，二目直视，夜卧失眠，恐惧严重，与人接触如惊弓之鸟，大便二三日一行，没有干结，医院诊为特殊型精神分裂症、痴呆症。老朽因缺乏经验，即以栀子金花丸去黄柏加入他药试之，计黄芩 6 克、黄连 6 克、大黄 3 克、山栀子 10 克、红花 10 克、丹参 10 克、生地黄 15 克、郁金 20 克、龙骨 60 克、珍珠母 60 克、石决明 60 克，水煎，分三次饮下。家属通知，四幻减少，嘱咐切勿更改，继续服之。共二十三剂，已基本治愈。四幻虽顽，也能回春。

## ◙ 75. 炙甘草汤标准量

吾在山东中医进修学校、山东中医学院西医学习中医班，讲授《伤寒论》多次，均有心得体会。书内有三大特点：一是开门见山，简明扼要；二是以证带方，药少而良，易于掌握；三是专用性强，如无汗用麻黄，腹痛用白芍，烦躁用石膏，口渴用人参，心下悸用茯苓，胁部痞硬用牡蛎，咳嗽用干姜、细辛、五味子，有规律可循。尊称圣书，当之无愧。就连反对中医的余云岫亦噤若寒蝉，不敢妄言乱砭。其中炙甘草汤有人参、生地黄、桂枝、麦冬、阿胶、炙甘草、麻仁、生姜、大枣组成，从投量看，以生地黄、炙甘草为君，大枣副之，治脉结代、心动悸，即心脏期前收缩发生的脉搏间歇症。临床实践，确有疗效。试验中降低生地黄量能延长施治时间，把炙甘草改为 10 克，则功力下跌，虽然掠影一时，后必反弹。老朽经验：把开量定为人参 10 克、桂枝 10 克、阿胶 6 克（烊）、麻仁 6 克、麦冬 10 克、炙甘草 15 克、生地黄 30 克、生姜 6 片、大枣 30 枚（擘开），比较适宜。过去人们突出炙甘草，忽略了生地黄，应当纠正这一方面。

## ▣ 76. 肠道气体充积用消胀汤

《伤寒论》麻子仁丸，能医阳明脾约或习惯性便秘，由七味药物组成，为古方今用的良剂。老朽将白芍减去，加入大腹皮，改成水煎，投予胃肠疾患，更名"消胀汤"。凡腹内积气胀满、大便困难，都可应用，以下降浊气、频频放屁为目的。多年来统计，功力甚优。

1980 年诊一干部，落病二年，肚大腰圆，体重超标，大便不爽，腹内膜胀占第一位。医院印象吃蛋白质太多，肠中瓦斯体发酵，呈现鼓肠现象；然饮药无效，乃延中医施治。当时即授与此方，计麻子仁 15 克、枳壳 30 克、厚朴 30 克、杏仁 10 克、大黄 3 克、大腹皮 15 克。杏仁开提肺气，下润大腑，不要删掉，大黄量重则泻，以 3 克划界，最多不超过 6 克。患者连饮七帖，感觉轻松，胀满随着消除。

## ▣ 77. 小陷胸汤重用瓜蒌

胃内行滞，消化不良，水谷聚积其中，或胸中痰火郁而成结，"正在心下，按之则痛"，均宜照"结胸"调治，给予《伤寒论》小陷胸汤。该方三药投量，以瓜蒌为主，老朽常开 50 ~ 100 克，与所载"大者一枚"相吻合，少则不易取得覆杯而疗。半夏、黄连属辅助品，无关大局；但半夏降逆止呕、黄连清热宽膈，亦起重要作用，因此在量上也不应少，比较标准者须达到瓜蒌的五分之一，有的同道指出了 3:1，临床验证并不适宜。

1958 年正月诊一土产店经理，吃年糕痰食结胸，感觉满闷、堵塞，呼吸困难，烦躁不宁。医院建议洗胃，他怕痛苦，非服毒，"罪不应得"，转吾处理。同家属商议，可试以小陷胸汤。就授与瓜蒌 100 克、半夏 15 克、黄连 20 克，水煎，分三次饮之。连用两剂，从肠道排痰、食、秽物半盆，立即感觉畅快，症状若失，自称挽回了五十岁后的生命。

## ▣ 78. 附子回阳不敛汗

《伤寒论》所言解表汗多亡阳,投桂枝加附子汤。附子无止汗之力,目的是温里扶阳、补命门火衰,仍靠白芍养阴收摄。若认为附子敛汗,则属大误。汗出不止要用麻黄根、浮小麦、五味子、山茱萸、黄芪、碧桃干（桃子未熟自枯树上者）,功效较佳。

1969 年遇一邮电职工,因风寒感冒,热敷、蒙被取汗,心慌无主,怕冷,手足冰凉,精神萎靡,全身抖颤。当时便给予此方,吃了三日,疗绩不显,虚汗不停。道穷即变,乃提高白芍之量,又加他药,才逢凶化吉。有桂枝 10 克、白芍 30 克、甘草 6 克、生姜 6 片、大枣二十枚（擘开）、附子 45 克（先煎 90 分钟）、山茱萸 15 克、黄芪 30 克、五味子 15 克、龙骨 30 克、牡蛎 30 克,每日一剂,继饮四天,很快汗止,症状转消,命门火升,元阳亦回。

## ▣ 79. 虚热烦躁用竹叶石膏汤

《伤寒论》谓伤寒解后,气虚羸弱,余热未清,有呕恶现象,开竹叶石膏汤。老朽运用此方给予白领阶层工作劳累者,精神不振,胃阴匮乏,虚火上升,且伴欲吐感,甚者表现神经衰弱浅睡易醒。重点药物为竹叶、石膏、半夏、麦冬,此外人参、粳米居次,临床很起作用,是一首清凉、滋润、保健剂。其中竹叶要加大投量,达到 50~90 克,少则功力不足,难见显效。

1972 年于禹城诊一西医同道,因患热性病遗下心烦、恶心、胸内发烧如火,脉象滑数,疲惫不堪。由于对苦味中药过敏,怕生不良反应,要求选择平和之品,当时即以本汤相授,计竹叶 60 克、石膏 30 克、麦冬 15 克、半夏 12 克、人参 10 克、甘草 6 克、粳米 100 克,增入绞股蓝 10 克消炎、通利肠道,每日一剂,连饮五天。症情大减,嘱咐将量压缩二分之一,继服勿停,终于治愈。若恐人参偏温,可改党参加倍代之。

## ▣ 80. 易慧丹醒神苏脑

业师耕读山人常说,《三字经》:"人遗子,金满籝;我教子,惟一经。"在读书期间有三忌:一是跳班,减去一年学历,等于缺少一年书本与听教知识;二是少年出名大露头角,产生骄傲情绪,学习夭折,一落千丈;三是家庭富有，无经济压力，思想松弛，精神转移，竞争力崩溃，进取心瓦解，最易失败。并以此言告诫后昆，只有努力拼搏、读万卷书，才能获得知识，解除愚昧，步入大千世界，有所成就。

为了刻苦攻读，提高智力，大瓢先生曾创制易慧丹，有石菖蒲 200 克、益智仁 100 克、远志 200 克、熟地黄 100 克、人参 100 克、女贞子 100 克、神曲 50 克，碾末，水泛为丸，每回 10 克，日食 2 ~ 3 次。1952 年老朽诊一中学教师，头昏、精神不振、记忆下降，全身倦怠，厌恶阅读书报、杂志，懒于学习，不欢喜接触文籍，进取心荒落，即以此丸授之。连用一料，情况大有转化，生活有了乐观，面见笑容，同过去判若两人，重新走上阳光大道。经验表明，该药久服无害，可明心见性，醒神苏脑，能改善自觉鲁笨、办事散漫、缺乏敬业精神等现象以及神经衰弱的干扰症状。然对忧郁、焦虑病患者，功效不佳。

## 81. 突出吴茱萸用量

《伤寒论》《金匮要略》所载吴茱萸汤，吴茱萸投量一升，后世只开 6 ~ 9 克，用量悬殊。功力不显之因，出在量上，幻影摇铃不足 10 克之重，等于钻木取火，光焰甚微。火神派没把它放在和附子、乌头同样地位进行深入研究，实属一大缺失。吾曾遇到父子农民医家，对脾虚、胃肠停寒常开本方，将吴茱萸升至 30 克，水煎，分两次服，无不良反应，亦未昏目、发生毫芒即怪的现象，却药下如攫、患者满意、道友称奇。

老朽从事临床活动数十年亦不断效颦，量大分三次饮之，确如影随形，疗力倍增。1969 年诊一慢性胃炎患者，灼心、泛酸、疼痛、且吐涎沫，就给予人参 10 克、吴茱萸 30 克、生姜 6 片、大枣 10 枚（擘开）。原方未加损益，共七帖，病情得到控制，减量三分之一，继续十天，便症消人安。

## 82. 中风汗多亡阳

临床所见，伤寒投麻黄汤，汗出过多易于亡阳，中风出汗者比较少有。《伤寒论》医中风发热恶寒、出汗，从体温上升诊为流行病外感，若忽视"发热"二字，着眼出汗、恶寒，就能混为亡阳，转属附子治疗对象。

1954 年老朽诊一感冒患者，头痛，身上漐漐流汗，按其额头低热，体温不过 37℃。便以桂枝、白芍、甘草、生姜、大枣五味与之，饮后曙光乍现，略有轻松；然漏汗未止，反觉疲劳，精神不振。始悟有了命门火衰现象，乃将方中的白芍升至一倍，添入大量附子，即桂枝加附子汤，计桂枝 10 克、白芍 20 克、甘草 10 克、生姜 6 片、大枣 15 枚（擘开）、附子 45 克（先煎 90 分钟），每日一剂，分三次服。连用四天，情况好转，继续服药，迅速治愈。说明中风属于表邪，出汗为特点；若出而不绝，也应考虑亡阳之变，只要体温不高，就可照内虚处理，给予附子，能助阳消除阴翳，补命门火，挽回危局。

## ▣ 83. 葛根重点应用

调理风寒感冒，项背强几几，不论发烧与否，凡身上无汗、有恶风寒现象，都能投《伤寒论》葛根汤。葛根之量超过麻黄一倍，功力较优；桂枝低于麻黄或和其相等，比例适宜。若恐葛根升提，降量至不足 20 克，则不舒症状难以消除。如怕发生便秘，方内加入瓜蒌 15~30 克，就可解决。事实表明，药后必须卧床温暖取汗，切忌似水流漓，伤及阳气。

1955 年老朽诊一五十岁男子，素有颈椎病，感染风寒二日转剧，脖子强直，运动不灵，俯仰困难，疼痛严重。乃以此汤授之，计葛根 15 克、麻黄 10 克、桂枝 10 克、白芍 10 克、甘草 10 克、生姜 10 片、大枣 10 枚（擘开），水煎，分三次服。吃了三剂，未见起色；将葛根提至 35 克，因有呕恶情况，生姜开到 20 片，才逐渐获效。方没更改，共十天，完全治愈；既往之颈椎、肩胛周围炎诸证，也减轻大半。葛根疗效平妥，很少出现毒性反应和不良反应，放胆向前，沿率军攻战，好像关羽一鼓而下樊襄。

## ▣ 84. 石膏大量清热

吾对外感邪热入里，因高热津液亏损，大汗、口渴，阳明或非阳明证，皆投《伤寒论》白虎加人参汤。如脉象洪大有力，可将石膏开到 120 克；恐东北人参偏温大补，改换山西党参 20~40 克；知母用量不宜低于石膏三分之一；防止寒凉伤中，粳米要以 100 克为度，十分合拍，个别同道主张非 200 克不足以保护胃气，实则矫枉过正，等于喝大米汤了。

1980 年遇一银行职员，医院诊为温病，邪入气分，脉滑，出汗，大渴引饮，给予小剂白虎汤，未见疗力。委老朽施治，即开了本方，三帖热退身凉，诸症随消。计石膏 100 克、知母 30 克、粳米 100 克、党参 30 克、甘草 10 克、石斛 10 克、麦冬 10 克、板蓝根 30 克，又添入养阴解毒药。水煎，五小时一次，分四回饮下。若畏首畏尾、首鼠两端，绝不会如是竹报平安。

## ▣ 85. 葛根芩连汤治赤痢

《伤寒论》葛根芩连汤，解表清里，医湿热内蕴，身热、腹泻，葛根之量超过黄芩、黄连的一倍多，既启鬼门，又锁魄门，一箭双雕。清贤陆九芝认为调理阳明初起大便未结，尚没入腑，在向大承气汤过渡时，属应对处方。老朽临床取其施治急性肠炎，是逆流挽舟；借用驱除传染性痢疾，亦推魁首，往往数剂而愈。药虽四味，易奏奇功。

1982 年于济南诊一细菌性赤痢患者，四十余岁，为电业干部，发病九天，低热，下利脓血，里急后重，日行七八次，痛苦不堪，要求改吃中药。当时就取此方与之，计葛根 30 克、黄芩 15 克、黄连 15 克、甘草 10 克，加了白头翁 15 克，水煎，分三次服。连饮一周，即霍然得愈，效果令人叹为观止。

## ▣ 86. 突出代赭石降逆气

《伤寒论》旋覆代赭汤，医汗、吐、下后心下痞硬，嗳气上冲，能降逆、开结、化痰。方中以旋覆花为君，量居榜首，超过代赭石两倍；半夏半升，恰如其分。但投放临床须要变化，旋覆花、代赭石二味应当相等，或代赭石之量高出旋覆花；若按书照抄所起功力则打折扣。师法前人经验，需吻合今朝，脱离辨证，现实就会失败，也等于僵死古方，孤意执行。

1964 年在山东省中医院诊一妇女，因气郁、痰结胸中如堵，嗳气得舒，有时连续打嗝十余次，始感轻快。老朽即授予本汤，有代赭石 15 克、旋覆花 20 克、半夏 15 克、人参 10 克、甘草 6 克、生姜 12 片、大枣 10 枚（擘开），每日一剂，蝉联一周，毫无成果。反复思考，半夏适量，关键是代赭石量小，杯水车薪，气逆难降，乃将其升至 30 克，旋覆花 30 克，二者相若，才收到显著疗效。不然墨守旧规，必贻延病情，"疾误我手"，无法解除了。经验教训，随时总结，才可推陈化新，乘胜前进。

## ▣ 87. 惊悸用桂甘龙牡加味方

吾调理神经性心悸，卧起不安，特别是惊恐"如人将捕之"，俗称胆怯证，曾仿照近贤陈伯坛投《伤寒论》桂枝甘草龙骨牡蛎汤加茯苓。茯苓之量要达到 30~60 克，和龙骨、牡蛎持平。由于实际情况不一，在加减过程又添入黑附子 10~20 克、紫石英 30~60 克，助阳强心，疗力甚佳。

1967 年"文革"期间，一文史专家被莫须有羞辱，精神遭受创伤，两眼呆直、失眠、心悸、惊恐，看见了幻影鬼怪。家属携之来诊，当时对"牛鬼蛇神"避之均远，怕引火烧身，求老朽援手，出于人道主义，即给予此汤，计桂枝 15 克、炙甘草 15 克、龙骨 50 克、牡蛎 50 克、茯苓 50 克、附子 15 克、紫石英 50 克，加生姜 6 片健胃，防止呕恶不舒。嘱咐每日一剂，分三次用，珠联勿停。凡十五帖，恢复了往常，但言语较少。

## ▣ 88. 柴胡治疗外感的用量

小柴胡汤，少阳病专方，以"心烦喜呕、胸胁苦满、往来寒热、嘿嘿不欲饮食"为四大症。重点指往来寒热，即"但见一证便是，不必悉具"。实际亦宜投与其他杂病广泛应用，尊为"圣方"。君药柴胡所开半斤，超过黄芩、人参、半夏之量，能宣散表邪、疏泄内郁；虽和副手黄芩结合，却不同量，后世二者平分秋色，乃临床需要，并非标准。老朽给予外感热证，均用北柴胡，习名大柴胡，气味辛凉，性质稳定，无不良反应，属于良品，每剂 20~30 克，从未发生腾火劫阴、头眩耳鸣。配伍黄芩，除个别同等比重，大都考虑 3:2，柴胡占 30 克。左右逢源，易于驱解二竖，获得"柴胡张"的绰号。

1972 年诊一发热患者，与妻子口角兼受时邪，地方谓之"夹气伤寒"，口苦咽干，体温升高，恶寒无汗，阵发性如疟状，客观推断，乃半表半里现象。吾力主吃小柴胡汤，把柴胡提到先锋地位，医院表示支持，遂写了：柴胡 30 克、黄芩 15 克、人参 10 克、半夏 10 克、甘草 6 克、生姜 10 片、大枣 12 枚（擘开），日饮一帖，连服五天而愈。说明加鞭骑上快马，才可缩短旅程。

## ▣ 89. 寒冬保阳加附子、乌头

"善言天者，必有验于天"，中医重视天人合一观念，运用季节变化走辨证施治历程。火神派认为冬至后严寒开始，水冰地冻，人体阳气虽然内藏，然抵御玄武自然气候的侵袭，则处于低弱状态。因而要适应时令，除吃饱穿暖，就得借助药物，强化阳气，保护身躯，共同抗拒外界的阴邪，是养生的唯一举措。忽视这个方面，便背离了冬暖保健规律。

抓住上述基点，加入药物相辅，非附子、乌头莫办。族伯瑞祺公欣赏祝融医家，遇二九天至四九天感冒，归为正式伤寒，习在对症方剂内加入附子，次则乌头，3～10克，谓之"元阳送福"药，量不大，很有意义。老朽曾随诊观察，无任何异常现象，但众口同声感觉增温、添了火力、精神焕发、消除了疲劳。事实表明，确起作用。

## ▣ 90. 头痛与通络

清贤赵濂《医门补要》自序指出："医贵精、学贵博、识贵卓、心贵虚、业贵专、言贵显、法贵活、方贵纯、治贵巧、效贵捷。"宜做执业座右铭。老朽临床发现活血化瘀应用很广，可调理脏腑功能、改善微循环、消除慢性炎块肿瘤，起到意想不到的作用，不失为一条深山寻宝的途径。

1975年诊一血管性头痛，每日发作数次，剧烈难忍，从两侧太阳至巅顶如同刀割，3～5分钟即止，已有二年病史。曾吃过宣散、镇静、介类潜阳、大量风药，均无反响。当时从脉弦硬、颜面色素沉积、月经后期，怀疑瘀血为患，师法王清任先生，开了丹参15克、川芎20克、桃仁10克、赤芍10克、当归10克、红花10克、柴胡10克、桂枝10克，连用十剂，效果颇佳。虽次数大减，痛势转轻，然仍发作未止，乃在此基础上加入蜈蚣4条，又服二周，彻底治愈。而后继续实践，命名"通络四条汤"。

## ▣ 91. 慎用"黑烧"

中草药数千种，韩愈《进学解》谓："牛溲、马勃、败鼓之皮，兼收并蓄。"实际应用不过800味。进口者有阿拉伯乳香、没药，印度猴枣、鸢尾科红花。草木烘炭，源于传统炮制，习称"黑烧"，并非来自非洲埃及。前贤为了固涩止血，投艾叶炭、地榆炭，经过加工已改变原始性味、功能，产生另一作用。家父同张锡纯先生主张相同，强调临床派遣生药，不宜滥开黑烧。由于质的破坏，皆转化成温热之品，而且影响肠道通畅，易致大便干结，止血功力在一时难得巩固，利不抵弊。

老朽1958年诊一技术员，月经先期、量多，淋漓不绝，给予艾叶炭、棕榈炭、小蓟炭、地榆炭，止而复来。急中生智，换了清热凉血，计生地黄15克、黄芩15克、牡丹皮10克、紫草10克、地骨皮15克、茜草根15克、蒲黄10克，水煎，分三次服。连饮七天，就迅速停止，并未复发。

## ▣ 92. 二向汤治内外高热

学习科技，研究医术，应埋头苦干，持之以恒；最忌浮光掠影，浅尝辄止。弹指间数十年经历定有所得，六十岁过往客便可写出回忆，著书立说，民国四大医家刘蔚楚、张锡纯、杨如侯、陆晋笙就是走的这条路。吾临床曾师法"海内三张"，即张山雷、张锡纯、张生甫先生的经验，调理内热又感温邪，清透并举，卫气双治，给予白虎汤加浮萍、连翘，命名"二向汤"，收效颇佳。

1963 年于德州遇一患者，身形较瘦，外感后内火发作，体温升高，烦躁无汗，擗踊大闹，口渴喜饮冷水，脉象滑数，皆表现热闭状态。遵《内经》"火郁发之"，表里合疗，遂以此方授之，计石膏 60 克、知母 20 克、甘草 6 克、粳米 30 克、浮萍 20 克、连翘 30 克，水煎，五小时一回，分四次服之，日夜兼进。三剂汗出烧退，恢复健康。充分说明前人遗法，十足可贵，无疑纯由实践而来。家父常言，人与草木同枯，尽量留下精神不死。

## ▣ 93. 麻木与一附二乌

四肢麻木，多与气虚血瘀有关，一般常投《金匮要略》黄芪桂枝五物汤（黄芪、白芍、桂枝、生姜、大枣），按血痹论治。将黄芪开到 60 克，血压偏高加豨莶草 30～60 克，然末梢神经炎均在手足尖端，调理时间长，非数剂药物能解决。前贤告诫后人切勿乱用固涩、寒凉，是落井下石、雪上加霜。要采取温热、通经暖络的方法，促使阳气运行，兼祛风、寒、湿三邪，应桂、附领先，融化所结之冰。

1960 年生活困难时期，老朽诊一供销社经理，手指麻木怕冷、发软无力，似电击状，热熨则舒，久医未见好转，希望借助火神疗法。吾即答应其请求，给予炮附子 20 克、桂枝 20 克、干姜 10 克、制乌头 10 克、制草乌 10 克、独活 15 克、当归 10 克、川芎 10 克、䗪虫 10 克、甘草 10 克，每日一帖，分三次服。饮了一周，无明显变化，乃将炮附子改为生附子 30 克、生乌头 20 克，均先煎 90 分钟，嘱咐继续下去，共十八天，症状大减，基本治愈。事实证明，一附二乌起了栋梁作用。

### ▣ 94. 黄连、阿胶相对为君

《伤寒论》黄连阿胶汤原医少阴热化，"心中烦、不得卧"，后人以之专调心阳偏旺、虚热内扰，水不上济，夜间难寐，引领心肾不交证。方内黄连占四，阿胶三，黄芩、白芍二，鸡子黄两枚。由于量的问题，打了折扣。吾发现若不晓泻心火、补肾水的内涵，只突出黄连，减少阿胶之量，功力便会下降。增重黄芩，清热提高，而阴液必耗，破坏了水升火降、《难经》泻南补北的宗旨，病邪不易退却。因此若保持平衡状态，就应将二药摆在平等的位置上，阿胶不能少于黄连的三分之二，同量最佳。

1953 年遇一新闻记者，久患神经衰弱，头昏、烦躁、严重失眠，吃镇静、安神之品似水掷石，乃转中医调理。开始投予本汤，连、胶搭配失当，情况依然如故，通过纠正，转归为黄连 30 克，阿胶 30 克（烊），黄芩 15 克，白芍 15 克，鸡子黄二枚（后入）。仍水煎，每日一剂，下午 5 点、晚上 10 点，分两回服，疗效佳，凡十八天完全获愈。注意处方比例、二药并肩挂帅，是施治的关键，万不可忽。

### ▣ 95. 胃寒重用干姜

传统医林提出三戒：一忌分贫富；二忌分官民；三忌贬前贤，提高自己，打击他人。此均属守德的范围，大瓢先生很强调这些方面。他说仲师《伤寒论》药少价廉，俯拾即是，疗效超群，能广泛流传，百姓受益。老朽牢记此言，临床上每遇阳虚胃寒，舌苔白滑、腹软而痛、食欲低下，常仿照《大论》只投干姜、炮附子、白芍、甘草四味，便迅速解除。突出干姜之量，位居方首，尊为君药。成年人开量：干姜 30 克、炮附子 10 克、白芍 20 克、甘草 10 克，每日一剂，水煎，分三次服。对慢性胃炎、胃下垂、胃溃疡、胃神经官能症，都有作用，乃袖珍良方。

### ▣ 96. 附子投量因病而异

族伯父瑞祺言，同门闽公为火神大家，指出人身之阳乃命门焰光，主宰血肉之躯，强者壮、弱者衰，能消散阴翳，保护生命健康。景岳熟地黄论，倾向温补，然非扶阳助火，虽把附子列入四维，未有发挥实质作用。若欲提高人体功能活动，抵挡内外病邪，预防疾患发生，就应振兴元阳、强化命门之火，如赵养葵所说保护真主，促使燃烧光焰不绝，否则影响脏腑、四肢、百骸，导致诸病由生。他叮咛平时要注意常投附子、乌头、天雄补火壮阳疗法，属治本举措，西南地区给予量大，动辄百克，殊欠斟酌，超过 50 克浪费药源，且难取得硕果；最合拍者，宜控制在 15～40 克之间，充分溶解，功力易显，无毒性反应和不良反应。老朽对此持肯定态度，奉为标尺，但病重药轻，挽救颓势，达到骇人剂量 90 克者，亦不可厚非。归话重谈，"致中和"三字，仍是辨证选方的依据。

1967 年吾诊一七十岁男子，素有支气管哮喘，遇风寒发作，均按痰饮调理，吃半夏、茯苓、细辛、五味子、厚朴、杏仁、矮地茶、旋覆花、鱼腥草、麻黄、红花杜鹃、鼻吸洋金花，皆无良效。已卧床多日，病情严重，从舌苔白滑、脉象沉微、呼吸短促、精神萎靡、手足厥冷、体温偏低、痰白似水、饮食顿进、汗出不断来辨证，与阳虚、命门火衰有关，同其家属协商，给予大量附子温里增热化寒兼利水邪。开了附子 30 克（先煎一小时）、干姜 20 克、茯苓 30 克、人参 15 克、甘草 6 克、地龙 10 克、葶苈子 15 克，水煎，分三次服。三帖情况转佳，仍未脱离危险，将附子升至 60 克（先煎两小时）、茯苓 40 克，他药未变；又继续六天，患者起床端坐，能喝稀饭、软食，自感甚好，告诉走出险境、大凶化吉了。药量随恙而转，是岐黄传统特色。

## ▣ 97. 白头翁治痢首屈一指

《伤寒论》白头翁汤，有秦皮、黄连、黄柏三，白头翁二组成，医"热利下重"。临床发现白头翁定量少于其他三味，功力不太理想，若同量合用，疗能较好，将白头翁提升一级，最为允当。老朽取其调理传染性赤痢、阿米巴痢疾、慢性结肠炎，肠功能紊乱症，除以脓血为标准，凡伴有里急后重者，都可应用。提高显效率，方内加入仙鹤草，等于佛头登上金翅鸟，可大放异彩。

1981 年遇一休息痢，下利脓血，时发时止，已中断工作五个月，医院化验，无阿米巴原虫，怀疑非特异性溃疡性结肠炎，认为不易根治，劝转中医。老朽接诊后，由于脾虚有中气不足现象，曾给予人参、白术、茯苓、阿胶、甘草，情况反而加重，乃改开本汤，计白头翁 30 克、黄连 15 克、秦皮 20 克、黄柏 10 克、仙鹤草 30 克，将投量调至以白头翁、仙鹤草为君，秦皮为臣，黄连、黄柏为使，每日一剂，连饮两周，大便次数减少，脓血已无，嘱咐继服勿停。事隔一年相见，该男子告诉未再复发。说明获得长效，白头翁大量起了核心作用，仙鹤草也是战斗先锋。

## ▣ 98. 葛根解表止泻

《伤寒论》葛根黄芩黄连汤、干姜黄芩黄连人参汤，只葛根、人参一味之差，施治各异，虽均调理胃肠炎症，但侧重点不同。前者止腹泻为主，后者目标治呕吐。葛根芩连汤突出葛根半斤固肠，兼有解表作用。老朽临床，凡呕吐，津液未有大伤，无口渴现象，不投人参，减轻病家负担。若非透汗解除外邪，通过燥湿内清河鱼之疾（腹泻），则降低葛根，使之和芩、连相等，或稍高三分之一，绝不超过一倍含量，否则易因升提关系发生上部不舒，口干、呕恶的情况，与温热学派所言"葛根耗胃汁"暗合。

1965年会诊一干部，太阳病不解，误吃泻药，便溏日行四五次，按急性肠炎给予参苓白术散，未见好转。老朽与同道讨论，即开了葛根芩连汤，计葛根20克、黄芩15克、黄连15克，加入泽泻10克通利水道，日饮一剂，连服六天，彻底治愈。其中黄连"厚肠"，也起了不小作用，并非葛根独建功勋。

## ▣ 99. 大柴胡汤钩沉

《伤寒论》大柴胡汤，含柴胡、枳壳、黄芩、白芍、半夏、大黄、生姜、大枣八味，医呕吐、心下痞硬，按之满痛。与小柴胡汤的区别，无往来寒热、嘿嘿不欲饮食。疗汗出不解病即入里，没有高烧、大便秘结，尚未形成阳明腑证，不能用大承气汤，仍可按半表半里少阳施治。以柴胡为君，加枳壳行气开滞、小量大黄疏利三焦，大黄仅占大承气汤投量之半，和攻下燥屎目的不同。临床运用不广，功效比较显著，对肝气横逆、火旺灼阴，胸腔积液、胃中郁积、急性胆囊炎、胆石症均可授与。

1980年诊一工人，伤寒一周，发汗不解，邪气转至少阳，感觉胸脘胀满，手按则痛，烦躁，胁下不舒，舌苔干黄、脉象弦滑，大便二日一次，下行困难。老朽即给予本方，计柴胡20克、枳壳18克、大黄6克、黄芩10克、白芍10克、半夏10克、生姜10片、大枣10枚（擘开），水煎，每日一剂，分三回服。连饮三天，身出微汗，更衣数次，症状皆减，停药而安。吾曾总结大柴胡汤应用十字：胸痞、胁胀、脘痛、寒热（往来寒热）、便秘，做为用药指征。

## ▣ 100. 十枣汤的应用

《伤寒论》十枣汤，为驱逐痰饮泻下剂，通利大小二便，比控涎丹（甘遂、大戟、白芥子）功力增强，方中芫花须醋炒，甘遂、大戟要面包火煨，以去其毒。由于不良反应较大，一般都望而却步，不敢问津。运用时取大枣十枚（擘开）煮汤送下合成的粉剂，每次不超过两克，日食 1~2 次，然后吃米粥半碗，补养所致亏虚。对调理干呕、胁痛、短气、心下痞硬、脉象沉弦，多种胸水、腹水、积液、顽固性哮喘咳嗽，投予得当，能立竿见影，被称"神药"。老朽受谨慎束缚，运用甚少，缺乏经验，体会不多；然在临床过程中，发现确有药到病除之妙。

1957 年在山东省中医进修学校，诊一半百农民，患支气管扩张、哮喘，喉内痰鸣，口吐黏涎一茶杯，双侧胁痛，不能仰卧，瞪目难眠，困顿不堪。老朽就授予此方，开了甘遂、大戟、芫花各 50 克，加工炮制，碾为细末，起初 1 克，八小时再服一次，大枣 20 枚（擘开）煎水咽下。感觉胸中宽阔，痰液减少，要求加重投量。乃改为 2 克，仍吃两回，连用三天，大解数次，小便转多，喘咳已轻，病情消退，健康逐渐恢复。因恐摧残元气，逐渐停药。疗效之佳令人惊叹。

## ▣ 101. 栀子厚朴汤排胀除满

虚热烦躁、腹中胀满、卧起不安，《伤寒论》投栀子厚朴汤。临床应用，对心阳过扰致思绪万千、胸腹胀满、焦虑不眠、大便排出不爽等症状功力较好。经验表明，枳壳、厚朴行气破滞，消胀除满，为仲景先师遣药规律；但导积下行从肛门外泄则须大黄，杂病学派推崇的大腹皮也应考虑加入，共奏良效。实际大腹皮作用不低于枳壳、厚朴，有时还位居上宾，和槟榔相比尚可利水，可超过一倍，忽视这个佳品，等于不识五岳之尊泰山了，配入方内大有裨益。

1971 年老朽在新汶遇一工程师，素有内热，失眠，胃中消化不良，稍食即饱，为此一日四餐。由于工作不太顺适，腹内气体堆积，胀满难忍，烦躁不宁，三天未解大便，亦无矢气。当时就以本汤与之，计山栀子 30 克、枳壳 30 克、厚朴 30 克、大腹皮 10 克、大黄 6 克，水煎，分三回用，每日一剂。连饮五帖，更衣数次，症状消失。

## ▣ 102. 阳亡也要护阴

学习《伤寒论》，汗多亡阳均投附子，然亡阳由亡阴而来，亦应加养阴收敛药，书内没有提及，从其他处方中可以找到须加白芍。白芍有两种作用，一是镇痛，二是敛汗，师法前贤要在无字处着眼，读芍药甘草附子汤就易触景生情，得出答案。而今大都添入五味子、山茱萸，或增加固阴之品龙骨、牡蛎，于壮阳先导下，采取阴阳合治法。老朽调理亡阴还开熟地黄 15～30 克温补，配入 30～50 克大量附子中，未见影响阳气回升，反而相得益彰。

1963 年诊一医院行管人员，形躯羸弱，动辄自汗，感冒后喝姜糖葱白汤，卧床蒙被解表，湿透衣衫，转成亡阳现象，畏寒怕风，手足厥冷，血压下降，脉搏细微，口干无津，突显"虚故也"。就授与芍药甘草附子汤，计白芍 15 克、附子 40 克（先煎 90 分钟）、甘草 10 克，加了熟地黄 15 克，水煎，六小时一回，分四次服，日夜不辍。连饮五剂，便柳暗花明症消而愈。

## ▣ 103. 大承气汤治燥热内结称雄

大承气汤属《伤寒论》四承气汤之一，张从正先贤推为驱邪如神。是小承气汤增重药量又加元明粉，大都认为以大黄居最，实际枳壳、厚朴亦占显赫地位，大瓢先生称三君方，指枳壳、厚朴均列主药。家父意见，因有大量元明粉濡肠软坚，下泻燥火，应将重点归功大黄、元明粉二味；若全面考虑效能，亦可谓之四马同征，体现承气汤的"大"字。调胃承气汤内元明粉虽投量也多，由于无有枳、朴，且加甘草补中益气，专医自汗、蒸蒸发热，只起缓急轻下作用，二方不宜同日而语。

1955 年诊一阳明腑证，患者谵语、日晡潮热、体温升高、腹内硬痛、六天未解大便，医院给其戴上冰帽、酒精擦身降温，不见效果。老朽捉襟露肘，便取此汤与之，计大黄 15 克、枳壳 20 克、厚朴 20 克、元明粉 15 克，水煎，分三次服。吃了两剂，即热退症减、更衣四次；善后补养，出院而愈。

## ▣ 104. 行气破结厚朴大黄汤

枳壳、厚朴、大黄三味组成之方，在《伤寒论》名小承气汤；《金匮要略》有二首，一是厚朴三物汤，二为厚朴大黄汤。小承气汤大黄四两、厚朴二两、枳壳三枚，大黄为君；厚朴三物汤厚朴八两、大黄四两、枳壳五枚，厚朴为君；厚朴大黄汤大黄六两、厚朴一尺、枳壳四枚，大黄、厚朴双药为君。小承气汤与厚朴大黄汤的区别，论者不多。小承气汤以攻下开路，厚朴大黄汤行气和攻下并重。从实践应用出发，厚朴大黄汤医"支饮胸满"不占鳌头，调理阳明腑证、肠道尚未燥结，应列为首选对象，比小承气汤高踞优先地位，忽视这个亮点，就易于把它贬成洁净腑第二、小承气汤之后的次要处方了。

1971 年诊一少妇，性格刚直，因家庭矛盾，不断争吵，肝火炽盛，气热郁结，烦躁哭闹，坐卧不宁，大便数日未行，舌苔黄厚，脉象洪实，类似精神分裂症，吃镇静药无效，乃转中医。根据当时情况须行气泻火、攻下积邪，曾给予小承气汤，更衣二次，症状稍减；但胸闷、腹胀依然如故，由于粪块尚未坚硬，不敢盲投大承气汤，即以厚朴大黄汤授之，计厚朴 30 克、大黄 20 克、枳壳 15 克，加了柴胡疏泄 15 克，水煎，分三回服。连饮三天，入厕七解，排出大量气体；将药压缩一半，继用两帖，逐渐恢复正常，彻底治愈。充分说明量的变化，作用各异。

## ■ 105. 肺痿咳嗽麦门冬汤

《金匮要略》麦门冬汤，以大量麦冬为主，人参副之，半夏降逆下气、解除咽喉不利，甘草、大枣、粳米，均居次要地位，专疗肺痿。老朽以其调理气逆上冲，干咳无痰，加五味子 10～30 克，能补气、养阴、促进津液化生，达到止咳平喘的作用，命名"参麦半夏汤"。对慢性支气管炎、哮喘比较有效。若中气不足感觉疲劳，可添入胶饴（麦芽糖）30～60 毫升。

1958 年诊一老翁，既往有肺结核史，已钙化。现口干、心烦、乏力、便秘、气冲咽喉、频频咳嗽、极少痰液，面容憔悴，体重大减，医院怀疑隐性糖尿病、原因不明型消瘦。吾从干燥方面考虑，属阴津匮乏的肺痿证，就以此汤授之，计麦冬 40 克、人参 20 克、半夏 15 克、甘草 10 克、大枣 15 枚（擘开）、粳米 60 克、五味子 30 克、胶饴 50 毫升（冲），每日一剂，方未更改，连饮十五天，病状消失一半，嘱咐减量继用，尔后相见，言痊愈未再复发。

## ◉ 106. 五苓散重用桂枝

《伤寒论》五苓散，由猪苓、泽泻、茯苓、白术、桂枝合成，医太阳病误治引起的蓄水证，因感觉烦渴，水入则吐，小便不利，故名水逆；《金匮要略》尚疗吐涎沫而头眩，谓之积水。大都认为以猪苓、泽泻、茯苓为君，白术次之，桂枝属点缀品。实际桂枝催动气化，上升津液，下利水道，能力很强，并非滥竽充数。老朽将它改作煎剂，同样生效。桂枝降冲，解除"水入则吐"，乃一味多疗之药。不掌握这些方面，等于走马观花，开方不悉机理。

1953 年在德州遇一患者，主要表现五大症状：一是口中欲饮，二是喝水即吐，三是胸腹胀满，四是尿少，五是走路眩晕。当时就授予本汤，以桂枝、茯苓领先，计猪苓 15 克、泽泻 15 克、白术 15 克、桂枝 20 克、茯苓 30 克，每日一帖，分三次饮下，连服七天，小便大增，病消而愈。为治眩晕，大量运用茯苓，乃家传经验。实践证明，五苓散临床，还可用于肠炎、肾炎、肝硬化腹水诸证。

## ◉ 107. 饭醉用三约汤

医家临床分析研究，亦要注意博观约取、厚积薄发。以饭后嗜睡为例，并非皆属脾虚，尚有因消化不良、食停胃内所致，感觉迷糊，精神不振，腹中胀满，倒下便眠，习称"饭醉"。该证不宜滥补，应调理气机、疏导郁滞，促进脾阳运化，行积散结。吾曾起用平胃散、二陈汤、半夏泻心汤三方加减，组成一汤，名"三约煎"，反复投与这样的"饭醉"患者，收效较佳。计半夏 6 克、干姜 6 克、黄连 6 克、陈皮 6 克、苍术 6 克、厚朴 6 克、甘草 3 克。

1975 年诊一干部，食后头昏如醉，坐着也呼呼进入梦乡，有数年史。当时即以此药授之，每日一剂，水煎，分两次服。连饮二周，病象大减；仍运用未停，基本治愈。

## ◉ 108. 三仁汤治暑湿

湿温初起，头昏身重，邪气逗留，舌苔厚腻，胸闷不饥，习投《温病条辨》三仁汤。若夏季雨水过多,潮热熏蒸,习称"土润溽暑",人在气交之中,最易蒙受而伤。老朽喜开本汤,因平淡力薄,属"果子药",故大量始可见奇。

1955年七月,一乡村教师来诊,身体倦怠,不愿活动,低烧,纳呆,胸闷脘满,口淡不渴,小便甚少,脉缓,展示湿热困扰现象,就给予此方,计半夏10克、竹叶30克、厚朴10克、杏仁10克、白蔻仁10克、滑石粉20克、薏苡仁30克、白通草10克,加了神曲10克,水煎,分三次用。连饮六剂,情况扭转;嘱其继续勿停,不到两周即愈。近来经验小结,添入黄连清火燥湿、石菖蒲芳香化浊,各10~15克,功力更佳。

## ▣ 109. 葛根汤加天花粉

《金匮要略》痉病分两种,无汗为刚痉,用葛根汤;有汗为柔痉,用瓜蒌桂枝汤。二方均以桂枝汤做基石,前者加葛根、麻黄;后者加瓜蒌根(天花粉)。人们以之施治外遭风寒,只要感觉项背强直、紧张、脖子运转不灵、肩胛活动受限,就可投向临床。老朽实践师法家传,认为此证肌肉、筋脉处于痉挛状态,须加滋养濡润之品,常把两汤合在一起,命名"葛根加瓜蒌根汤"。突出葛根、桂枝、天花粉;麻黄、白芍列入辅助药;甘草缓急,亦属重点,不应少于葛根二分之一,宜与麻黄、白芍同等。葛根之性升提、麻黄发汗,若便干、尿少可减少用量,但不能低于白芍、天花粉、甘草。

1956年春季诊一铁路员工,感冒,头痛无汗、项强几几、颈部发硬如板状,十分痛苦,吃药、打针、热敷未见效果,吾即书写与之,计葛根30克、麻黄15克、桂枝15克、白芍15克、天花粉20克、甘草15克、生姜10片、大枣15枚(擘开),每日一剂,水煎,分三次服。连饮五天,处方没更,微汗而愈。

## ▣ 110. 半夏泻心汤医胃神经官能症

《伤寒论》半夏泻心汤,以半夏为主,依次是黄芩、人参、干姜、甘草、大枣五味。黄连量少,调理心下痞结。后世临床打破此限,突出半夏、干姜、黄连为君,仿照黄连汤(黄连、人参、干姜、桂枝、半夏、甘草、大枣)提高了黄连投量,以之施治胃炎、胃溃疡,消化不良、停有水液,恶心呕吐、腹内胀满、口苦嘈杂,比较有效。在宽中祛积方面,因无瓜蒌,仅逊于小陷胸汤（半夏、黄连、瓜蒌），仍伤寒家得心应手处方，被推五泻心汤之首。黄连苦降，令人胸空心悸，不超过 15 克无有大碍，放胆与之，不会导致内伤。

1980 年遇一白领阶层，医院诊为胃神经官能症，恶心，烦躁，胸闷如塞，大便稀薄，突出表现就是患者感觉诸症时有时无，故神经内科怀疑为癔症。此时老朽考虑仍应据情投药，摆脱杂说束缚，勇敢给予本方，计半夏 10 克、黄芩 10 克、干姜 10 克、黄连 15 克、甘草 3 克、大枣 10 枚（擘开），恐人参偏于温补，改为党参 10 克。嘱咐每日一剂，蝉联而用，凡十五天邪去转安。

## ▣ 111. 桂枝汤加吴茱萸治胃痛

经方派强调《伤寒论》序言，精通方术，救贫贱之厄，反对竞逐荣势，企踵权豪，惟名利是务，省疾问病草率从事，相对斯须便处方药，缺乏济世活人菩萨心肠。杏林前辈金佛寺野元禅师对此十分注重，临床遵守戒律，所组方剂，小巧而验，遇寒邪侵入胃肠，腹痛如绞，按之柔软，热敷则舒，常开桂枝汤加吴茱萸，以量人著称，应用得当，令人叫绝。

1953 年老朽曾师法其技，诊一运河航工，冬季洗刷船污，遭受风寒，解表后腹中剧痛，卧下不起，邀吾医之，因生活困难无力调治，当时就给与本汤，计桂枝 30 克、白芍 40 克、甘草 40 克、生姜 10 片、大枣 15 枚（擘开）、吴茱萸 30 克，水煎，分三次用。吃了一剂，即痛止欲食；继饮一帖，完全获愈。凡胃、肠痉挛，都可列入优选。

## ▣ 112. 还魂汤的应用

《金匮要略》杂方所载还魂汤，乃麻黄汤去桂枝，又称"三拗汤"，原医客忤、猝死，《千金方》谓鬼击飞尸。由大剂麻黄、杏仁，小量甘草组成，后世转为调理支气管哮喘专用汤。吾临床给予风寒感冒头痛、鼻塞、流涕、咳痰，单刀直入，收效甚好，除发汗作用较差，比有桂枝的麻黄汤毫无逊色。家父常加干姜、细辛、五味子、茯苓，施治老年慢性支气管炎咳嗽不止，成果很佳，改名"麻黄加减汤"。

1964 年遇一五十岁左右农民，患支气管扩张，哮喘，日夜咳嗽，咳黏稠白痰，注射抗生素，吃过三子养亲汤、苓甘姜味辛夏仁汤，未见明显转化反馈。医院介绍老朽接诊，开始授予小青龙汤、泽漆汤，亦无回响，在抓耳搔腮的情况下，就把家父手定方又增入两味，交与值班主管人员，计麻黄 15 克、杏仁 15 克、甘草 6 克、紫菀 10 克、款冬花 10 克、茯苓 30 克、干姜 10 克、细辛 10 克、五味子 30 克，突出麻黄平喘、茯苓祛痰、五味子宁嗽，孰料疗力甚佳，竟一剂知、二剂已、三剂而愈。一方面归功药物切合，另外还要考虑量的问题，也是一大关键。

## 113. 禅门伤温混合汤

凡流行性感冒，无论风热或风寒化火，若口渴舌红、体温上升、高烧不退，野元禅师统归阳明证，无必要列入温病气分之中。指出将外感热性疾患一分为二，即伤寒六经、温病卫气营血，人为两治，并不符合实际情况，反而导致繁琐，影响执业掌握，应当双轨融一，奉做临床标准。关于出血、邪陷心包等问题，乃并发症，不宜另立门户。叶桂《温证论治》之前，均以六经为旗帜，同样适于温病；吴鞠通巧树三焦辨证，更属多事。对此老朽亦有同感，值得商榷，深入研究。他创制一首处方，名"伤温混合汤"，乃白虎汤加味，内含石膏 60 克、知母 20 克、甘草 10 克、粳米 30 克、青蒿 30 克、白蚤休（重楼、七叶一枝花）10 克、竹叶 30 克、鲜芦根 100 克。邪犯阳明或侵入气分，普遍有效。

1958 年吾在济南诊一体育教师，感染春温八天，无汗，喜饮冷水，全身灼手，持续高烧，脉象洪大，下午不断谵语，呼之便醒，更衣未见燥结。曾取本汤与之，每剂分四回服，四小时一次，日夜不停，连用三帖，即汗出热解，能到单位上班了。

## 114. 大黄附子汤治前列腺炎

《金匮要略》大黄附子汤，有大黄、附子、细辛组成，医寒邪入里与积相凝，腹内硬满，胁下疼痛，大便秘结，患者表现阳虚怕冷、手足发凉、舌苔厚腻、脉象沉紧。近年来投予慢性附睾炎、盆腔炎、前列腺炎、精索静脉曲张，加入活血化瘀药，能发挥功力。突出附子祛寒第一，细辛宣散第二；大黄量小，只起疏通络脉的作用。

1956 年遇一 40 岁工人，患小便淋漓、等待，阴囊潮湿，夜尿很多，医院检查，诊为慢性前列腺炎，以会阴部隐痛就治。老朽从其面容憔悴、疲劳、精神不振、畏寒怕冷、烤火则舒、脉象沉微、撒尿射出无力，断归阳气虚弱，命门火衰，应温化当先，考虑久病入络，兼活血利滞，双疗齐下。即开了上述处方，计炮附子 30 克、细辛 10 克、大黄 3 克、丹参 15 克、桂枝 15 克、三棱 10 克、制乳香 6 克、炒没药 6 克、䗪虫 6 克，每日一剂，水煎，分三次饮之。连用十天，已露佳绩；把量减半，嘱其继服勿辍，凡三十帖，彻底获愈，追访一年未再复发。此证和亡阳有异，不可给予生附子，炮制者最为适宜，熟附子、淡附子热性下降，对温里壮阳已失去效能；因重点不是回阳，富有刺激性的辛辣干姜，也要远避三舍。

## ◙ 115. 逍遥丸改煎剂的运用

逍遥丸为《伤寒论》四逆散的发展方，杂方派医家将其改作煎剂，计柴胡 15 克、当归 10 克、白芍 10 克、白术 10 克、茯苓 10 克、薄荷 6 克、甘草 6 克、生姜 6 片、大枣 6 枚（擘开），加砂仁 10 克、香附 10 克，调理肝胃不和，神疲纳呆、气郁邪结、胸胁胀痛，宜于胃、肝、胆囊、胸膜发炎，神经衰弱，性情激动，焦虑易惹，乳腺小叶增生，月经先后无定期，比柴胡疏肝散（柴胡、白芍、枳壳、川芎、香附、甘草）施治范围广泛，称"疏泄解郁健脾汤"。添入黄芩 10 克，亦有消除少阳往来寒热、内清外散的作用。

1955 年于济南诊一曲艺演员，虽徐娘半老，风韵犹存，因患抑郁症，心烦意乱，思绪万千，坐卧不宁，对人生不感兴趣，喜悲伤欲哭。单位怀疑精神分裂症，由于患者拒绝，未有送入精神病院。当时即以此汤与之，嘱咐每日一帖，不要更易，共饮二十五天，已基本治愈。柴胡辛凉透表，以 20 克为界，量不宜大，否则出汗伤阴，虽有白芍相伴，也不应过多。本案目的凸显"疏、解"二字，如依据《金匮要略》所言引进小麦、百合借花献佛，更为有益。

## ◙ 116. 胃病考虑弥勒汤

佛刹大悲寺藏有"弥勒汤"，含代赭石、旋覆花、半夏、神曲、槟榔、大黄六味，乃《伤寒论》旋覆代赭汤加减而成，专医胃内积气、停食、蓄水，对嗳气、呕恶、纳呆、嘈杂、痞满、鼓胀、感觉阻塞、大便不爽，就可投用。炎症、胃溃疡、液体潴留，皆起疗效。方中以代赭石、半夏、槟榔、神曲、旋覆花为主，调理气、食、水三邪，属于名方。老朽重新修订，在量上将大黄降至最低，只排便一次，以不发生腹泻为标准，使之恰如其方。

1980 年外出旅行，接一胃炎患者，脘部胀满，稍吃即饱，打嗝严重，每次发作连续数十声，甚时随着吐出的水谷溶物，闻之酸臭，曾请长假放弃工作，极其痛苦。吾表示棘手，试以本汤，计代赭石 40 克、旋覆花 30 克（包煎）、神曲 15 克、半夏 15 克、槟榔 20 克、大黄 3 克，加了盉沉香 10 克，日服一剂，分三次饮下，共七天，病情递减，又用一周完全治愈。功力之速，似初写黄庭便见好处，令吾咂舌。

## ▣ 117. 桂枝茯苓丸治子宫肌瘤

《金匮要略》桂枝茯苓丸，调理妇女少腹部瘀血凝聚形成的包块，迫使月经淋漓不止，实际是子宫黏膜下肌瘤所致。虽然出血，不能投固涩药，只有活血祛瘀，才可治其根本，否则反而加剧病情。老朽临床除应用所含桂枝、桃仁、白芍、牡丹皮、茯苓，遵照业师耕读山人经验，纯化处方，将茯苓删去，改成蟅虫；同时参考大黄蟅虫丸，增入干漆、水蛭、蛴螬、虻虫，利用虫类攻坚消癥，来提高功力，缩短疗程，很有意义。

1955 年友人介绍一妇联干部，患多发性子宫黏膜下肌瘤，月经期大量出血，已有三年史，严重贫血，因怕切除子宫，转中医提供办法。根据当时情况，劝其试吃此丸，乃较好解决途径，即开了加减方，计桂枝 100 克、桃仁 100 克、牡丹皮 100 克、白芍 100 克、丹参 100 克、蟅虫 50 克、虻虫 30 克、水蛭 30 克、人参 100 克、三棱 50 克、莪术 50 克、山楂 50 克，碾末，水泛为丸，每回 8 克，日服三次。药后肌瘤缩小，血出减少，先后连用两料，瘤体逐渐消失，基本获愈。

## ▣ 118. 药物之间注意相抗

师法经方，要了解疑点，如开《伤寒论》小柴胡汤，因柴胡升压，对高血压患者不利，有黄芩相配，不会受到影响。麻黄汤由于麻黄升压，血压就易升高，因和桂枝同组，不会受到影响。然调理咳嗽用干姜、细辛、五味子，因细辛、五味子升压关系，亦能导致高血压的发生。小青龙汤老人不宜常用，可引起头痛眩晕，其中虽含桂枝，因麻黄冠居重点，则得不偿失。这些经验比较宝贵，但关键问题尚要考虑量的变化，小青龙汤量大、饮之过多，且每剂都有甘草，最易显露高血压现象，束缚施治疗程，一应减少升压药物投量，二要加入降血压之品，如葛根、夏枯草、连翘、青木香、地龙、玉米须、白花杜鹃，与之抗衡，即可解决。

1969 年在山东莱芜诊一农民，素患支气管炎，外受风寒，哮喘、咳嗽，吾曾给予小青龙汤，连吃三日，感觉头痛、脑涨、耳鸣，血压上升至 170/95 毫米汞柱，风向标不错，有逆流障碍，乃另行修方，计麻黄 6 克、桂枝 6 克、白芍 6 克、细辛 3 克、半夏 6 克、干姜 6 克、五味子 6 克、甘草 3 克，加了地龙 10 克、葛根 10 克、玉米须 50 克、川贝母 10 克，又服三天，即咳止喘平，血压已降至正常。

### ▣ 119. 脱敏宜用麻黄连轺赤小豆汤

麻黄连轺赤小豆汤，调理"瘀热在里"，身发黄疸，属向外宣散方，有脱敏作用，其中麻黄居于第一。老朽加入他药，对过敏性皮肤疾患如湿疹、荨麻疹和许多瘙痒症，坚持应用，均见显效。

1972 年遇一顽固性躯干、四肢日夜刺痒患者，已不吃鱼虾、海鲜，但诸症不减。曾诊为阴虚血燥、表皮细胞变异、维生素缺乏，却久治无功。皮肤呈片状潮红，此起彼落，无上覆鳞屑现象。即取本汤与之，计麻黄 15 克、连轺 15 克、杏仁 10 克、梓白皮 30 克、赤小豆 30 克、甘草 6 克、生姜 10 片、大枣 10 枚（擘开），加地肤子 30 克、路路通 15 克、土茯苓 40 克，每日一剂，水煎，分三次服，作用良好。连饮两周，基本治愈。实践反馈，除此汤外，浮萍、夜交藤、蝉蜕、徐长卿、柴胡、鬼箭羽、苍术、白蒺藜、秦艽、凌霄花也可介入，共奏下咽速疗之妙。

### ▣ 120. 二加龙牡汤敛汗

《金匮要略》医男子失精、女子梦交，投桂枝加龙骨牡蛎汤，后人师法，调理汗出频仍、夜卧湿透睡衣。方中白芍、龙骨、牡蛎起重要作用；《小品方》将桂枝减去，加少量白薇、附子，称"二加龙骨牡蛎汤"，收效更好。家父对此比较欣赏，常授与身体虚弱、阴液亏损、卫阳不固患者，往往数剂便愈。并说根据病情添入浮小麦、山茱萸、麻黄根、五味子，能增强功力。老朽临床从量上予以重组，突出主药，可令明珠发光。

1971 年诊一林场管理人员，开始手足冒汗，尔后遍及全身，几乎二十四时不停，疲劳、消瘦、精神萎靡不振，吃玉屏风散（黄芪、白术、防风）无有回响，转来求治。即以本汤试之，计白芍 30 克、白薇 6 克、炮附子 6 克、龙骨 30 克、牡蛎 30 克、甘草 6 克、生姜 6 片、大枣 20 枚（擘开），加了麻黄根 15 克、黄芪 60 克，水煎，每日一剂，药未更易，凡二十帖，汗止，恢复健康。

# 第二编

## 精华录 121~240 小节

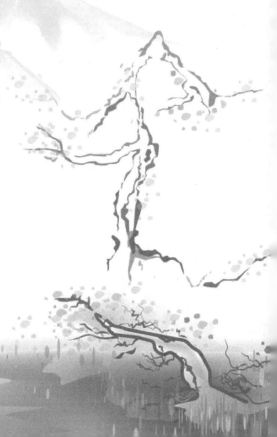

## ▣ 121. 薏苡附子败酱散治带下加白果效佳

岐黄名家吴七先生借用《金匮要略》医肠痈化脓的薏苡附子败酱散改为汤剂，调理妇女带下证，指出薏苡仁健脾燥湿、附子助阳化湿、败酱草清热利湿，三味寒热组方，同干姜黄连、大黄附子的配伍，均属于物理的综合，并不相悖。老朽应用发现，若加白果则青云直上，获效更佳。

1981 年遇一再婚女子，感觉腰酸，带下如注，黄白夹杂，偶见血丝，气味恶浊，医院诊断为宫颈Ⅲ度糜烂，有转"癌"的危险，主张手术切除。患者恐惧万分，要求中药施治，当时就给予本方，计薏苡仁 60 克、炮附子 6 克、败酱草 40 克、白果 20 克，每日一剂，水煎，分三次服。连用十天，情况逆转，把量减去一半，继续饮之，共三十帖，解除而愈，客观检查，癌前期变化消失。

## ▣ 122. 小建中汤突出二味

小建中汤，《伤寒论》《金匮要略》均收入之，由桂枝汤加胶饴（麦芽糖）而成，以胶饴为君，白芍次之，酸甘结合，突出补中益阴，虽有桂枝，非疗外感风邪。除医心悸、腹痛，尚可给予身体疲劳、精神不振、咽干口燥者。对神经衰弱、虚损证，皆起作用。建中概念，就是补中缓急，故据《内经》调以甘药。

1963 年诊一地质勘探人员，患心悸、情绪激动、腹内隐痛、体重下降、面容干枯，感觉中气不足、手足心热，医院印象贫血、神经衰弱、自主神经功能失调，吃药转化不显，改聘中医调治。根据病情吻合本汤，即授与桂枝 15 克、白芍 30 克、甘草 10 克、生姜 6 片、大枣 15 枚（擘开），煎好后溶入胶饴 60 毫升，分三次服。饮了十剂，效果良好，嘱其继续勿停，连用二十七帖，病消而安。小方也疗顽症，十足信然。大瓢先生指出，以胶饴为核心，是众星捧月，胶饴、白芍两味各占一等，乃二郎担山，都为他的特色，不了解这个划界，则方义全丢。

## ▣ 123. 大建中汤治胃炎

蛔虫寄生在人体吸取营养，影响健康，使人面黄肌瘦，处于虚弱状态；主

63

要在肠道活动，故《金匮要略》言"上冲皮起出见有头足，上下痛而不可触近"，除投乌梅丸（乌梅、细辛、干姜、黄连、当归、附子、蜀椒、桂枝、人参、黄柏），尚给大建中汤（蜀椒、干姜、人参、胶饴）温中降气、和胃扶正、杀虫，属传统名方。老朽临床开大建中汤治腹内寒痛，呕吐，舌苔白腻，脉象弦迟，欢喜手按，热敷则舒，习称"凉性胃炎"，颇见效果。根据前人经验，以蜀椒为君，干姜次之，人参益气相辅，胶饴缓急，且起温里补养作用。蜀椒功力热、散，抑制蛔虫，时间较短乃其缺点，止痛却占优势。

1957年于山东省中医进修学校诊一山区农民，经常恶心，腹内不断隐痛，纳呆，手足冰冷，大便如鸭溏，日行数次，医院印象浅表性胃炎。当时即按寒邪调理，授予本汤，计蜀椒15克、干姜30克、人参10克、胶饴60毫升，加了炮附子15克，每日一剂，分三次用，连饮七天，症状锐减，并排出蛔虫两条。由此可知，其温里与驱蛔的疗能，完全符合实践。

## 124. 不内外因方

家父强调业医临床，要辨证准确、选方合理、遣药投量要有伸缩性，才可灵活针对病情。吾少时见一铃医，遇跌打损伤，投《金匮要略》王不留行散加参三七，曾录其方外敷、内服，有王不留行100克、蜀椒60克、蒴藋（接骨木）叶60克、黄芩30克、桑白皮30克、干姜30克、白芍100克、厚朴30克、甘草30克、参三七100克，碾末，每用10克，日吃三次。重点刀斧外伤，俗名"金疮"，很起作用。尔后老朽予以化裁，改为不内外因方，计王不留行100克、参三七100克、制乳香60克、炒没药60克、蜀椒60克、桃仁30克、红花30克、川芎30克、丹参60克、当归30克、白芷60克、白芍100克，制成水丸，广泛给予患者，反映良好。

1959年春节遇一被殴摔倒男子，拍片诊断软组织损伤，从右侧肩胛至下肢红肿，不能站立，疼痛严重，叫号不已。即嘱咐配此药治之，也是口服10克，日食三次，凡十五天便症消而愈。

## 125. 附子与石膏

《伤寒论》白虎汤医高热、中暍、阳明发热，表里火邪弥漫，吴瑭提出以大热、大渴、大汗、大脉四"大"为启用标准，后世抛开《大论》"表有热、里有寒"错简，奉作最佳实践指征。根据仲景先师干姜黄连、石膏桂枝、大黄附子寒热共治、攻补兼施，采取综合疗法，能升华处方功力，然石膏和附子同组一起，则十分罕见。老朽业医数十年，从文献记载到临床，尚未遇见是由哪位刀圭家肇创的这一先河。伤寒魁首刘冠云曾对吾讲，流行性热病、夏季中暑，在高热过程中，若出汗太多，精神不振，脉象由大转衰，患者感觉心慌无主，不仅阴津大伤，且表示开始亡阳，应于白虎汤内加入附子 10～15 克，可助阳强心，既往石膏与附子水火不同炉的禁忌，不攻自破了。对此人们深有所感，他的先行经验值得研究，但非至关键时刻不宜邯郸学步，虽非孤注一掷，亦要防止踏向险境。因不属"十八反"范围（《金匮要略》无药物相反学说，甘草甘遂、半夏乌头配伍，如甘遂半夏汤、赤丸），有条件考虑珠联璧合。特写供大雅会诊，将二味推出，双马齐征。

## ▣ 126. 掌握药物相互制约

经方临床，药物之间相互制约，起很大作用，时方比较少见。如麻黄汤、小柴胡汤因麻黄、柴胡能升血压，患者回避不取，殊不知其中桂枝、黄芩均降血压，抵消这个掣肘，饮后能走坦途。刘冠云先生留下一段传奇，他施治一例伤寒，由于投麻黄汤血压升高，达到 190/110 毫米汞柱，病人头痛、耳鸣、恶心、呕吐，家属指为药不对证；蓦然想到桂枝抑冲，师法奔豚开桂枝加桂汤意，将桂枝增了一倍，劝其继服，发生事故愿负责任。患者又吃两剂，情况顺转，症状减退，血压降至正常。通过此案，可以了解桂枝制约麻黄升压，值得重视。

1965 年老朽诊一少阳证，血压偏高，口苦、眩晕、往来寒热，授与小柴胡汤，方内柴胡同黄芩之量相等，药后不仅血压未有上升，反而下降。所以要掌握药物对抗，就会产生"有故无殒"的效果。

## ▣ 127. 小柴胡汤加青蒿

伤寒大家吴七先生提出：伤寒恶寒，无汗，有身痛；中风恶风，汗出，而不恶寒；少阳往来寒热，无汗，与疟疾不同；小柴胡汤医疟疾，疗力不及常山、蜀漆，非治疟疾专药。的确如此。

老朽调理邪入少阳，投小柴胡汤大都汗出随解；尚有个别患者鬼门不开，往来寒热，家传经验，将柴胡升至 20～30 克就易获救。若仍未见功，加入青蒿 15～30 克，即漐然冒汗，邪退得愈。1962 年于济南诊一外感，开始项强、身痛，六天转为胸胁苦满、往来寒热、脉象弦数。该男子学过医术，要求按头痛、喜呕、发热属少阳处方，当时就开了小柴胡汤，计柴胡 15 克、黄芩 12 克、人参 6 克、半夏 10 克、甘草 6 克、生姜 10 片、大枣 10 枚（擘开）。连饮三剂，病况依然，和其协商，添入青蒿 30 克，服后四小时，告诉已湿透内衣，只一帖汗出，邪散而安。

## ▣ 128. 阳虚用附子两项治法

族伯父瑞祺公师承《伤寒论》阳虚所开附子，均取生者，有两个准则：一是太阳妄汗、误下亡阳，有伤阳背景，乃亡阴后发生的，在养阴基础上助阳，就配白芍，用桂枝加附子汤。若少阴、太阴内寒，需要壮阳，应大热纯补，振兴命门火光，添入干姜，不加阴性药物，用四逆汤、白通汤。二者宜严格区别，切勿混为一家。

老朽临床体会，从病因方面研究，属宏观施治范例，珍贵可法。1962 年遇一七十农翁，大汗亡阳，由于经验贫乏，曾给予桂枝加附子汤，画蛇添足增入干姜，忽略了其刺激性，汗水仍然淋漓；将干姜减去，汗即收敛。这则小案提供同道参考，遣药观察。

## ▣ 129. 祝融是火神

祝融代表南方，为火神之名，有的地方防发生火灾，筑建庙宇给其塑像，红脸端坐，手托火鸽子，习称红鸟，即朱雀。桂，紫红色，性热纯阳，故桂枝汤又叫朱雀汤。从元代王好古善调阴证以来，岐黄界喜投热药者，被呼为祝融郎中，民间谓之火神派。但该派多数属于《伤寒论》系统的传人，除常开附子、乌头、天雄，还将干姜、肉桂、吴茱萸、硫黄、荜澄茄、蜀椒、小茴香列入重点，和现在所见专用附子的完全不同。族伯父为祝融派，临床对附子，补火挽苏授予生附子，强心驱寒用炮附子，温里助热用熟附子；回阳加干姜、肉桂，益气加人参、刺五加、红景天，暖化寒邪加桂枝、蜀椒、吴茱萸、丁香、荜芨；大便内结，排出困难，加肉苁蓉或制硫黄玉米粒大一块，吞服。

老朽遵此经验，长期实践，获效甚佳。1954 年于德州诊一阴寒患者，面色铁青，不断腹痛，脉象沉弱，更衣日解两次，未成形状，即以炮附子为君与之，计炮附子 30 克、干姜 15 克、甘草 10 克、吴茱萸 15 克、蜀椒 10 克、丁香 6 克。每天一剂，畏寒、说话无力、手足发凉好转，嘱咐勿停，共十八帖，证除而愈。

## 130. 玄武派用药

岐黄界善于养阴者被誉为玄武，乃北方水神的代号，俗呼水仙，亦称玄武派。专业人员较少，一般均尊朱震亨前贤为开路先锋，喜投壮水制火、增液润燥、生津濡枯。温病学家虽师承其法，并非真正玄武门徒。强调人体阴液占百分之七十，属物质基础，决定生命存亡，阳气依赖它提供营养，才能发挥光芒，产生功力活动，是"须臾不可离也"的源泉。张景岳推出熟地黄，没有言及阴水津液的重要作用，令人遗憾。此派常投药物有玄参、麦冬、石斛、天花粉、知母、生地黄、芦根、瓜蒌瓤、熟地黄、山药、蔗浆、山茱萸、西洋参、天冬、大枣、枸杞子、玉竹、蜂蜜、稽豆、阿胶、何首乌、黑芝麻、沙参、白芍、桑椹子、当归、胶饴、百合、竹沥、杏仁、海蜇、梨汁、龙眼、青果，目的护阴、助津、养液。清热的石膏、竹叶列入副品，黄芩、黄连列归忌药。

1952年吾于河北见一玄武派耆宿，寿眉长髯，约八十岁，绰号"水葫芦"，实乃养阴大师。给一更年期综合征妇女会诊，阵发性冒汗，感觉手足心如火，体若燔炭，断为阴虚水亏、形成火旺，处方生地黄、知母、山茱萸、麦冬、女贞子、何首乌、玄参，加了牡丹皮。患者服后状况良好，九剂即愈。

## 131. 投方注意药物其他作用

传承《伤寒论》处方，应注意药物配伍，如麻黄、柴胡升血压，要尽量回避，然麻黄汤、小柴胡汤则否，因有桂枝、黄芩降低血压，就能抵消这一影响；四逆散含柴胡、枳壳二味，均可升压，缺抗衡之品，则排除于外。山东之柴胡，乃北柴胡，习称大柴胡，与南地所产的狭叶柴胡不同，升压弊端不太明显，但高血压患者亦要远离为佳。

1961年灾荒时期，生活困难，营养不足，高血压发病率低下，老朽心中麻黄、柴胡、枳壳不会引起血压升高，正由于此而发生过失。一机关人员感染乙型肝炎，胸闷胁痛，蛋白倒置，转氨酶超出正常二倍，当时曾给予四逆散，计柴胡15克、枳壳10克、白芍15克、甘草6克，增入人参10克、白术10克、郁金10克、五味子10克，每日一帖。也没考虑五味子亦属升压药，饮后头晕、脑涨、夜间难眠，三天停服，改用另一汤剂，才挽回不利现象，血压从

160/100 毫米汞柱落至正常。

## ■ 132. 四逆散调精神疾患

《伤寒论》四逆散，由柴胡、枳壳、白芍、甘草组成，医少阴病阳气被郁不伸，四肢厥逆发冷，与阴盛阳衰热力达不到手足末梢有异，属于阻塞性不通。虽名四逆，非附子、干姜对象。以柴胡疏导、枳壳行气、白芍养血止痛、甘草缓急和中，共同解除障碍。老朽临床授予精神抑郁、胸闷、心烦、胁胀、腹痛，或妇女更年期自主神经功能失调，将散改为汤剂，突出柴胡宣散、枳壳开结、白芍柔化，一般七帖便可见效。

1980 年赴外地参加会议，诊一接待人员，言思想分弛、情绪不稳、杂念缠身，恐怕发展成焦虑症，老朽即书此方与之，计柴胡 15 克、枳壳 15 克、白芍 15 克、甘草 15 克，加入山栀子 10 克，嘱其连续应用，切勿间断。凡十九日很有进步，又服十天基本治愈。

## ■ 133. 滋阴退烧一案

祝融派、玄武派，大都胎息《素问》次注"益火之源，以消阴翳；壮水之主，以制阳光"。温病学家除了继承玄武派思想，尚善投解表、清里、泻火、攻下各种寒凉药物，乃其不同点。外感热邪初起，用桑叶、连翘、薄荷、浮萍；降体温用青蒿、石膏、蝉蜕；解毒用重楼、贯众、金银花、大青叶、板蓝根；养阴用鲜地黄、麦冬、鲜石斛、活水芦根；泻火用黄芩、黄连、山栀子、知母；利肠下泻用大黄、元明粉。王孟英先贤于处方内常添入荸荠、海蜇，即雪羹汤；与叶天士老人加丹参通络凉血，合为二美。

1950 年见一杨姓乡医，乃地方玄武派掌门人，滋阴、生津、增液十分娴熟，号称"丹溪第二"，对燥热导致的阴虚水亏调治较多，突出壮水、濡润，不吃寒凉而火能熄。他曾诊一秋燥患者，口干、舌红、鼻衄、皮肤落屑、身上灼手、喜喝冷水，开了《金匮要略》麦门冬汤加减，有西洋参 10 克、麦冬 15 克、鲜生地黄 15 克、竹叶 30 克、鲜石斛 10 克、板蓝根 20 克、玄参 10 克、甘草 6 克、大枣 10 枚（擘开）、粳米 30 克，水煎，分两次饮之。连用六剂，即热消血止，症状逐渐解除。未服芩、连、石、栀同样生效，说明水阴疗法也可独建城郭。

## ▣ 134. 慢性盆腔炎要行气活血

《伤寒论》所言"热入血室"，多是妇女盆腔炎，"血室"相当于胞宫。胞宫包括子宫、卵巢、输卵管、盆腔结缔组织，非子宫一处。子宫内膜每月按时脱离，出现月经，故炎变不能长时存在；盆腔炎转为慢性，多局限于输卵管，约占百分之八十，习称附件炎；恶性发作期，宜根据情况投小柴胡汤、桃核承气汤、刺期门。慢性应重视行气散结、活血祛瘀，考虑给予抵当汤、下瘀血汤、大黄䗪虫丸化裁，综合施治。

1975 年淮北一女子因不孕来诊，医院印象：慢性盆腔炎、输卵管积液，少腹部坠胀、隐痛，按之不舒，双侧皆然，月经延后，量少；曾吃小柴胡汤加桃仁、红花，六针期门，未见功力，要求改弦更张，另开他方。当时就授以桂枝 10 克、桃仁 10 克、三棱 10 克、红花 10 克、大黄 2 克、䗪虫 10 克、枳壳 6克、香附 10 克、川芎 10 克、益母草 15 克、小茴香 3 克、王不留行 15 克，其中益母草利水，桂枝、小茴香温通，起催化作用，水煎，每日一剂，连饮两周，症状递减；碾末，制成水丸，继续服之，翌年痊愈，产一男儿。

## ▣ 135. 当归四逆汤治痛经

《伤寒论》阳虚里寒，四肢厥逆，手足冰冷，除病状外，表现在脉象上大都微弱，属四逆汤适应证；阳气内郁，运行障碍，不得伸展，脉象弦紧有力，属四逆散适应证；血亏流量减少，脉象沉细、按之似线，属当归四逆汤适应证。患者表现有假，而脉象无伪，学习经方要掌握这一准绳，作为客观依据。民国时期有位医家重视切脉，但临床对药物却别具差异，被误认穷兵黩武，怀有特殊的意识形态。他强调邪陷阳明，开始身见微汗，不宜单投白虎汤，仍可加柴胡透表，发挥柴胡、石膏两药作用，速战解决十分有利；回阳专开四逆汤，孤军迎敌难以取胜，添入桂枝、吴茱萸，等于雪里送炭，能群力成功，耐人寻味。还说当归四逆汤治冻疮、风湿性关节炎、血栓闭塞性脉管炎，若授予妇女月经延期、量少、下行疼痛，收效甚佳。

1955 年老朽诊一女子，因继发性痛经，每月发作，腹中如绞，请假一周，卧床不起，已有九个月，吃温经汤（当归、吴茱萸、川芎、白芍、人参、桂枝、牡丹皮、阿胶、半夏、麦冬、甘草、生姜）、中将汤（肉桂、当归、延胡索、山楂核、丁香、甘草、郁金、续断、沙参、苦参、牛膝、肉豆蔻、炒赤石脂）没有回响。即给予当归四逆汤，计当归 20 克、白芍 20 克、甘草 20 克、桂枝 20 克、吴茱萸 15 克、细辛 10 克、鸡血藤 30 克、大枣 20 枚（擘开）、生姜 15 片，把通草改为鸡血藤，经前三日饮之，日服一剂，连用七天。虽无黄酒相助，疗效依然显著。凡三个周期，愈后未再复发。其经验可法。

## ▣ 136. 桂枝附子汤加味专调关节炎

岭南经方大家陈伯坛，运用《伤寒论》"风湿相搏，身体疼烦，不能自转侧"，投桂枝附子汤加麻黄、白术。老朽仿照，加入独活给予风湿、类风湿关节炎，亦用于高尿酸的痛风。常开桂枝 20 ~ 40 克、炮附子 20 ~ 40 克、麻黄 10 ~ 15 克、白术 15 ~ 20 克、独活 15 ~ 30 克、甘草 10 ~ 15 克、生姜 10 ~ 15 片、大枣 10 ~ 15 枚（擘开），在助阳的基础上祛风胜湿、通利经络、温里散寒，比《金匮要略》麻黄杏仁薏苡甘草汤止痛作用能超一倍，是一首理想的处方。祝融派代表萧琢如、祝味菊欣赏附子，有火神称号，对其有所忽略，令人不无遗憾。

1953 年老朽诊一杏林同道，因类风湿关节炎下肢关节变形，行走困难，放弃业务居家休养，远道来邀施治，即授与本方。感觉小腿发凉，将桂枝改为肉桂，计炮附子 30 克、麻黄 10 克、独活 30 克、白术 20 克、肉桂 10 克、甘草 10 克、生姜 15 片、大枣 15 枚（擘开），每日一剂，连饮 40 天，当中停服一周，症状逐渐减退，基本治愈。虽属一般平凡验案，但疗类风湿关节疾患，值得参考。

## ▣ 137. 开胸重用瓜蒌

吾临床常投《伤寒论》五泻心之一半夏泻心汤（黄芩、黄连、半夏、人参、干姜、甘草、大枣），调理痰火内闭、纳呆、胸中痞满，对胃炎、溃疡同样适宜。若感觉阻塞、硬痛拒绝压按，大便不爽，单纯依靠干姜、黄连辛开苦降功力不足，改用小陷胸汤，以瓜蒌破结、荡实为君，重点放在量上，将仲景先师所写每帖"大者一枚"，给予 30 ~ 100 克，可见良效，否则即小而无成。似此经验，已得到实践验证。

1968 年老朽在山东新汶巡回医疗，遇一煤矿工友，因家庭失和，气、痰、食、火凝于胸膈，堵闷、钝痛，呼吸障碍，大便数日未解，仰卧增重，大呼死神降临，已乏生望。当时就授与小陷胸汤加枳壳，连吃两天毫无佳应，乃把瓜蒌添了三倍，计半夏 15 克、黄连 15 克、枳壳 30 克、瓜蒌 100 克，水煎，分三次饮下。仅一剂，肠道排出秽物约半痰盂，上、中焦大开，痛苦如失，没再服药而愈。量的多少，至关重要，前贤曾言医术疗疾："传理不传方，传方不传药，传药不传量，传量不传变化之巧。"十足信然。

## ▣ 138. 五味子打碎入药

经方所载七大平喘药，含厚朴、杏仁、麻黄、半夏、旋覆花、葶苈子、五味子，能解除支气管痉挛，小青龙汤内只有三种，细辛、甘草功力低下，不入此列。五味子虽言五味俱全，若未打碎，核中辛味没有逸出，乃为四味，难见显效。投予小青龙汤时应当注意这个方面。老朽业医数十年，常遵是法，提高了该方的临床作用。在量上尚以麻黄鸣锣开道，半夏降逆气，大剂五味子配合攻战，不超一周便可症消而安。

1962 年诊一山西榆次患者，外感风寒，无汗，哮喘不已，即取此汤与之，计麻黄 15 克、白芍 10 克、桂枝 10 克、干姜 10 克、细辛 6 克、半夏 10 克、五味子 15 克、甘草 6 克，麻黄同五味子相等，连饮五天。反馈不太理想，乃把五味子增至 30 克，翻了一倍，继服没辍，共六帖，病情大减，迅速治愈。不问就知，五味子成绩位居前茅。尽管人们担心其收敛，因打碎释放辛味，五味兼具，且和麻黄、细辛、干姜组方，也就化险为夷了。家父说炮制加工，配伍互携，属遣药艺术之秘。

## ▣ 139. 小陷胸汤代理法

中药瓜蒌产于山东济南长清区者属上品，分糖瓜蒌、仁瓜蒌两种，以含瓢、仁量多少为别。糖瓜蒌润肺增液，仁瓜蒌滑肠通便，二味均能宽胸利滞、破结、舒畅胃肠。其皮祛痰，功居果首。吾临床不论糖、仁，喜投全瓜蒌调理痰、火、食、气结胸，仿照《伤寒论》，每剂给予不大不小者一枚，捶碎，加半夏 10 克，即小陷胸汤去黄连，水煎，分三次饮下，连吃三日，则胸开满除、大便下行数次，排出病理性恶物，称畅快而疗。

这一疗法是师承张门族伯父经验，物美易得，有推广应用价值，曾命名"瓜蒌加半夏汤"。老朽据此随着临床需要，也常对结胸兼腹胀、严重更衣困难的患者，添入枳壳 20 克、厚朴 20 克，凸显行气荡滞，收效更佳，还上一级台阶。可供同道参考。

## ▣ 140. 二白合用

《伤寒论》桂枝汤白芍、理中汤白术，被呼双向作用两奇药，少则利水、量多通肠排便，二味合于一起，能健脾护阴、益胃止痛。吾弱冠时见一经方派医家，调理胃虚中气不足，精神不振，纳呆，身形瘦削，感觉腹内疼痛、空空然，常取此药为丸，称"术芍阴阳双补丹"，获益甚佳。

1962 年诊一工厂高管，言患胃窦炎三年，不断隐痛，虽内在枵然无物，却饥不欲食。要求打长谱，给予易用、可随身携带之品，最好吃药丸，当时即授与本方，计炒白术 400 克、白芍 400 克，加砂仁 100 克防止呕恶，碾末，水泛成丸，每回 10 克，日服三次。结果一料尚未用完，症情就已解除，且改变了既往大、小便下行不利的状况。小方越过名医，廉品战胜贵药，施治斯案，完全体现出来。

## ▣ 141. 大承气汤疗狂

《伤寒论》师法《素问》阴阳分篇，然《热论》均谈火热，《大论》则将热证列入三阳，寒证划归三阴，有寒热二变，乃其不同点。该书经过王叔和与宋人校勘，将少阳放在太阳、阳明之后，二阳、三阴当中，脱离临床；置于太阳、阳明之间，比较符合客观实际，应予纠正。

老朽上承前贤经验，常取大承气汤调治内火聚结，除依据所载症状谵语、便干、日晡潮热、手足濈濈出汗、绕脐腹痛、下利清水（热结旁流），甚至"目中不了了、睛不和，循衣摸床，独语如见鬼状，昏不识人"，亦投予精神分裂症，按阳明"胃家实"应用。

1959 年于济南诊一胶东妇女，因妯娌争吵、家庭物业纠纷，肝气郁结、火邪上扬，哭闹不休，尔后头痛、幻视，眼见黑熊，恐惧不敢张目，狂呼乱叫，大便数日不解，干燥似羊粪成串，脉象洪大、重按撞指。曾按照少阴热化处理，吃四逆散加味，未效。迷信少阳居阴阳正中，要求必须含有柴胡，吾破釜沉舟劝说，先饮一剂大承气汤试之，再考虑添入柴胡，即开了厚朴 20 克、枳壳 20 克、大黄 30 克、元明粉 20 克，防影响泻下，只起用小量的龙骨 15 克、牡蛎 20 克。药后八小时肠鸣，开始更衣，排出燥屎多枚，症状大减，嘱咐继续勿停。每帖分三次服，凡五天平安而愈，且没复发，速度之快令人惊讶。

## ▣ 142. 桃红、抵当合一加味疗法

《伤寒论》太阳蓄血证，轻者"热结膀胱"，投桃核承气汤，重者"瘀热在里"，少腹硬满，给予抵当汤，均有如狂、发狂的病状，一是新疾，一为久积，属热、血互结，应急行攻下。抵当丸乃抵当汤药物所制，作用介于桃仁承气汤与抵当汤中间，功力较缓，需长时口服，方见效验。老朽调理热入血室发热、下腹部坠胀疼痛，有急性盆腔炎表现，受吴七先生影响，亦将桃核承气汤、抵当汤合一组方，称"桂元抵当汤"，计桃仁 10 克、桂枝 10 克、大黄 10 克、元明粉 10 克、水蛭 15 条、虻虫 15 个、甘草 6 克，外加红藤 30 克、蒲公英 30 克、紫花地丁 30 克，水煎，分三次服，七剂便会药到而除，迎回欢喜，笑容可掬。

1958 年于章丘遇一流产后少妇，医院诊断暴发型盆腔炎，壮热，头上出汗，体温 39℃，感觉脐下胀满，左右剧痛，大便稍干，二日一行，即以加味此汤授之，每天一帖，五剂而愈。事实证明，桃、桂、黄、元、水、虻虽居核心，若无大量红、蒲、紫三味相辅，功力难得如是显著，在急性发作期，清热解毒法，燃眉救火，绝不可忽。

## ▣ 143. 莫氏豆卷

不悉撰人所写抄本《医学耕耘记》，载有莫氏豆卷能解表平喘、发汗退烧，轰动一时，对轻度感冒，可汗出身凉，兼调支气管哮喘，实际就是过桥麻黄的新塑。炮制方法，先煎一盆麻黄、紫苏水，将黑大豆放入其中，生芽取出，即黑豆芽，在室内阴干，呈蜷曲状，当麻黄应用。因上层官僚、白领人物恐惧麻黄力猛，导致亡阳、身体衰颓，视之如虎，于徒呼奈何中，用心良苦，设计这一办法。老朽曾仿照泡过此芽，有一定作用，宜于弱不禁风、不耐药力者，若同麻黄相比，则属小巫，十分逊色，故邯郸学步，北方极少。须要注意，和《金匮要略》薯蓣丸收入的大豆黄卷施治各异。

## ▣ 144. 酒母入药

曲有麸皮、赤小豆、杏仁、青蒿、辣蓼、苍耳草经过发酵制成，《金匮要略》薯蓣丸收入为药，原名酒母，习称"六神曲"。因添加其他药物，尚有半

夏曲、沉香曲、范志曲、采云曲多种，与红曲不同。六神曲甘温，健脾开胃、祛湿破滞、助力消化，治呕吐、腹内胀满、水谷吸收不良。与麦芽、山楂、槟榔炒炭应用，即焦四仙。老朽家传经验，常和干姜、橘红、砂仁配伍，调理小儿纳呆、偏食、无饥饿感，很见疗效。

1954 年诊一八岁男童，食谱单纯，营养状况低下，面黄肌瘦，形体不长，且大脑反应迟钝，有弱智现象，当时就给以此方，计砂仁 60 克、老干姜 60 克、橘红 60 克、神曲 200 克，加冰糖 100 克，碾末，水泛成丸，每回 5 克，日服三次。吃完一料，症情便有好转，食欲明显改善；继续未停，除精神痴呆进步缓慢，终于治愈。

## 145. 临床药物应用出神入化

岐黄医学博大精深，非掌握术、巧二字难以大显身手，取得覆杯立疗之效。现代后起之秀，皆为学校培养，和传统由师带徒者不同，有理论、能写作、知识面比较系统，但缺乏技术，很少灵巧，乃不足所在。

如《伤寒论》苓桂术甘汤治水饮，临床应用不局限四味药物，关键是配伍、加减、投量。眩晕严重，速降水邪，要突出茯苓，超过白术一倍、桂枝两倍。血压偏低，减桂枝一半，加柴胡 3 ~ 6 克、黄芪 6 ~ 10 克；血压升高，加桂枝一倍。疗力不佳，根据《金匮要略》加泽泻 15 ~ 30 克。煮法亦需考究，方中含有泽泻，血压稳定，只煮 10 ~ 15 分钟；超过正常值，要煮 30 ~ 40 分钟，才能达至施治标准，恰到好处。既往许多名家经验丰富，缘对这些方面存在忽略，结果功败垂成。故人们一再呼吁中药神秘，具多向性，应加强探讨、深入分析、细心观察、了解实践，方可揭开面纱，总结科学的奥妙。

1980 年遇一高血压患者，头眩眼黑，医院诊为脑供血不足，吃西药过敏，委老朽调理。浅睡易醒，夜卧梦多，舌苔白滑，脉象沉弦，即给予苓桂术甘汤加泽泻，计茯苓 30 克、桂枝 20 克、白术 20 克、甘草 10 克、泽泻 30 克，恐利尿导致肠燥便秘，添入麻子仁 15 克。饮后血压、眩晕减不足言，依然如前，嘱其先煮泽泻 20 分钟，再放他药。出乎意料，血压下降，症情缓解，继服六剂转愈。说明泽泻久煎对降血压起决定作用。

## 146. 肠肌痉挛用大建中汤

游医黄翁闯荡江湖、纵横驰骋数十年，积有不少医疗经验，自称"山门外野僧"，虽掌握歪瓜裂枣济世，却不求人知。他对仲景先师学说熟烂胸中，曾言《金匮要略》大建中汤治腹痛"上冲皮起，出见有头足"，不可触近，并非皆因蛔虫活动，亦有为肠的痉挛所致。此方蜀椒、人参、干姜、胶饴，能益气温中、缓急止痛，蜀椒属驱蛔药物，然其麻醉止痛作用也居榜首，如置入治疗蛔虫病专品圈子，就扼杀了大建中汤的施治范围。

1950 年老朽诊一青春女子，月经过后猝然神阙剧烈疼痛，大声呼叫，由于瘦弱，腹部皮肤出现凹凸不平，当时怀疑胆道蛔虫，准备手术，病家拒绝，希望吃中药试之。即授与蜀椒 20 克、人参 10 克、干姜 20 克、胶饴 60 毫升（冲），饮了一剂，痛止。化验大便未见虫卵。说明先生见解从阅历而来。

## ▣ 147. 泽泻汤治眩晕

民初景州医家魏宝安，和章丘李清照字易安、历城辛弃疾字幼安，同有安字，自称"艺苑三安"。认为《伤寒论》传本很多，鱼龙混杂，明代赵开美家刻覆宋林亿校本亦非正鹄。心无旁骛干事业，只有选择应用，不宜视为全部圭臬。他说《金匮要略》泽泻汤，投泽泻五两、白术二两，医痰饮头目眩晕，用量不妥，可带来三大弊端：一是大便干燥难解；二是血压下降，乏力，加重病情；三是尿多，久服伤阴，身体消瘦，损害肾功能，等于落井下石，摧残生机。颇有道理，值得考虑。

1962 年老朽诊一肥胖男子，内停水邪，已排除颈椎病，血压、血脂、血糖均处正常范围，头眩、眼冒金花，不敢出门，医院委吾调理。就以此汤与之，计泽泻 40 克、白术 20 克，加入半夏 10 克，药后情况加剧，起立则天旋地转，走路左右摇摆。怀疑泽泻降血压作用，将其减去一半，同白术相等，每日一剂，继续饮下，不良反应消失。说明遣量不当，影响大局，经验不足，导致了失效。深叹业医之难。

## ▣ 148. 救阳三方应以附子为主

《伤寒论》从命名剂量看，四逆汤以甘草补中益气为君；通脉四逆汤以干姜温里驱寒为君；白通汤以葱白通阳退阴为君，属于不同处。然实践应用，都奉生附子为君，并非按图索骥、照书本依样画葫芦，将甘草、干姜、葱白列为二等药物，称臣、佐、使，重点放在兴阳上。忽视这个问题，就会走向头尾倒置、舍本逐末了。家父常说，只要突出助阳、补火，即取附子领先，虽有其他，均可居后。老朽临床从事岐黄活动数十年，即以此作为准绳。干姜附子汤起用不广，一般不圈入三方之内。

## ▣ 149. 干姜非守而不走药

既往医林前辈常将中药分为守而不走、走而不守，指静止、动力两种；通过观察，中药多数皆属动力药物，服后能激发人体气机、促进血液流注、津液化生，提高健康状况，改善疾病威胁，非直接补充气血、津液。

四逆汤的干姜也是取其辛热，辅助生附子振兴阳气，发挥动力学作用，强化功能活动，与守而不走的概念截然不同。干姜系生姜的干燥品，民间调治普通风寒感冒，以生姜切碎加红糖煮水饮之，身出小汗而愈，充分说明有解表作用，乃走而不守者。尽管它对流行性感冒无效，但走而不守的动态表现可以肯定。因此把干姜视为四逆汤的守而不走药，应当彻底纠正。

## ▣ 150. 生附子回阳举例

临床观察，凡阳虚，常有出汗畏寒、手足逆冷、下利清谷、脉象沉微。阴盛阳衰，命门火无力蒸腾，应投附子、干姜、肉桂、吴茱萸；阴虚五心烦热、身如火烤、脉数而细、体温不高或处于低烧状态，阳旺阴亏，宜给生地黄、麦冬、山茱萸、白芍、女贞子、龟板胶。老朽多年实践，发现亡阳疾患并非皆由大汗而来，误下、久泻亦可发生。在阴液尚未巨伤情况下，以挽脱回阳为首务，吃《伤寒论》四逆汤、白通汤、干姜附子汤、重者通脉四逆汤，突出生附子，让其捷足先登。炮附子、熟附子、淡附子都不要用，力薄难以擎天。

1956 年在德州诊一同道，平素体弱，风吹欲倒，因便秘，饮通肠药物损及元阳，手足冰冷、蜷卧嗜睡、出汗、腹痛、脉微按之无根。经协商取得同意，开了炮附子 20 克、干姜 10 克、人参 10 克、吴茱萸 10 克、甘草 10 克，每日一剂，蝉联三日，没见转化。乃将炮附子改为生附子，增至 30 克（先煎90 分钟），继服六帖，症情即减，终于阳振而安。附子生熟，至关重要，治疗此案则一目了然。

## ▣ 151. 大承气汤疗危症

《伤寒论》大承气汤由枳壳、厚朴、大黄、元明粉组成，医热入阳明"胃家实"形成的腑实证,以潮热、谵语、手足濈濈汗出、腹满胀痛、便秘为主,严重者独语如见鬼状、循衣摸床、目中不了了、直视。属火邪弥漫、炽盛,阴亏液竭,病情危笃,可急下降温救阴、壮水之主以制阳光。方内大黄为君,元明粉副之,二味用量平衡,共享秋色,虽然久未更衣,只要燥屎还没过多凝聚,元明粉不宜超越大黄,否则随着水谷外出,会丧失一些营养,衰竭而亡。

1974年于济南遇一患者,高烧、频频冒汗、烦躁、八日未解大便,腹中积有燥结,吃白虎汤两剂无效,表现目视不了了,睛不和,不认亲人。医院邀请会诊,异口同声给予大承气汤,乃开大黄15克、枳壳15克、厚朴15克、元明粉15克,水煎,分三次服。饮后排掉干粪十余枚,神志清醒,又用一帖,邪退人安。大黄、元明粉的作用,起了主导作用,的确可观。

## ◾ 152. 活用经方不失疗效

《伤寒论》经王叔和整理、传抄过程,带来不少误书、错写、注入正文。六经病条文存在寒热错杂、矛盾、不相衔接,学习时应抓精神实质,切忌死守信条、随文敷衍,害己及人。如表热里寒的白虎汤、无有大黄的大柴胡汤、少阴只见四逆便投四逆散,都要注意修正。老朽临床继承先师耕读山人遗训,从无字处着眼,全面观察,打进书本再跳出局限圈子,才能得到真谛,属治学态度,亦是扩大经方应用的必由之路。

1950年诊一贫困老妇,自汗心悸,遇风冷身颤发抖,脉象沉微、搏动无力,形体极度虚弱,按施治规律,宜吃人参、附子,然药店拒绝埋单。仅开了四逆汤,计生附子20克(先煎一小时)、干姜10克、甘草10克,外加黄芪30克、桂枝15克,水煎,分三次服。孰知一帖即效。说明灵活辨证、增减运用《伤寒论》处方,功力未失逊色,也够得上发展与补充。

## ◾ 153. 仲师长沙太守与《伤寒论》序质疑

张机先师,为东汉末南阳人,指当时南阳郡襄樊一带,包括其家乡邓州穰东镇。曾拜同郡张伯祖为师,得到嫡传。甘宗伯《名医录》所言"官至长沙太守",缺乏史料可考,《后汉书》《三国志》以及野史,均没记载。东汉中平四年(187),富阳孙坚为长沙太守;初平三年(192),袁术让苏代领长沙;建安三年(198),长沙太守张羡鼓动零陵、桂阳二郡脱离刘表,羡死,子怿继任;建安十三年(208),曹操荐刘巴招纳长沙、零陵、桂阳三郡;刘备征江南四郡（有武陵），长沙太守韩玄降；赤壁战后第二年（209），备领荆州牧，令廖立做长沙太守；建安二十年（215），孙权夺取长沙、桂阳、零陵，太守一官皆东吴委立。"机"和"仲景"之名未到其中。时贤郭象升、张山雷疑"羡"即"机"字，根据不够充分。

《伤寒论》序言亦有问题，因光武帝刘秀，避讳改"秀"为"茂"，文内含有"才秀"之字；东汉大疫流行，建安二十二年比较严重，曹植《说疫气》，谓"家家有僵尸之痛，户户有号泣之哀，或阖门而殪，或覆族而衰"，并非在"建安纪年以来犹未十稔"，时间不符。而且提及"撰用《素问》《九卷》《八十一难》"，也未见到引用内容。由此类推，恐系后人伪作。但全篇悲天悯世，批评"竞逐荣势""惟名利是务"，执业草率、"相对斯须便处方药"，强调救死扶伤，则使人起敬。

习惯常说《大论》三百九十七法，有的版本超过该数，约400条；一百一十三方，少禹余粮丸，实际一百一十二首方。老朽临床同《金匮要略》汇合一集，最有运用价值者，局限于一百个左右方子。

## ■ 154. 大青龙汤加附子一例

《金匮要略》二十五篇，包括四十多种疾病，载方二百六十余首，除去与《伤寒论》重复的，共有二百二十多方，临床常用得心应手者约六十个。书内收录中风历节《千金方》越婢加术汤，附子和石膏同用，虽属附方，亦很少见，计麻黄、石膏、白术、甘草、生姜、大枣，谓"恶风加附子一枚（炮）"，开创附子、石膏组方的先河。本注尽管非仲景先师原文，却明确二药没有互忌，寒热治于一炉，和干姜、黄连相伍具同样意义。老朽录家门传授，谨小慎微，不蹈禁区；经方大家刘冠云提出可以效颦，然试行之人寥若晨星。

1970年见一乡医处方，乃《伤寒论》大青龙汤加附子30克，未写生熟，调理外感风寒，恶寒无汗，身体剧痛，卧床不起。据病家言吃了三剂，其症若失，称为神药，既显示功力甚佳，也告诉石膏、附子配合，在需要的情况下，属合理的运用。因此遇到类似施治，切勿盲目指责；以管窥天，不能代表知识、经验、实践。

## ■ 155. 白虎汤加大黄

《伤寒论》阳明"胃家实"的调理，重点清热攻积，在经阶段投白虎汤，入腑用大承气汤，属规律性医疗。然给予白虎汤时，亦可加少量大黄帮助泻火、兼通大便，防止燥结，更有实际意义。临床观察，举步先行者，并不多见。吴七先生依据凉膈散、刘河间双解法，开过此例，获得意外惊喜，声震医坛。

1971年老朽于兖州遇一流行性高热患者，自言感冒，除现大渴、大汗、大热、大脉，尚有腹中胀满、更衣困难，吾即仿照吴氏经验，授与石膏60克、知母30克、甘草10克、粳米60克，加入大黄10克，每日一帖。吃了二日，大便解出两次，体温也随着下降；又服一剂，宣告治愈。石膏同大黄组方，富有价值。

## ▣ 156. 桂枝汤治关节炎

《伤寒论》麻黄汤为发汗解表第一方，局限于开鬼门、启腠理，祛风散寒，临床应用范围比桂枝汤小。桂枝汤非囿于外感中风，尚有其他广阔疗途，如身体虚弱自汗频仍、胃肠寒热疼痛，皆可与之。老朽常在方内加入麻黄、汉防己、薏苡仁，突出白芍投量，给予风湿性关节炎，很起作用。

1957年遇一男子，约五十岁，医院诊断风湿性关节炎，双膝关节红肿，行走困难，感觉剧痛，已有八个月史，吻合中医所言鹤膝风证，曾吃过中西药物，功力不显。当时即授以本汤，计桂枝20克、麻黄10克、独活20克、汉防己15克、白芍60克、薏苡仁60克、生姜15片，水煎，分三次服，每日一剂。十天后病情大减，将量压缩一半，又饮十五天，基本治愈。

## ▣ 157. 峻泻药立竿见影

《伤寒论》《金匮要略》所载处方，品味不多，一般4~7种，精兵攻战，易于掌握，运用恰当，药下如攫。如：麻黄汤开腠解表，葛根汤治项背强直，小青龙汤治风寒哮喘，胶艾汤治下血崩漏，小柴胡汤治寒热往来，瓜蒌薤白白酒汤治胸痹闷痛，桂枝茯苓丸治肌瘤囊肿，炙甘草汤治脉结代期前收缩，都属良方。其他十枣汤（甘遂、大戟、芫花、大枣）、大黄甘遂汤（大黄、甘遂、阿胶）、甘遂半夏汤（半夏、甘遂、白芍、甘草、蜂蜜），驱水、涤饮、降痰，亦有显著作用，因毒性较大，被冷落空门，令人叹惜。

1970年于新泰诊一行管人员，患结核，兼酒精性肝硬化、胸痛、咳嗽、痰多、胸腔积液、大量腹水，脐眼凸出，下肢浮肿如柱，脚面隆起，不能穿鞋，放水三次，困顿欲死。身体状况尚可，要求给予峻泻药，经慎重考虑，在健脾益气保本的基础上，先以小剂试之，写了煨甘遂15克、炒芫花15克、煨大戟15克，研末匀合，每回1克，以人参15克、白术30克、大枣10枚（擘开）煎汤送下。排出大小便少许，嘱咐增加一次，继续勿停，连用四天，胸腹之水减去大半。劝其返归，日吃一次，七天全消。疗效是惊人的，但见好即收，切忌过服。

## ▣ 158. 理中汤加吴茱萸代替附子

《伤寒论》理中汤，《金匮要略》名人参汤，由人参、白术、干姜、甘草同量组成，补中益气，健脾养胃，对身体虚弱、精神不振、纳呆、消化不良，很起作用。山东先贤黄元御推荐，调理中州，转运四方，输送营养，非它莫属，能实现东垣学说解除内伤脾胃、百病由生。吴七前辈也讲，乃保本要药，虽不升清降浊，却含该义于中。纠正内在虚寒、中气亏损、促进水谷吸收、固肠止泻，堪称圣品。老朽秉家传经验，常投予胃炎、肠炎，功盖群方，一般五剂即效。若寒邪较重，不加附子，改用吴茱萸，因温里、止痛、稳定肠道，附子之力不占优势，吴茱萸一箭三雕，可取而代之，是与众不同的要点。

1969年诊一患者，十分羸弱，四肢无力，气喘吁吁，疲惫，嗜卧，腹中隐痛，无食欲感，大便日行二三次，邀吾施治。曾以本汤与之，计白术20克、干姜20克、人参15克、甘草10克、吴茱萸15克，日饮一帖，水煎，分三次服，七天便愈。善后把量减半，继续两周而安。

## ▣ 159. 苓桂甘枣汤加味治大气下陷

《伤寒论》医水饮内停，"脐下悸，欲作奔豚"，开苓桂甘枣汤，根据桂枝加桂汤预防逆气上冲，宜增桂枝投量，亦可加《金匮要略》所载李根白皮。近年来经方派面向临床应用不多。老朽家传提升桂枝、甘草、大枣，降下茯苓之量，加人参、黄芪、红景天为君，调理大气下陷心慌气短、头眩神疲、全身乏力，能强化人体免疫、抵抗、修复三力，无论血压高低，只要发生这些情况，就需服之，称"七安煎"。虽没起用少许升麻、柴胡，套取补中益气汤，同样生效。

1980年诊一干部，患精神衰弱，感觉脑海空虚，记忆下降，表露未老先衰，常有痴呆现象，脉象按之较微。即以此方相授，计桂枝 15 克、茯苓 10 克、黄芪 30 克、人参 15 克、红景天 30 克、甘草 10 克、大枣 20 枚（擘开），每日一剂。蝉联十五天，病状大减，已上班处理公务了。

## ■ 160. 论行气通便三方

《伤寒论》小承气汤，《金匮要略》厚朴三物汤、厚朴大黄汤，所含药物枳壳、厚朴、大黄相同，能行气破结、清热泻下，由于投量不一，施治各异。重点调理胸满、腹胀、便秘，上枳壳、中厚朴、下大黄三君分疗。厚朴大黄汤原方，大黄量大，超过小承气汤，泻下之力居三汤之首；因枳壳、厚朴均处高位，论行气散结，厚朴三物汤则独占鳌头。二方攻坚驱邪已越出小承气汤。临床授予患者，第一要从量上区别应用对象，第二打破惯例，小承气汤并非善医痞、满、燥、实、坚大承气汤影子的专利药。老朽依据仲景先师倾向，以通畅肠道为主，开小承气汤，宽胸消满用厚朴大黄汤，解除腹胀给厚朴三物汤。一般是枳壳 20~50 克、厚朴 20~50 克、大黄 10~30 克，少则寡效。

## ■ 161. 竹叶石膏汤防暑降温

夏季气候炎热，易于伤暑，表现口渴、出汗、尿少、津液匮乏，应益气养阴，民间习俗投生脉汤（人参、麦冬、五味子）、碧玉散（滑石、青黛、炙甘草）、荷梅丸（薄荷、乌梅、蜂蜜），视为时令病适应要药。老朽家训，主张配合吃《伤寒论》竹叶石膏汤加山楂，能防暑清热、益气养阴，虽非标准，却会发挥明显功力。计石膏 15~30 克、竹叶 10~15 克、半夏 3~6 克、麦冬 10~15 克、人参 6~10 克、山楂 10~15 克、甘草 3~6 克、粳米 20~30 克，水煎，分三次服，也可当茶用。

1955 年天旱少雨，炎火流行，酷暑难耐，吾给工厂介绍防暑饮料，即以本方煮水去滓，加冰糖制成汽水降温，起了不小的作用。

## ■ 162. 桂枝解表

桂枝列入解表队伍，历代存有争议，尤以取其为君的桂枝汤，专门调治中风有汗，令人感到困惑难解。究诸实际，桂枝自能轻开腠理，透发小汗，非真正大启鬼门，与麻黄不同，对此缺乏了解，便会陷入五里雾中。中风恶风，符合传统所言属表邪客居，亦是春暖花开阳气上升，外界温度变高，身体自发抗病，天人合一形成的必然现象。《伤寒论》解表特色，发热几乎都用桂枝，乃一大亮点。因中风有汗，恐怕伤阴，故桂枝汤加配白芍，还起敛汗作用。老朽临床多年，始终认知本品温通蒸化，毋庸置疑，就可以外宣发越而言，应称低于麻黄的次等解表药。家父常说，麻黄尽管发汗，若无桂枝行血通脉，也功力有限；转向利水，要看到桂枝在麻黄汤内助了麻黄三分，二味合作，方见显效。

## ▣ 163. 石膏大量亦能生险

仲景先师处方，《金匮要略》治"膈间支饮，其人喘满，心下痞坚，面色黧黑，其脉沉紧"，投木防己汤，有人参、桂枝、木防己。方内开石膏如鸡蛋大十二枚，恐为一枚之误，十二枚约600克，使人望而却步，属错字无疑，以近代石膏大王张锡纯前贤为例，亦不会蒙冒风险，孔伯华先生也咂舌而退。因而读古人书切忌盲目移植，否则后果不堪设想。

同道陆少波告诉，见一名家调治痰饮咳嗽，胸内灼热，曾授予本汤，大概也考虑石膏量重，减去一半，用了鸡子大六枚。患者心慌、气短、呼吸急促、头上出汗、手足发凉，表现虚脱，送入医院急救，才脱离危险。举此一案，即可作为鉴戒，超量石膏无不良反应说，需要纠正。

## ▣ 164. 厚朴七物汤表里双解

《伤寒论》虽言先表后里，特殊情况下亦内外合治，凡发烧皆投桂枝，《金匮要略》厚朴七物汤就是例子，"发热十日"，为了解除腹中胀满，用小承气汤，突出厚朴半斤、枳壳五枚行气破结，和厚朴三物汤相同，惟大黄少开一两。区别处，含桂枝二两、甘草三两、生姜五两、大枣十个。对表证尚在，调理营卫，兼攻下内积，很起作用。

1970年老朽于曲阜诊一厨师，感冒发汗未愈，转为里实，胸闷鼓肠，排出矢气则快，体温37.5℃，身上无汗。考虑内泻外开，试以本方，计桂枝20克、枳壳30克、厚朴30克、大黄10克、甘草6克、生姜10片、大枣10枚（擘开），日饮一剂，连服三天，即见微汗，更衣四次，胀满的现象锐减；又吃二帖，病状消失。经方效好，注意善用，若缺乏桂枝解表的认识，误与小承气汤、厚朴三物汤、厚朴大黄汤，就治里弃外了。

## ▣ 165. 乌头桂枝汤治风寒湿通痹

民国时期医友田茂青，乃仲景先师学说传承人，提出学习《伤寒论》六经，应由简寻繁、由方寻证、由药寻治，强调三部曲，称"三寻法"。他对感受风寒湿身体疼痛，或风湿、类风湿、肩胛周围炎，常投《金匮要略》乌头桂枝汤，特点是不加蜂蜜，也不单煎，与他药放在一起同煎，尊乌头、白芍为君，桂枝居臣，以量大取效，被誉水中的火神爷。

1947 年老朽见其一首处方，调理烟草巨商，高尿酸痛风，发作时手足关节剧烈疼痛，呼叫无法忍受。曾说风寒湿邪入内，刺激神经，要一面温化，一面缓解紧张，加重火力祛风，才能消除。有桂枝 30 克、白芍 60 克、乌头 45 克（先煎二小时）、甘草 20 克、生姜 15 片、大枣 10 枚（擘开），每日一剂，分三次服。五天后症状即减，方未更易，又继用两周，基本恢复健康。不言而喻，桂枝、白芍、乌头三味起了重要作用。

1958 年吾于济南诊一妇女，下肢患风湿性关节炎，走路疼痛，步履极艰，仿照此意，就以本汤与之，将量压缩一半，连吃一个月，便病去而安。录出可供参考。

## ▣ 166. 薏苡附子败酱散治带下

《金匮要略》薏苡附子败酱散和大黄牡丹皮汤调理阑尾炎，共称两大名方。薏苡附子败酱散专医化脓性，乃其区别。伤寒家刘冠云先生将薏苡附子败酱散改为汤剂，施治妇科病，无论阴道炎、宫颈炎、盆腔炎，只要分泌物过多，带下如注，大量溢出，就可投用。

老朽师法此意，常配苍术、白果、芡实子。湿热色黄加黄连、黄柏、海金沙；有血性物加小蓟、参三七、鸡冠花；量多频下不止，通利水道加茯苓、白术、泽泻；一般不用龙骨、牡蛎固涩药。

1958 年诊一曲艺演员，身形瘦弱，有宫颈糜烂史，患黄白带下，污浊夹臭味，心慌气短，尿少便溏，老朽按书内原方之量比例，嘱咐试服，计薏苡仁 60 克、败酱草 30 克、炮附子 12 克，添入益气之品人参 10 克、山药 20 克，另加泽泻 10 克，每日一剂，水煎，分三次饮下，三十二天即愈。

### ◙ 167. 潜阳镇惊桂甘龙牡汤

家父临床，常乳香、没药组合，写"二木送吉"；龙骨、牡蛎同方，称"水陆呈祥"。认为乳、没外敷疮口，促进愈合，善化癥瘕，内消慢性炎块、肿瘤。龙、牡镇惊潜阳，对怔忡、惶恐、浅睡多梦，易见功效。凡白领阶层神经衰弱、心悸、记忆力减退、夜卧数醒，喜投《伤寒论》桂枝甘草龙骨牡蛎汤。欣赏性味平和、药少而精，无毒性和不良反应，适应范围较广。健脾改善食欲加炒神曲少许，能帽插金花。生平运用甚多，反馈良好。

老朽继承这一经验，1956 年诊一大学干部，头痛、心区忐忑、入夜惊恐、卧不成眠，约有八个月史，开了桂枝 15 克、甘草 15 克、龙骨 30 克、牡蛎 30 克、炒神曲 10 克，日饮一剂，分三次服，每周停药一天。处方未更，共四十余帖，症解获安。

### ◙ 168. 回味汤治落枕

不知撰者石印本《贩药归》，按水浒好汉把药名改称一百零八个，以人参为及时雨、石膏为玉麒麟、附子为霹雳火、大黄为母夜叉，很有趣味。曾载一方，由葛根、麻黄、桂枝组成，专医风寒感冒、项背强直几几然，来源于《伤寒论》葛根汤，兼治落枕证。老朽用于临床，有一定效验。若加入白芍，还能令功力提高。尔后吾在读书过程中，发现稗史《炉火炼身志》已收入该方，包括白芍一味，言屡试皆爽。

1966 年老朽在山东省中医院门诊，遇一清洁工人，晨起打扫卫生，颈部急剧疼痛，脖子发硬，不可左右摇摆，无外感现象，民间习呼落枕。当时便授以此汤，计葛根 30 克、麻黄 15 克、桂枝 15 克、白芍 30 克，水煎，分三次服。吃了一剂，病况完全消失，药虽四味，疗效却掷地有声。少而精代替大、粗、笨，是科学研究的方向，宜朝着目标走。

### ◙ 169. 附子量大的反应

南派伤寒家，认为学习仲景先师方，须掌握四点：一是从方中求证；二是内容相互比较，找出施治法则；三是根据药物加减，抓住投放规律；四是开量不宜太大，循序渐进，尤其麻黄、柴胡、附子、石膏、大黄、元明粉绝对慎重。吾常结合家传庭训，"胆大心细、笔下留情"八个字，于今七十余年，感到岐黄济世如履薄冰，不敢稍有疏忽，酿成医疗差错。

1960 年遇一七十岁农民，心力衰竭，下肢水肿，医院诊断病危，转中药调理。老朽开始欲给《伤寒论》真武汤，因气喘、心慌、便溏、手足发凉，没有启用，改为《金匮要略》茯苓泽泻汤加附子，计茯苓 30 克、白术 15 克、桂枝 10 克、泽泻 15 克、甘草 3 克、生姜 6 片、生附子 30 克（先煎两小时），饮后虽见好转，却发生胸热、精神兴奋不安。反复考虑，可能由于生附子量大所致，将其减至 10 克，又服二剂，不良现象消失。说明猛性药物，冒然大量而进，患者缺乏耐受适应之力，则易引发事端，"小心无过"，值得遵守。

## ▣ 170. 白虎竹叶汤夏日消暑

临床所见汗出恶寒，非都属亡阳，夏季伤暑亦有此证，即《金匮要略》"太阳中热者，暍是也"，指暑邪，应投白虎加人参汤。《伤寒论》桂枝加附子的对象不是气阴亏虚，与此完全不同。本病除情况较重，给予生脉散，一般均开人参、生地黄、竹叶、红景天、白芍、石膏、麦冬、知母、冬虫夏草。清火养阴、益气生津，也可单用竹叶石膏汤。家父主张将白虎汤、竹叶石膏汤合于一起，更名白虎竹叶汤，计人参 10 克、石膏 20 克、知母 10 克、竹叶 20 克、半夏 6 克、麦冬 10 克、甘草 6 克、粳米 30 克，加冰糖配成饮料。如发烧、口渴、汗出也多，加五味子 15~30 克，水煎，分三次服，疗力甚佳。

1954 年诊一患者，因赴天津打工，遭酷暑侵袭，头昏、身热、出汗、尿少、厌食、喜饮冷水、脉数无力，老朽即授与此方，添入山楂 10 克，每日一帖。连吃三天，便病去人安。

## ▣ 171. 继承前人要有创新

岐黄著作汗牛充栋，若不分次第、撮取重点、由博返约，虽万宝垂实，缺乏收获，等于浮沉无舟。家父指出：读书破万卷，失于运用，亦属胸欠成竹。族伯父瑞祺公师法《伤寒论》处方，加减时并非完全按原规律遣药，亦吸收他派经验，增入一二味精华之品，画龙点睛，提升功效。曾见一内热患者，因外感风寒求诊，头痛、口渴、舌红、发热、骨楚无汗，戏称太阳、伏邪形成，开了麻黄汤加石膏、生地黄，解表、清里、凉血综合施治，就伤寒家来说比较少见，每日一剂，连吃三天，症消而愈。家父评论道，配伍稍杂，是受孙思邈

《千金方》的影响；水到渠成，不愧为崇古、活用、又有创新的代表人物。

## ▣ 172. 紫苏大仙发汗

因个别人恐麻黄发汗过度，丧失津液，发生亡阳，官僚阶层畏之如虎。为了应对这种情况，医家煞费苦心，南国肇创"过桥麻黄"，北方则炮制"紫苏大仙"。

1952 年吾在广济堂坐诊时，有两位同道喜投紫苏大仙，凡感冒风寒、发热、恶寒无汗，身形虚弱不耐药力者，都称有效。制作方法秘不示人，其实十分简单，用麻黄一斤煮水，浸泡十斤紫苏，二日后捞出阴干，即开紫苏入药。

吾曾试用，解表之力超过单开紫苏、荆芥、防风，属于临床上的怪招。1953 年老朽遇一工厂机师，外出推销产品遭受风冷，咬牙、抖动、脉紧、无汗，如同疟疾发作。知其来自江西，劝吃小量麻黄汤，他表示拒绝，要求用温和非猛药物，避免"人随药归"。于徒呼奈何中给予一首小方，有紫苏大仙 10 克、柴胡 6 克、荆芥 10 克、独活 6 克、防风 10 克、生姜 6 片、葱白 3 段，水煎，分三次饮下，结果一剂便汗出津津，二帖诸症消失。功力良好，竟越出预料。

## ▣ 173. 桂枝、石膏合用

桂枝与石膏组方，从《伤寒论》大青龙汤、《金匮要略》竹皮大丸、白虎加桂枝汤、小青龙加石膏汤看来，司空见惯，尔后受温病学派影响，强调以寒医热、以热治寒，各立门户，除左金丸（黄连、吴茱萸）、泻心汤（干姜、黄连）寒热并用，几乎都另树阵营，冬夏两分，虽然一青二白，却限制了经方的流传。这一物理综合的妙用，正是古圣先贤特色。吾亦曾作茧自缚，从族伯父投小青龙汤加石膏调理哮喘受启发，为了清火、降逆气上冲，开桂枝 30 克、石膏 60 克，数剂而愈，引起重视，逐渐掌握其出神入化，无不良反应。

1957 年于山东灵岩寺诊一返俗老僧，因琐事困扰，心烦、呕吐、胸内灼热、体温稍高、脉象弦滑，将竹皮大丸改成水煎，计石膏 45 克、桂枝 15 克、白薇 15 克、竹茹 30 克、甘草 3 克、大枣 6 枚（擘开），日饮一帖，连用三天。病情消失，告诉效果很好。

## ■ 174. 大黄多项用途

大黄清热泻火，习称将军，不只入药疗疾，亦美容做食品色素，吾遵照家授在相应处方内加 1～3 克，起疏通经络、活血利滞、健胃帮助消化、扫荡瘀积、催化药物等多项作用，目的推陈致新，并非专为涤肠、排除停留粪便。这种应用，源于先高祖，到老朽正好五代，据说开始出自先高祖之师吴门，属垂直传递，从不公开。投与标准，随着体重、年龄、强弱而变，不分男女（孕妇忌用），以勿泻下为度，燥邪热结阳明例外。或云高祖曾客居苏州，怀疑为马俶、尤怡薪传，但此论说无据查考。实践验证，十足宝贵。

1969 年遇一叶桂翁所指久病入络，患者四肢屈伸困难，肌肉、关节隐痛不止，已有半年史，医院诊断非风湿证。当时就给予行气、活血之品，有红花、香附、木香、桃仁、苏木、赤芍、川芎、柴胡、水蛭，吃了十天，未见效果，乃于方中加入大黄 2 克，以通利为主，嘱咐继用，仍每日一剂，续服两周，情况明显好转。事实证明，大黄的临床功能，是经过考验的。

## ■ 175. 流感注意清火解毒

民国时代济南老医常一笔四药，如地（骨皮）牡（丹皮）青（皮）陈（皮）、赤（茯苓、芍）白（茯苓、芍）苓芍、生炙芪草（黄芪、甘草）、芩连栀柏，虽然精练，却给司药人增加了工作量。还有的开八珍汤，写"参、苓、术、草、芎、归、地、芍，各三钱（10 克）"。在比重上除甘草大都用同等之量，不摆花瓶，无俏皮药，显示地方实际特色。时方、杂方约占百分之八十，真正伤寒派不足百分之十。业务领先者，叶、吴、王体系居多数，经方家很少见到车马迎门。刘冠云老先生说，传仲师之道，诊者少，吾不愠。他们之间团结，突出友谊，能为岐黄事业奋斗。

1946 年当传染性感冒流行时，强调属于风热，重视清火解毒，集体拟具处方，由药店配制，奉送患者，收效甚佳。据老朽所知，含有银花、连翘、贯众、板蓝根、白蚤休（又名重楼、七叶一枝花）、生石膏、黄芩、茵陈蒿、山栀子，每日一剂，水煎，分两次服，一般三天可愈。此后吾也投向临床，予以简化，局限银花、贯众、黄芩、板蓝根、茵陈蒿五味，疗力不减。

## ◼ 176. 投大黄经验

老朽上承《伤寒论》，投大黄均后下，或单煎煮沸 5 分钟兑入他药内，否则降低泻下力量；不宜长期应用，防止产生习惯性便秘。与枳壳、厚朴配伍，不仅消除胀满，而且可提升攻坚力；和甘草结合，能减弱泻下作用，调胃承气汤就是例子——虽然含有元明粉，扫庭的勇猛，却不如大承气汤。甘草量小影响不大，超过 20 克，明显转为败兵。家传经验，大黄数兑以水浸泡饮之，通肠功力并不理想，水煎 5～10 分钟最易发挥冲锋陷阵疗能。若同石膏组方，尽管石膏味涩，降下作用不致降低，但动摇体温，加速解除发热时间，乃一个突出的优点。

## ◼ 177. 越婢加半夏汤治哮喘

《伤寒论》指出，无论汗后或下后，汗出而喘，投麻杏石甘汤，经方临床家首先考虑它。兼有气逆咳嗽，"目如脱状"，《金匮要略》谓之"肺胀"，转开越婢加半夏汤，下降积气与留饮。麻黄量大，虽无杏仁，平喘之力并不低下。由于以平喘为主，咳嗽较轻，不需要干姜、细辛、五味子，故未起用小青龙汤，乃其施治区别。吾客观实践，以麻黄、半夏为君，石膏、甘草居辅，生姜、大枣轮到佐、使。

1987 年诊一支气管哮喘，因感冒风寒急性发作，口干、烦躁、脉象浮数、额头湿润、身上无汗、二目瞠胀、眼球外凸、坐着喘息不停，适值研究肺气肿病，遂信手给予本方，计麻黄 12 克、石膏 30 克、半夏 12 克、甘草 6 克、生姜 10 片、大枣 10 枚，次入橘红 10 克，水煎，分三次服，连饮五天，症状即减。善后调理一周，病情随着解除，功效可睹。

## ◼ 178. 厚朴消胀满

腹内胀满，含多种因素，主要为气和水液停留，老朽师法前人，气积为患应用厚朴，次则木香、槟榔，水泻引起宜投大腹皮，次则泽泻、猪苓。若脾虚运化无力，均加白术、砂仁。根据《伤寒论》发汗后腹胀满，吃厚朴生姜半夏甘草人参汤，每剂重点开厚朴 20～60 克、副药枳壳 10～20 克，是继承族伯父传统的特色，同岭南陈伯坛先生相比，用量超过三分之一。家父亦重视此品，由于治疗对象差异，恐伤气损正，以 20 克划界，功力较慢，征途虽殊，仍可山顶会师，因非大刀阔斧，达不到一锤定音。1980 年诊一员工，纳呆，消化不良，逢精神刺激、情绪波动，辄腹中胀满，感觉膨裂样，二便尚可，无疼痛症状。即曾给予行气散结，如木香、槟榔、香附、柴胡、枳壳、青皮、砂仁、神曲、厚朴等，却收效不佳，乃将厚朴加至 40 克，一路顺风，7 剂便愈，显示了一个"快"字。

## 179. 三阳开泰

据广济堂道友讲，民国时期见一乡医，喜投热药，属典型火神派，调理寒证皆加附子、肉桂、吴茱萸，称"三阳开泰"，用量不大，要求较高，处方写黑附子、厚肉桂、净吴茱萸，与众不同。以附子温经通络、肉桂暖命门火衰、吴茱萸散寒止痛，人称"祝融再世"。粉墨登场戏，重点施治关节炎，不按风湿、类风湿、痛风分型。统一于所给药物中，几乎都有"三阳开泰"。指出该三味药为动力品，能升降出入、转化人体气机，起蒸汽机作用，亢阳得到鼓舞，寒邪则退。此说可供参考，非临床准绳。

1955 年老朽遇一半百男子，面容灰黑，尿清便溏，全身无力，恶风怕冷，暮春三月尚穿棉衣，感觉疲劳不堪，希望吃大热壮阳药，当时即授予四君子汤加了"三阳开泰"。计人参 15 克、白术 15 克、茯苓 6 克、甘草 6 克、炮附子 20 克、肉桂 10 克、吴茱萸 10 克，每日一剂，未有更改，连饮十五天，病情明显好转。嘱减半勿辍，共一个月，竟换了面貌，已上班工作。

## 180. 麻黄桂枝细辛附子配伍

老朽借用《金匮要略》医水气的桂枝去芍药加麻黄附子细辛汤，调理感冒风寒无汗、身痛，兼有气不得下行、哮喘。以桂枝降冲、麻黄开肺、细辛通散、附子大热助阳疗痛，凡哮喘重用麻黄 10 ~ 15 克、细辛 6 ~ 10 克；肌肉、关节疼痛，突出附子 20 ~ 30 克、麻黄 10 ~ 15 克、桂枝 15 ~ 20 克、生姜 10 ~ 15 片，附子开炮者，生、熟不宜入药。若身痛严重，把附子改写乌头，提高功力。实践表明，汤内麻黄、桂枝、细辛、附子都属栋梁之品，切莫随意抛掉。南派伤寒家由于所投量少，效果不显，非作用低下，防止视凤为鸡，令良方蒙上阴影。

1972 年诊一农民，风寒袭击，脉紧乏汗，身体酸楚，痛如杖打，无哮喘症状，即取此汤与之，计麻黄 15 克、炮附子 30 克（先煎一小时）、桂枝 15 克、细辛 10 克、甘草 6 克、生姜 15 片、大枣 10 枚（擘开），水煎，分三次饮下，连服三剂，症状逐渐消失。深刻体会到，经方效如桴鼓，技巧在用量上，量的多少决定成败，故人们常说，用量是扶正祛邪的关键。

## ▣ 181. 泽泻降血压减肥

泽泻入药，由来已久，《伤寒论》五苓散、《金匮要略》泽泻汤就用其组方，老朽临床常从五个方面应用：一是利湿消肿；二是降低血压、血糖；三是消除阴囊出汗；四是医头目眩晕；五是内消脂肪，减肥。家传经验，凡体重超标，血压、血脂升高，头眩，可作为主药。根据《神农本草经》所言"轻身""能行水上"，同何首乌、虎杖配伍，给予肥胖患者，效力甚佳。

1980 年遇一商界巨子，身形矮小，体重超过 100 公斤，血压、血糖、血脂居高不下。近来头晕，感觉天旋地转，影响出门业务活动。当时即授予本品加味，水泛为丸，每回 10 克，口服三次，连吃两个月，体重降下十五公斤，客观指标基本恢复正常。含有何首乌 400 克、泽泻 800 克、天麻 200 克、虎杖 300 克、山楂 200 克、槐花 100 克、大黄 50 克。嘱咐少吃肥肉、动物内脏、海产贝类，强化锻炼、步行，少坐办公室，喝绿茶，戒烟酒、甜食。

## ▣ 182. 当归芍药散

《金匮要略》指出"腰以下肿，当利小便；腰以上肿，当发汗"，属于调理水邪基本准则，后世喜投五苓散、越婢加术汤。对急性肾炎颜面浮肿、眼睑如卧蚕，肝硬化腹水肚脐外凸，心力衰竭足部膨大似脱状，上下分离疗法皆起作用；但不适于贫血性水肿，只有当归芍药散攻补双施才可解除，日本经方派认为是一张王牌，功冠群方。它的特点有二：既能滋阴养血，改善体虚，补中泻邪；还在治标方面，白术、茯苓、泽泻三药同用，驱水仅占小巫，并不伤正，乃一大特色。忽视这个问题，就等于了解半豹，从事局限应用。

1975 年遇一矿产业干部，曾诊为缺铁性及营养缺乏性贫血，口唇色淡、面容苍白、神疲体倦、嗜卧欲眠、脉象沉细，由其妻陪着来山东医学院求援。当时即以此散作汤与之，计当归 10 克、川芎 10 克、白芍 10 克、白术 15 克、茯苓 20 克、泽泻 10 克，加大腹皮 6 克，水煎，分三次服，日饮一剂。连吃十天，情况递减，身上水肿消退，惟食欲低下，增入炒山楂 6 克、炒神曲 6 克，又继续两周，终于治愈。后用铁锅、铁勺子、铁铲子做饭，强化膳食营养，防止复发。

## ▣ 183. 茵陈蒿汤治精神病

《伤寒论》所载茵陈蒿汤，原医湿热黄疸，很少涉及其他疗途，吾少时曾见一经方名家，出现内火郁结，口渴、舌红、胸闷、烦躁、夜不成眠，只要大便不溏，无论体温升高与否，喜投此方。据《神农本草经》"寒热邪气"集聚上、中、下三焦，排除小承气汤适应证，就宜用之。也可给予躁狂型精神分裂，抓住郁火表现病状，大量派遣，能饮下得安。三味药临床遵照需要自定君臣，区别将帅。若感觉拘急、胁痛、背胀，多开茵陈蒿，烦躁、入睡困难，增加山栀子，肠道不畅，重用大黄。平均量 15～30 克。大黄宜少，出现狂闹，则同茵陈蒿、山栀子相等，属传统秘诀。

1966 年诊一大学研究生，精神失常休学，呈周期性发作，幻视，躁扰不宁，大便秘结，数日一行，脉象弦滑。老朽仿其意而与之，计茵陈蒿 30 克，山栀子 30 克，大黄 30 克，加了玄明粉 10 克，日服一剂，分三次用。方未损益，连喝四天，更衣七次，火邪下降，情况锐减，呼呼沉睡，逐步好转。说明此汤移植，确有效果。

## ▣ 184. 八味丸医前列腺肥大

前列腺炎，易发生尿路病变，通行障碍，老年人转为增生肥大，表现为尿等待、排出困难、尿后淋漓，二者不同。凡增生、肥大，切勿侧重活血化瘀、单纯消炎，应考虑益肾阴阳双补，师法《金匮要略》"虚劳腰痛，小腹拘急，小便不利"，投八味丸（又名肾气丸、崔氏八味丸，即六味地黄丸加桂枝、附子）。原方开干地黄，与后世改熟地黄有别。其比重为干地黄 800 克、山茱萸 400 克、山药 400 克、茯苓 300 克、泽泻 300 克、桂枝 100 克、炮附子 100 克、牡丹皮 300 克，炼蜜和丸，长期口服，无不良反应。山东地区常以此为基础，形成传统医疗方。

1971 年遇一花甲干部，腹胀、小便难下，尿后又有滴出，且不断失禁，湿透裤子，已延续两年。嘱其专吃八味丸试之，三个月期限，结果功力很佳，竟然水到渠成，基本治愈。

## ◼ 185. 三义汤临床

《金匮要略》射干麻黄汤偏于气逆咳嗽，厚朴麻黄汤着重内热致喘，泽漆汤倾力行水祛痰，乃其不同点。若哮喘、咳嗽、痰涎上涌，则三汤汇合一起，组成新方，联军破壁，计麻黄 10 克、射干 10 克、紫菀 10 克、款冬花 10 克、半夏 10 克、泽漆 15 克、细辛 6 克、五味子 10 克、厚朴 10 克、杏仁 10 克、白前 10 克、甘草 6 克、生姜 10 片，加炙皂荚 10 克，对支气管扩张、支气管哮喘、间质性肺炎，都很适宜，老朽命名"三义汤"。比王牌小青龙汤、苓甘姜味辛夏仁汤能过之而无不及。家传经验，除病情需要，一般不损其中的人参、石膏、桂枝、小麦，恐寒、热、补滥等充数，反添障碍。

1954 年诊一支气管炎，哮喘、咳嗽、吐稀薄白痰，日夜不停，倚墙而坐，仰卧则呼吸困难，脉象弦滑，喉内痰鸣。委老朽调治，便取三义汤相授，每日一帖，连饮五日，诸证悉减。将量压缩三分之一，又服五剂即愈，疗力显著可观。

## ◼ 186. 雪莲花治风湿身痛

雪莲花属菊科多年生草本植物，主产新疆、青海、云南、西藏高山上，性温味苦，能温里驱寒、壮阳止痛，重点调理阳痿、腰痛腿软、类风湿关节炎、强直性脊柱炎、腰椎间盘突出、近年来药商以之与大热、温经、镇痛药物同组一方，施治风湿性关节炎，有一定效果。老朽亦曾根据《金匮要略》加入本品，给予风寒湿导致的多种痹症，全身肌肉、关节疼痛，均可得到不同程度的缓解。

1971 年见一类风湿关节病，剧痛难忍，骨骼变形，求医三年，竹篮提水一场空。吾为其拟了一首处方，疗效如何，胸无成竹，嘱咐长期试之，半年为界，有制乌头 300 克、雪莲花 200 克、制草乌 100 克、肉桂 100 克、制乳香 100 克、炒没药 100 克、鬼箭羽 100 克、两头尖 100 克、露蜂房 100 克、白芷 100 克，恐阳热伤阴加了白芍 400 克，碾末，水泛成丸，每次 10 克，日服三次。出乎所想，仅吃一料，疼痛大减，已经上班工作。雪莲花的作用，大助一臂之力，立了战功。

## ▣ 187. 脏躁治则

《金匮要略》妇人脏躁，喜悲伤欲哭，"象如神灵所作"，与癔症相似，然非歇斯底里的发作。临床所见常和精神抑郁、情志不畅有关。严重时发生邪哭，合目欲眠，"魂魄妄行，精神离散"。因属虚性疾患，不宜列入精神分裂范畴，按实证论治，给予泻火、攻痰、峻下。习俗用品半夏曲、胆南星、枳壳、石菖蒲、青黛、橘红、竹沥、远志、旋覆花、天竺黄、金箔、铁落、木香、干松，亦乏良效，照书中可开甘麦大枣汤加柴胡行气解郁，龙骨、牡蛎镇静潜阳，易获功力。

1964 年于济南诊一患者，沉思不语，数欠伸，逢人发笑，然后啼哭，行为异常，饮食较少，无烦躁现象，打哈欠则舒，曾吃泻下剂，卧床困顿不起，病况依然如故。当时就授予甘草 30 克、小麦 60 克、大枣 30 枚（擘开）、柴胡 10 克、龙骨 60 克、牡蛎 60 克，水煎，分三次用，连饮七天，机制转化，幻想、似祟附身，逐渐消失。因大便不畅，添入麻子仁 15 克，又服一周，基本治愈。

## ▣ 188. 胆囊炎不泥于柴胡汤原方

胆囊炎为消化系统疾患，B 超显示胆囊壁厚、毛糙，亚急性胆囊炎常见恶心、厌食、胸中痞满、右胁下不舒、上腹部胀痛，经方家喜投大柴胡汤，疏利肝胆，行气散结，通导胃肠，解脱内在炎变。小柴胡汤的功能，就比较逊色。除柴胡 15~30 克领先推为主药，黄芩、枳壳、大黄亦是辅助重点。老朽尚加入茵陈蒿、山栀子提升清热降火作用。其他大量蒲公英、鸡骨草引进参战，有益无弊，可借花献佛，得到速决。应当突出辨证施治，不宜局限，套用消炎、驱毒等西医运用中药的观点——唯抗菌泻火论，脱离全面疗法，盲目步随而趋。

1970 年遇一患者，不只表现上述症状，还有吐苦水、胃脘堵塞感、大便二三日一行。吾即以大柴胡汤加减与之，计柴胡 25 克、枳壳 20 克、大黄 15 克、虎杖 15 克、白芍 20 克、茵陈蒿 20 克、山栀子 15 克、大青叶 20 克、鸡骨草 20 克，水煎，分三次服，每日一剂。连饮四天，邪退人安，未再继用。此案柴胡量大是特点，以柴胡、大黄、大青叶为核心，也属克敌制胜的关键。若墨守成方、不吸收后来者的经验，画地为牢，则成绩难言。先父庭训，师古而不泥古，才能传承、发展岐黄遗产。

## ▣ 189. 赤丸的应用

《金匮要略》调理"寒气厥逆"投赤丸，是制药丸滚朱砂为衣的先驱。济生堂用于阴寒内聚，手足发冷，关节疼痛，将反药半夏删去改成肉桂，颇有卓见，称"新创仲景赤丸"。指出寒邪停于经络，影响气血循环，加肉桂十分适宜；因非取其回阳，乌头炮后灭毒、并不降低功效，吻合医圣心法。占热以逐寒、辛开郁阻、活血通梗十二个字。茯苓利水渗湿，不属"东郭先生"，亦有作用，比原方配伍超过一筹，发展、创新含义在此。

1963年诊一印刷工人，双手冰凉，屈握疼痛，病史半年，曾热熨、针灸、浸泡、吃药，反馈不佳。转老朽试治，即授予炮乌头400克、肉桂200克、细辛100克、茯苓300克，恐伤胃呕恶、食欲低下，加入神曲100克，碾末，水泛为丸，没挂朱砂红衣，每回10克，日服三次。开始稍有不舒，一周适应，用完一料，证候减去大半，可劳动工作了。

## ▣ 190. 胸痹用枳实薤白桂枝汤

业师耕读山人治胸痹气短、难卧、疼痛放射到肩背，不投瓜蒌薤白白酒汤、瓜蒌薤白半夏汤，常开枳实薤白桂枝汤，指出和冠状动脉粥样硬化性心脏病不同（老朽临床观察，心电图无供血不足缺氧现象，应按气、痰、血停积阻塞调理，丹参、川芎、葛根扩张动脉血管，增加血流量，或照结胸给予小陷胸汤，都乏针对性）。吾上承此意，从实证继续运用该方，加入郁金，收效很佳。如认为体虚邪强，最易误人。在投量上要委瓜蒌、薤白为君，枳壳、厚朴次之，郁金、桂枝居三，病消辄止，不宜多服。保护元气，避免伤正。

1962年在济南遇一驻军男子，以胸内发堵、胀满、钝痛为主，即授予本汤，计瓜蒌40克、枳壳20克、薤白30克、厚朴20克、桂枝15克、郁金15克，日饮一剂，分三次服。连吃四天，情况好转，几乎完全解除；把药减半，又服五帖而愈。记录此例，提醒司业人员，要认真掌握不通则痛、通可止痛，乃实践秘诀，随证勿忽。

## ▣ 191. 风助火力、火借风威疗法

玄武派喜投水润，祝融医家善于火攻，后者类似赤壁战争，或陆逊火烧连

营案，有蝉联性，因嗜好热药，被称为"火神派"，将阴寒之邪逼近白帝城，但与现在单纯专开附子回阳者不同。吾少时见一大师，年近九十，阅历多，经验丰富，处方特色除大量遣用辛热，尚配入风药，如荆芥、苏叶、麻黄、桂枝、升麻、细辛、独活、柴胡、防风，师法洁古老人强调风力煽动推行，即所谓"唯风可到"，火借风势才能发挥热威，风火会合，建立奇功。据说给予附子、干姜、吴茱萸、肉桂、乌头、蜀椒、天雄、硫黄、荜澄茄时，皆加风药，重点为细辛、独活、桂枝、荆芥、防风，颂扬提高疗力，然仿其道而行者甚少。

1970 年老朽于曲阜遇一大学教师，阴盛阳衰，恶寒怕冷，身上很少出汗，脉沉无力，经常腹内隐痛，夏季仍戴帽子，要求吃大热之品。遂开了炮附子30 克（先煎一小时）、干姜 20 克、甘草 15 克、吴茱萸 10 克、肉桂 8 克，连饮七天，告诉未见功效。忽然忆及加风药趣事，乃添入小量细辛 6 克、独活 3 克、防风 3 克，劝其继服。共二十剂，日渐好转，症退明显，继用未停。其子患梅尼埃病来诊，询问病况，其父已化吉转祥。毋庸讳言，风药确起一定作用，值得发掘研究。

## ▣ 192. 焦四仙加味消胀

发汗、泻下后，感觉腹内胀满，与脾虚胃弱有关，习见于消化不良、气体滞留不能及时下行，形成鼓肠，应在补中益气基础上流利气机，疏导郁阻，从肛门排出。经方家喜用之剂首选《伤寒论》厚朴生姜半夏甘草人参汤。民初杂方派纪秋桐先生摒而不取，改开焦四仙加人参、生姜、大腹皮，功力亦表现上乘，称"参姜大腹四仙汤"。两方对比，祛胀相若，在化食消积方面，后者居优。

1957 年于山东中医进修学校诊一妇女，嗳气、打嗝，吃饱肚子隆起，膜胀难忍，投厚朴生姜半夏甘草人参汤收效未显。乃转以此方调之，计焦神曲15 克、焦山楂 15 克、焦麦芽 15 克、焦槟榔 15 克、人参 15 克、生姜 10 片、大腹皮 10 克，加了代赭石 30 克、旋覆花 15 克、大黄 1 克，水煎，分三次服，每日一剂。六天成绩斐然，症状逐步解除。老朽意见，二方宜双凤同迎，各用其长，才能允执厥中。

## ▣ 193. 关于桂枝解表

学习前人著述，应注意时代背景、客观局限，不能随想月旦指评，《伤寒论》属狭义经方书，和唐代以前所有临床广义处方的概念各异，因在校勘、翻印过程中杂入一些错误内容，并不代表原貌，完全可以谅解，若归咎王叔和，或罪及北宋林亿，则有失大雅风范。认为太阳病乃外邪初侵，需投麻黄汤；桂枝汤与加减方占篇内大半，脱离实际，且中风有汗，客邪仍在，令人困惑。发热均加桂枝，开鬼门还是清里？也够迷困。类似问题值得探讨，但不能抓住一端，否认其余。老朽发现桂枝虽能轻启腠理，列解表药，助麻黄发汗，单用开鬼门功力不足，表热取其温通活血，微微出汗，降下体温，非真正明显发汗者。从《大论》凡饮麻黄汤，余邪尚有残存，不再吃麻黄汤而给桂枝汤加减，就会茅塞顿开。

1952 年诊一风寒感冒患者，头痛、鼻塞、恶寒、无汗，乃麻黄汤适应证，饮了两剂，汗出表解，惟流涕、低烧未退。此时忆及桂枝汤为麻黄汤的赓续，即授予桂枝汤，计桂枝 15 克、白芍 10 克、甘草 6 克、生姜 6 片、大枣 10 枚（擘开），恐宣散障碍，减了白芍之量。孰知一剂奏效，达到接替的要求。

## ◼ 194. 传承古意吸收新知

清末江南派伤寒家，除遣药量小，尚有三个奇点：一是投制过的附子，如炮附子、熟附子；二是麻黄、桂枝临床很少应用；三是受温病学派影响，对柴胡、葛根、升麻比较慎重，疏远荆芥、紫苏、细辛、羌活各种风药。其他巴豆、草乌、芫花、大戟、虻虫、商陆、马钱子几乎不登处方，习见于三吴地区。虽然广东陈伯坛、上海祝味菊、云南吴佩衡开大量附子，称近代先河，并不代表南国仲景传人的特色。他们另一与众不同处，亦染叶桂学说风采，非完全师法《伤寒论》《金匮要略》方，配有时方药，属一大进步，被讥"拼盘"、首鼠两端。老朽意见，这种现象未失系统性，显示了学术的发展，应视为日新月异，科学的与时俱进。墨守成规等于裹足不前，束缚了古为今用、继承创新的思想。

1958 年老朽诊一少阳证患者，男性，心烦喜呕、胸胁痞满、往来寒热、脉象较弦，曾给予小柴胡汤，饮后功效不显。吾将人参减去，添入孟河体系常用的竹茹、连翘、茵陈蒿三味，四剂便愈。不难看出，胸存城府，缺乏有机变化，反而使岐黄事业受到蒙尘。大瓢先生评论说，经方派能了解、掌握《伤寒论》以外，非书本所载与之有关内容、实践运用的知识，才是真正的伤寒专家，否则只算伤寒学者。

## ▣ 195. 石膏不宜碾末吞服

河北张锡纯前辈，喜投石膏，因非典型养阴水仙，人称"白虎派"。不开制品，善用生药，虽乳香、没药亦不醋炙、去油，同他药配伍，很少感到胃中欠适，独具特色。救汗多虚脱，对附子敬而远之，恐暴阳伤阴，以山茱萸为主，给予 30~60 克，有时加入人参，于水内温化助阳，从而达到阴平阳秘、救死扶危的效果。老朽与先生弟子素有交往，了解其医术独树一帜，曾仿照他的经验应用石膏，高烧则给 30~90 克，均饮煎剂，由于属软石矿物，不碾末强咽，防止沉积胃肠，造成不舒。

1954 年诊一胃火发作的二十岁学生，考虑不周，授予石膏 20 克，研粉分三次吞下，结果产生腹胀、下坠、隐痛，吃了一次即停。尔后再未重蹈覆辙。事实证明，石膏不宜单独口服。

## ▣ 196. 时方不宜低估

温病学派认为《伤寒论》不包括温病，虽有一条"发热而渴，不恶寒者，为温病"，乃提出与伤寒、温病的鉴别，未有治则，亦没续文。书中白虎汤、葛根芩连汤、三承气汤尽管能用于温病，然非标准系列处方。若拘泥借六经辨证，三阴篇就无用武之地。所以叶桂、吴鞠通另辟蹊径，制定三焦、卫气营血纵横疗法。或曰：卫为太阳、气可吻合阳明。而营、血同何对等？令人语塞。这一质疑，确属问题，所以处理分道扬镳。

老朽因族伯父、师门薪传，列入伤寒派系统继承者，"道不同不相为谋"，仍以六经观点施治热性疾患，实际亦接受了叶、吴学说的思潮，移植到脑海之中，不只调理流行性热病，杂病方面也被熏陶，故刻印自命"杂方小医家"。数十年刀圭生涯，不在经方圈子活动，孤芳独赏，局限知识范围。

1975 年诊一传染性发热病患者，医院印象伤寒，头痛、纳呆、舌苔黄厚腻、身体沉重、汗出似有如无，尿少，大便日行一次。曾于《伤寒论》寻求方药，却无相应者，转走了叶氏门墙，给予桑叶 20 克、连翘 15 克、石膏 30 克、青蒿 15 克、黄芩 15 克、神曲 10 克、白豆蔻 10 克、淡竹叶 15 克，日进一剂，分三次用，连服四天，邪退而愈。时方的作用不宜低估。

## ▣ 197. 项强加附子

《金匮要略》调理痉病项背强直，实邪投葛根，虚证用天花粉，阳气不足加附子，竹叶石膏汤就是治例。后世因天花粉为瓜蒌根，恐与附子相反，很少同组一方，遂摒弃附子，降低了作用，从竹叶汤附言"颈项强，用大附子一枚"，便可说明其重要性。吴七先生继承师门选药，含有技巧，实际常出自书内附言，颈部不舒、项背强直，无论外邪刺激还是扭伤，都喜加入炮附子，形成亮点。岐黄界忽视此事，认为天外来者，纯系"读书不求甚解"而致。

1981年老朽于济宁诊一企业经理，晨间遭受风寒，脖子发硬、强直、摇摆疼痛、有几几貌，脉象弦紧，身上无汗，当时即授予葛根20克、麻黄10克、桂枝10克、生姜6片、大枣10枚（擘开）。饮后感觉未见功效，乃增入炮附子20克（先煎一小时），连服三剂，竟病情锐减。无疑，附子起了温经、驱寒、通阳、解痉之力，尘封中得到钩沉。

## ▣ 198. 桂枝加桂汤宜改肉桂

吾从事岐黄工作，常投经方药物，重点为《伤寒论》《金匮要略》收入者，以桂枝为例：一是辛温解表，助麻黄发汗，如麻黄汤；二是活血通络，助当归行血，如当归四逆汤；三是祛瘀消癥，助桃仁攻除子宫肌瘤，如桂枝茯苓丸；四是制逆气上冲，用大量降奔豚窜动，如桂枝加桂汤。它的应用在二书中仅次于甘草，处方七十余首，取其调理营卫解表者，约占一半。临床上能起到通、散、沉、化四项作用，降血压、利小便均居于中。药物选择都开桂树嫩枝，含有木心，和树干厚皮肉桂不同。奔豚证的桂枝加桂汤，是增桂枝之量，非添加肉桂，当时无桂皮名称，与桂枝加芍药汤属一个概念。

老朽临床数十年，对奔豚证施治甚少。发现给予桂枝汤加桂枝，功力不及肉桂，因桂的作用在皮而非木心，尽管此汤加了桂枝重量，仍含木心；强化提高疗效，改加肉桂为宜。以实际应用化古为新，才可发皇前人遗产。

## ▣ 199. 附子驱寒之量超过回阳

《金匮要略》大黄附子汤，调理寒热互结，其中炮附子三枚，超出四逆汤投量，为仲景先师开附子之最，后世感到惊愕。在同道心目中，只有回阳才会超过正常范围，况四逆汤仅用一枚，而本方拔高两倍，令人十分困惑。殊不知温里占绝对比重，就可救虚扶脱，已包括回阳在内，量大能双向并举、力挽狂澜。遗憾的是，条文精简，只谈到"温药下之"，语焉不详，产生疑问，乃理所当然。

1980年老朽于沧州遇一患者，阴寒腹痛，平素便秘，六日未有更衣，肚子凹凸不平。恐有蛔虫、肠道梗阻，授予了此汤，计炮附子30克（先煎一小时）、细辛15克、大黄10克，添入蜀椒10克制虫、强化止痛，水煎，分三次服。吉人天相，一剂即效，解下干粪十余块，病情消失。附子量大，则起速决作用。

## ▣ 200. 苓桂术甘加葛根泽泻汤

老朽常将苓桂术甘汤、泽泻汤加葛根调理脾虚水泛头眩、脑涨、项强、视物模糊。茯苓居首位20～40克，白术、葛根次之，桂枝断后；血压升高，以泽泻为君30～50克，葛根、桂枝次之，白术、茯苓断后。一般不加天麻，因不属经方系统。其中泽泻投到40克，无不良反应，却称良好。经验表明，降血压、血脂，泽泻不低于益母草、夏枯草，葛根、桂枝比较逊色。非痰邪之变，也不要添入胆南星、旋覆花。恶心加半夏，纳呆加神曲，耳鸣加大量防风。

1971年遇一干部，因"文革"冲击，官场失意，心烦、头晕、耳鸣、站立不稳、有欲扑倒状，医院诊为高血压脑病。当时即给予了本方，计白术15克、茯苓30克、桂枝15克、泽泻40克、葛根15克、甘草6克，每日一剂，十天症候便减。故未更方，劝其继饮勿停，共四周，彻底治愈，命名"苓桂术甘加葛根泽泻汤"。

## ▣ 201. 补中益气汤不宜盲用

《周易》是个空套子，对各门学术都有影响，"道穷则变"的进步，推动了社会的发展；道家的养生学说，亦助力了预防为主的思想。《伤寒杂病论》的出现，形成飞跃。流派逐渐产生，象征着学科的建立，精益求精，辨证施治的分化。仲景先师"阳明居中主土，万物所归，无所复传"，指出脾胃在人身的重要性。以李杲为代表，强调保护中州，"内伤脾胃，百病由生"，补中益气乃治疗之本，掌握根源，才可健康增寿。老朽自幼研习《周易》，常师法其论点，且思想倾向经方，欣赏理中汤，未有杂入升阳散火药物，为唯一不同学术观，亦是个人的临床色彩。

1957 年诊一新闻记者，久患神经衰弱，近月来头目昏沉、饭后消化不良、身体疲劳、记忆大减；根据不断感冒现象，开了补中益气汤，孰料症状未退，反而导致耳鸣、脑涨、出汗，乃迅速停药，改为理中汤加味，给予人参 10 克、干姜 6 克、白术 10 克、女贞子 10 克、山茱萸 10 克、炒神曲 10 克、鸡内金 10 克、甘草 6 克，每日一剂，水煎，分三次服。连饮七天即愈。实践表明，补中益气汤投与不当，也起意外反应，非开门大吉、一路平安之品。

## ▣ 202. 小柴胡汤加代、覆二味

铃医满庭芳老人虽非伤寒派，喜用经方调理妇女更年期综合征，肝气横逆烦躁、易怒、打嗝、背胀、噫气频发，常开小柴胡汤加代赭石、旋覆花，特点是突出柴胡投量，每剂达到 30 克，往往药下恙平，被合掌称赞，呼作"半仙"。指出柴胡虽宣散，亦能下降邪热，《伤寒论》遣至半斤，量大，很起作用。人们误为只升不降，是由于量小，从小柴胡汤兼症，利小便、止腹痛、解除痞硬，就会知晓这个性能；况且治热入血室、通畅月经，更可明确。要纠正片面认识，恢复庐山真相，以小柴胡汤疏导气机，施于自主神经功能失调，添入代赭石、旋覆花增强助力，是加重降下、抑制兴奋，令阴火回归笼中。

1972 年遇一年过五旬女子，月经仍行，多疑善感、减膳易梦、心烦意乱、腹胀背痛、嗳气连连、厌与人言、阵发性出汗，曾忆及本方，即全药授之，计柴胡 25 克、黄芩 15 克、半夏 10 克、人参 6 克、代赭石 30 克、旋覆花 15 克、甘草 6 克、生姜 6 片、大枣 6 枚（擘开），日饮一帖。蝉联七天，病减一半，嘱其继服，未再来诊，据云已愈。此乃老朽借宾定主医案。

## ▣ 203. 调味承气汤适应证

《伤寒论》调味承气汤，因无枳壳、厚朴，被列入缓下剂，实际功力并不低下。目前常用于伤食、消化不良、牙龈红肿、口腔热痛、爆发性便秘。投诸胃肠实火、口臭、尿赤、腹胀、大腹不通、糟粕干结，很起作用。壮水制火、濡开肠道、引热下行、釜底抽薪，除缺乏行气，其效不逊于大承气汤。老朽喜取小量，扫荡上、中、下三焦郁积，从肛门排出。一般用量，大黄 3～10 克、元明粉 3～10 克、炙甘草 15～20 克。轻泻，多用甘草 20～30 克，既不伤正，

也可驱邪，比较理想；峻泻，降甘草至 3~6 克，攻坚能力倚马可待。

## 204. 特色用药

经方遣药，不只寒热、攻补共用，而且同性之品一齐上阵。如《金匮要略》除热瘫痫的风引汤，石膏与寒水石、赤石脂与白石脂为伍，乌头赤石脂丸乌头与附子配合，取同中有异；在补益处方内加风药，如治"虚劳诸不足"的薯蓣丸含有防风，能起催化作用。但后世组方极为少见。家父说，清末有一岐黄家，以投药古怪闻名，自号"杂方班头"，遇阳明大热或流行性疾患高热，常开四味"神品"，即石膏、寒水石、天冬与麦冬，对生津增液、降低体温很有疗效。精巧处：寒水石量大，超过石膏；天冬量小，少于麦冬。凉中寓补，非久经临床的老将，难以运作这个妙法。遗憾的是，未有留下姓名、仙乡和主导经验。老朽凭记忆写出，供同道参考，进行研究。

## 205. 三合一汤治胃炎

《伤寒论》五泻心汤，除附子、大黄黄连泻心汤，均有干姜与黄连同用，习称辛开苦降，调理心下痞满，能驱寒热、利膈散结。因无瓜蒌，功力次于小陷胸汤，比小陷胸汤施治范围广泛。三方主攻对象为胃中疾患，如胃炎、胃溃疡，消化不良、纳呆、呕恶、吞酸、嗳气、积液、鼓胀；重点药物是半夏、黄连、干姜。既往将半夏泻心汤、甘草泻心汤、生姜泻心汤视为"经方上药"，实际所含成分出入不大，只人参、生姜二味之差，主要是量的区别，基本属相似类型。吾曾减去生姜，避免和干姜重复，把诸药汇于一起，组成三合一汤，计半夏 10 克、黄芩 10 克、黄连 10 克、干姜 10 克、人参 10 克、甘草 10 克、大枣 10 枚（擘开），给予浅表性胃炎，又加蒲公英 30 克，增强解毒、消炎、抑制幽门螺杆菌的作用，每日一剂，空腹饮下，连用 15~30 天，收效很佳。

1963 年在山东省中医院治一金融业浅表性胃炎患者，病情缠绵，约有二年余，久医不除，就以此方与之；半个月症状大减，投量压缩二分之一，又服三周，逐渐痊愈，且未复发。

## 206. 虫药组方

清代叶桂虽为温病大家，实际学术渊源于仲景先师，凡癥瘕、积聚、痞块、久病入络，喜投虫类搜剔沉混之邪，就是来自《伤寒论》《金匮要略》抵当丸、鳖甲煎丸、大黄䗪虫丸，其中水蛭、虻虫、蛴螬、蜂房、蜣螂，皆可活血行气、攻瘀破结，对慢性炎症、结核、肿瘤，都起作用，尤以全身肌肉、关节麻木、疼痛、屈伸不利久治不愈者，更能派上用场，堪称动物药特殊疗法。家父比较欣赏，指出天士翁善用，却非他的开端；要继承本门经验，应从原始处方着手研究，由源到流进行探讨；列入专题发扬，勿把所含成分作为疗效依据，否则淹没临床价值，导致挂一漏万，纸上谈兵。

1981 年老朽遇一坐骨神经痛患者，左侧由腰到脚感觉疼痛无法容忍，频频汗出，稍动辄痛。初诊按风、寒、湿侵入经络，照痹病论治，给予甘草附子汤：白术 30 克、炮附子 30 克（先煎一小时）、桂枝 30 克、甘草 20 克，加了薏苡仁 40 克、汉防己 15 克。未见效果，乃添入全蝎 10 克、蜈蚣 3 条、地龙 15 克、䗪虫 10 克、露蜂房 10 克，竟然巧合，每日一剂，连服九天，症状即减。据此损益，又吃一个月，基本解除，走向治愈。虫药选择运用，确属一大法门。

## ■ 207.《金匮要略》时方药

《金匮要略》有时方药：侯氏黑散之君为菊花；大豆黄卷乃大豆发芽后阴干而成，首见于薯蓣丸，并非来自温病学派。

大豆黄卷，味甘性平，祛湿活血，缓解关节疼痛、筋脉拘挛，常用于暑热疾患，被称"果子药"。因有轻度发汗、利小便作用，老朽不断授与虚弱人，施治伤暑夹湿，表现头昏、身重，低热、身热不扬，投 40 克，配合西洋参 10 克、茯苓 15 克、青蒿 15 克、石膏 15 克、竹叶 15 克、粳米 50 克，水煎，分三次用，每日一剂，连饮 3 ~ 6 天可瘥。由于属食品类，无任何不良反应，放胆服之，不会有失，命名"清热化湿汤"。

## ■ 208. 咳嗽天敌小葫芦汤

仲景先师调理咳嗽，《伤寒论》常投干姜、细辛、五味子，后人推称仙药。《金匮要略》未受此限，尚开紫菀、皂荚、白前、泽漆、款冬花。在所列对象中，"三仙"多给予新感，如小青龙汤；后者内、外之伤均可用。根据临床，细辛解表，干姜、五味子均属治里药物，不宜拘泥两向之分。同时桔梗、半夏、茯苓、甘草亦富止咳作用，甚至龙骨、牡蛎的收敛，也能缓解久嗽，近代杂方派还加入镇静品全蝎、蜈蚣，进一步提高了疗效。吾曾师法前贤，综合处方小葫芦汤，计麻黄 6 克、干姜 10 克、细辛 6 克、五味子 10 克、泽漆 10 克、紫菀 10 克、白前 10 克、桔梗 10 克、半夏 10 克、全蝎 10 克、款冬花 10 克、甘草 10 克，每日一剂，分三次饮下，反馈立竿见影。

1980 年遇一患者，冬季遭受风寒，遗有阵发性咳嗽，已历八个月，吃药、打针仍没转好，医院诊为间质性肺炎，由河北清河来济求救。恰逢老朽正忙于赴南京参加会议，即以此汤授之，嘱咐回乡频服，以愈为期，不要中断。凡二十天，症情大减，大呼良方。

## ▣ 209. 泻心汤疗狂

《金匮要略》泻心汤，由大黄一半，黄芩、黄连合占二分之一组成，比《伤寒论》大黄黄连泻心汤多了黄芩。医三焦火邪上冲鼻衄、吐血。以大黄降下为君，蜀门唐容川推称"圣药"。通过坠蓄积之火，利用寒凉止血，促使血归故道。吾曾借助其力调理焦虑症、精神分裂症，凡暴躁、怒骂、狂闹、毁物、不眠、便秘、过度兴奋、不听劝阻、力大无法制止，则用本方泻其阳亢有余、以保阴水不足。只添元明粉，不加他药，能获得较好的疗效。

1965 年诊一男子，患躁狂型精神分裂症，表现上述情形，当时就将此汤赠与病家，计大黄 30 克、黄芩 15 克、黄连 15 克、元明粉 15 克，日服一剂，蝉联而用，共十二帖，狂止、变静、转安。方小价廉、量大稳妥，应予传播。

## ▣ 210. 除中非尽皆恶兆

《伤寒论》除中证，言病情重笃，忽然精神转佳，或胃气败绝、米谷不入，"今反能食"，俗名"回光返照"，属死亡前兆。老朽经验：不应一概而论，往往是正气来复、阴回阳转，乃逢凶化吉现象，昭示由危变良，预后得祥。切忌拒绝施治，放弃救死扶伤。

1954 年老朽于宁津遇一伏暑晚发患者，神志混糊，身体衰竭，数日不进饮食，突然呼唤其女要吃面条（《伤寒论》称"索饼"）。人们认为中气已除，无力回天，用了半碗，病况竟然好转，未再服药；一周后起床更衣，逐渐恢复健康。从此可见，除中证确实存在，但非都是死神降临的不祥之兆。

103

## ▣ 211. 泻心汤加元明粉观察

《伤寒论》所言阳明胃家实，邪传入腑，热聚肠道，大便秘结，严重者影响脑神经，发生"目中不了了，睛不和"，或寻衣摸床，惕而不安，各种精神、意识的特殊变化，然非脑死亡。中医认为属于火毒炽盛与人体内在糟粕未能代谢、互凝所致。只有攻下，才会解除，重点投与大黄，开大承气汤。老朽经验：枳壳、厚朴起的作用不大，功力依靠猛将无声虎大黄。不如把枳、朴换成清火解毒的黄芩、黄连，改为《金匮要略》的泻心汤，突出大黄挂帅，加同等或少量明粉辅之，收效比较理想。

1945 年吾曾见河北孙老医家被聘来鲁，调治一热结旁流患者，日晡潮热、谵语，夜间转重，如见鬼状，呼之能醒，腹内胀痛，体温持续在 38℃ 左右，仍可识人。他指出属急下证，因火热之毒甚烈，且下泻污水，宜加固肠药，添入芩、连二味；防止尚有燥屎，保留元明粉，书写大黄 30 克、黄芩 15 克、黄连 15 克、元明粉 10 克，水煎，分两次饮之。连服两剂，果若其说，除症状递减，排出了干结粪块数枚，患者随之而安，表明此方驱邪，不低于大承气汤。

## ▣ 212. 家传快速定喘汤

《伤寒论》太阳篇"喘家作，桂枝汤加厚朴杏子佳"，不适于外感，亦无力调理内伤，对哮喘证缺乏明显作用。若改麻黄汤加厚朴降气平喘，比较合宜。桂枝、白芍辛温活血、敛汗止痛，非解除支气管痉挛药，不存在可行性应用范围，故后世医家求其问津者寥若晨星。老朽家传施治支气管哮喘，排除肺气肿，常投麻黄汤加半夏、旋覆花，重用地龙，胸闷加枳壳、瓜蒌皮，痰多加桔梗、橘红、紫菀，广泛临床，口碑较佳。

1970 年诊一老妇，素有支气管病史，这次发作甚猛，张口大喘、头上冒汗、目如脱状，吃一般药物寡效，即以此方"快速定喘汤"与之，计麻黄 10 克、杏仁 10 克、桂枝 10 克、半夏 10 克、旋覆花 10 克、地龙 30 克，每日一帖。方未更易，连服六天，症情迅速消退；善后减量，基本治愈。

## ▣ 213. 小柴胡汤去人参

《伤寒论》辨证施治特色，先表后里，急新缓陈，补不足、损有余，强调风寒伤人，重视寒凉泻火、辛温护本救阳。因为整理、刊行粗疏，杂有附言，应作旁注，如：理中汤腹中痛加人参、渴欲饮水加白术，小青龙汤若去麻黄"恐非仲景意"，桂枝附子去桂加白术汤谓"附子三枚恐多也"。类似情况植入正文，反而喧宾夺主。老朽临床观察，既不口渴亦无气血亏损，小柴胡汤内人参非必须之品，纯化此方，可以省去，四逆散就是精炼的例子。《大论》方小药少、各司其职称奇，几乎没有"东郭先生"，甘草、大枣、生姜也有用场，删掉之后不会影响全局。

1987 年老朽诊一少阳患者，表现口苦、往来寒热，无咽干症状，由于人参自费，没开此药，却起丢车保帅的作用。计柴胡 20 克、黄芩 15 克、半夏 10 克、甘草 6 克、生姜 6 片、大枣 10 枚（擘开），水煎，日饮一剂，三天即愈，效果斐然。

## ▣ 214. 师古要因法制宜

老朽家传师从《伤寒论》，常灵活运用，不生搬硬套其法。外感伤寒、中风投麻黄汤、桂枝汤，均加生姜、大枣调和营卫，饭后都卧床温覆取暖，喝热粥以助药力，二者相同，打破只限于桂枝汤的惯例。这样有利于开腠发汗、快速解表。尚定一条守则，遍身漐漐即止，切忌如水流漓。三天内禁用生冷、黏滑、酒酪、伤胃、影响消化的食物。

据满庭芳先生讲，有的串雅铃医举着南阳旗帜，广收门徒，言及《伤寒论》之外的事情，谓仲圣传人继承衣钵要"生养死葬"。老朽查阅大量文献，没有见到此项记载。师生融洽，感情浓厚，可以实现；但作为传道、授业、解惑的条件，则未免过苛。

## ▣ 215. 加味小陷胸汤超过原方

《伤寒论》认为太阳病误予汗、下，"热入因作结胸"，其实气郁、痰饮、瘀血、食物都能引起。"正在心下，按之则痛"，为小结胸。从所开小陷胸汤推论，乃火邪内聚，半夏、黄连、瓜蒌虽有针对性，由于缺少行气破结之品，功力并不理想。老朽临床，除加重瓜蒌投量，又添枳壳一味，提高疗效，缩短疗程。便秘久不更衣，还可兑入少许大黄，通利肠道，减轻上部压力，导邪下行，一举两得。

1981 年诊一农村赤脚医生，缘精神不畅、酒饭过饱，气食停积，发生结胸，闷、胀、痛，按之转甚，曾给予小陷胸汤，依然如故。随将瓜蒌升至一倍，增了大量枳壳、小剂大黄，计半夏 15 克，黄连 15 克，瓜蒌 60 克，枳壳 15 克，大黄 3 克，疏泄上、中、下三焦，每日一帖，解下秽物极多，三天即愈。可以看出，超过了原方小陷胸汤。

## ▣ 216. 药店内规

民国时代，药店所印门规，写有："认真诊疗，细心抓药。有毒之品，不上柜台。每剂水煎两回，三次分服。药渣缓抛，以利检查。昂贵之物高称，滋补平秤，泻下、破积均低秤。听从医生嘱咐，早日恢复健康。"很有意义。重点是有毒生药一律不售，不将附子、半夏、乌头、干漆、草乌、甘遂、芫花、大戟、虻虫、马钱子置于斗橱之外；恐发药张冠李戴，出现事故，煎过的废滓存放三日。这些传统的告诫、做法，应当继续，留给后世。

## ▣ 217. 重用柴胡解郁

柴胡除医少阳表里之间往来寒热，对疟原虫亦有抑制作用，应与蜀漆配伍。吾受《伤寒论》四逆散启发，疏泄肝郁治气滞胸闷、烦躁、口苦、咽干、易怒、背胀、胁下攻冲作痛，表现阴虚火旺、木失调达，自主神经功能失调，发生感觉性不适症状，客观检查无异常变化，只有损于镇静之品，无特效药物。然岐黄家在辨证施治范围中，以调理肝功能为重点，得到了良好的反馈。老朽师法清代医案，授予大量柴胡、中等白芍、少许大黄，加入其他相应者，颇见效果。

1980 年诊一更年期综合征妇女，显示上述情况，且多疑、嫉妒、精神抑郁，言夫欺凌，思想难展，愿向外界倾诉衷肠，医院劝其转中医科。当时就开了柴胡 20 克、白芍 15 克、大黄 5 克，增入《金匮要略》小麦 60 克、大枣 10 枚（擘开）、甘草 10 克，家传养心活血的丹参 15 克，每日一剂。连服十天，病象开始减退，共一个月，邪去正安。

## ▣ 218. 瓜蒂催吐

《伤寒论》瓜蒂散，以极苦甜瓜蒂与酸性赤小豆各等份，碾末，每次 3 ~ 6 克，以香豉 60 克煮粥，取汁送下，用葱白或鸡翎探吐，俯卧半小时执行。历史上除金元张从正，运用者甚少。对胃内宿食、积水、毒物，气管中痰液、脓邪，都起较好的外排作用，属快速疗法。由于感觉痛苦，现在已近失传。这一施治形式，是酸苦涌泄，取赤小豆之黏贴附胃壁，甜瓜蒂之苦刺激黏膜、神经，大量香豉汁增加接触面积，广泛发挥药力，弥漫性布满，来提高效果。三味配合，甚为理想。

老朽1953年诊一大学男生，因参加朋友婚礼，山珍海味吃之过饱，胸闷、腹胀、疼痛，困顿状态难以形容。嘱其家人急到药店购买瓜蒂粉，兑入白水融化二匙，趁热服之，拿葱白一棵反复探刺咽喉，吐出酒食、水液半盆，大呼轻松，症情瓦解，逐渐消失。据此看来，没加赤小豆、香豉，同样可起作用，故而不必拘守原方，灵活化裁也有功力。经验表明，若量小、水煎、不取葱白或鸡翎刺激催吐，则不易获得覆杯立瘳。

## ▣ 219. 咳嗽不应固守三仙

吾临床以《伤寒论》为蓝本，从事药物研究，探讨实际应用，发现干姜、细辛、五味子组方，调理支气管炎、间质性肺炎咳嗽，客观价值不高于紫菀、桔梗、白前、款冬花。干姜、细辛并非呼吸系统专药，若盲目师法书内推荐，反而贻误病情，失去荆州。通过实践验证，就可得出比美的结果。贵耳贱目、道听途说、死抠文献，都易坠入荒区。伤寒家强调"三仙"，干姜、细辛、五味子为规律性投放，但不宜代表特殊性或普遍性，举一不能四、五吞掉九、十。

1970年遇一慢性咳嗽患者，医院开始诊断肺炎，迁延半年未愈，仅干姜、细辛、五味子吃了两个月，转科老朽询治。遂抛开"三仙"，改用紫菀15克、桔梗10克、茯苓15克、白前15克、半夏10克、旋覆花10克、泽漆10克、款冬花15克、甘草6克，每日一剂，水煎，分三回服。连饮二十五天，虽损益三次，品味没更，已彻底转安。《金匮要略》之方也应参考。

## ▣ 220. 附子振阳治喘

业师曾见一年近耄耋的经方医家，因身体虚弱，阴盛阳衰，喜吃温热、补命门真火，正由于此，临证如火神降临，大兴壮阳药物。与众不同处，专开附子，根据需要加干姜、桂枝、蜀椒、吴茱萸，很少给予乌头、天雄，形成自己的特色，被称为附子派。凡就暖怕冷，温里用熟附子；舌苔白滑，手足凉，驱寒用炮附子；脉微汗多，蜷卧无神，救脱回阳用生附子。腹中隐痛，热熨则舒，加蜀椒、吴茱萸。干姜、桂枝为点缀品，非关键性者，随时而入，无标准投量。生、炮、熟三类附子，少则 10 克，多到 60 克，一般稳定在 30 克。患者均能接受，未发生过不良反应，风传疗效惊人。老朽仿其法，施治虚寒病友，的确较佳。

1962 年于济南会诊一哮喘花甲渔翁，屡医不愈，张口抬肩，痰涎不断外流，身瘦不足 40 公斤，脉象沉取极弱。和同道诸君协商，乃阳气甚虚，可授与大剂附子，众皆俯首，即开了炮附子 30 克（先煮一小时）、人参 15 克、茯苓 20 克、盔沉香 6 克（后入）、紫菀 10 克、葶苈子 20 克、干姜 10 克、大枣 15 枚（擘开），水煎，分三次饮下。连吃六帖，逐渐好转，又服一周，即返回水乡微山湖。既往旧说哮喘忌补，最怕附子，此限不攻已破了。

## ◧ 221. 流行性感冒清火解毒

麻黄汤适于普通感冒，头痛骨楚，恶寒无汗，对流行性的细菌、病毒性感冒，出现口干、舌红、体温迅速升高者，则乏明显效果。这一类型虽能吻合邪在卫、气阶段，然临床所见，并非邪属温病的范畴。它的特点是含有生物因子，需要抗菌、抑制病毒，目前岐黄界除投金银花、连翘、柴胡、石膏、黄芩、重楼清热解毒，常给大量泻火、驱逐生物因子药，主要为贯众、大青叶、板蓝根，尤其是师法宋代庞安时，赠予超量的大青叶，功力极佳。老朽掌握四种，透表用青蒿，解毒用重楼，降温退热用大青叶、板蓝根。其中大青叶、板蓝根开到 50 克，无毒性反应和不良反应。

1964 年于蚌埠旅舍遇一传染性感冒患者，发病五天，口渴、烦躁、便秘、无汗、脉象滑数、日夜持续高烧，当时就授与青蒿 30 克、贯众 15 克、石膏 30 克、重楼 10 克、大青叶 50 克、大黄 3 克、板蓝根 30 克，水煎，分四回服，四小时一次。连饮三帖，汗后热退而愈，录此之案，以例其余。

## ◧ 222. 真武汤治寒湿体痛

《伤寒论》真武汤，原名玄武汤，健脾祛湿、温里驱寒、壮阳利水，后世借助调理肠炎、肠功能紊乱，只要疲劳乏力、手足逆冷、腹痛尿少、大便溏如鹜泄，就可应用，誉为慢性肠炎要药。近代时方家张简斋予以加减，尊称止泻圣剂。老朽临床以之施治寒湿腰痛、身痛、关节疼痛，取附子、白术、白芍居君，加大投量，易见效果。对恐惧麻黄的患者，最为适宜。

1971 年于山东农学院诊一教师，医院印象肌肉风湿证。长期腰酸、四肢疼痛，躯体沉重，影响工作活动，曾授与此方，计炮附子 30 克（先煎一小时）、白芍 30 克、白术 30 克、茯苓 20 克、生姜 10 片，添入汉防己 15 克，日服一帖。连饮两周，病情即减；将量压缩一半，又继续十五天，就基本治愈了。

## ◨ 223. 党参与人参功力之别

《伤寒论》开人参，非现在所用东北长白山产者，恐为山西上党野生的参类，补气养阴，除津液不足口渴，还能通脉止血，如通脉四逆汤、四逆加人参汤附言。理中丸后尚提到"腹中痛，加人参"，东北长白山产者则无此作用，应灵活对待，切勿株守。故先贤陈修园讲，汉代处方的人参，是阴柔药物，不属充气助阳之品，很有卓识。生姜、半夏泻心汤，有干姜、黄连辛开苦降，起消痞作用，人参扶正"积自除"，助一臂之力，非它起到攻邪沉浮。只有大气下陷才是人参升举的看点，乃东北长白山人参。《伤寒论》投与者缺乏这一功能，二品混淆，易于误事。

1959 年遇一工会干部，全身倦怠，嗜睡，精神不振，因胃热上冲干哕、呕恶不止，遂来就诊；心动过速，脉象虚数，为了避免吃药吐出，要求给予清淡之品。当时即以《金匮要略》橘皮竹茹汤与之，计陈皮 20 克、竹茹 30 克、党参 20 克、甘草 6 克、生姜 10 片、大枣 15 枚（擘开），饮了三剂，情况转佳，惟疲劳、颓废状态未有变化。考虑党参之力薄弱，短木难支华厦，改换东北长白山人参 20 克，仍每日一帖。又继续四天，感觉轻松，精神兴奋，愿意说话，体力增强，愁眉不展的面容一扫而光。可以窥见，东北长白山人参的疗效占据上风。

## ◨ 224. 石膏、干姜合用

干姜和石膏配伍，《伤寒论》《金匮要略》数见不鲜，如风引汤、麻黄升麻汤、小青龙加石膏汤，与附子、石膏组方不同。因干姜为生姜晒干去除水分，实际等于大量的生姜，无必要感到诧异。民国时期吴七先生对胃热恶心喜投石膏、竹茹、半夏、黄连、干姜、少许大黄，命名"降火止呕汤"，给予胃炎灼心、痞满、干哕、逆气上泛、频发呕吐，均有效果。

1970年老朽诊一银行职员，吃海味数小时胸腔闷热，吐出不少酒水食物，仍恶心不止，当时就以此肘后方授之，计竹茹30克、半夏10克、石膏20克、干姜10克、黄连10克、大黄3克，水煎，分三次用。连饮两剂，病情若失，恢复正常。

## ▣ 225. 麻黄、桂枝妙用

麻黄、桂枝配合，为并蒂莲花，具多项功能，主要为发汗解表、通利小便，桂枝抑制麻黄升高血压。医家若全面掌握，则乐此不疲。《伤寒论》五苓散含有桂枝，认为鼓动膀胱气化，实际是利尿；苓桂术甘汤治头眩，除茯苓镇静，则为桂枝降血压的作用。二者乃老朽家传的经验，临床运作，取其引擎，历试皆效。将两药共组处方，调理外感风寒呼吸障碍，支气管哮喘，以对等投量给予患者，很快汗出尿下而愈。加入杏仁、地龙、石韦、葶苈子双向齐举，收效更佳。

1974年诊一企业会计，晨起锻炼遭受严寒袭击，身热无汗，喘促不宁，哮鸣大作。家属惊慌，误为邪祟，邀吾施治，即开了麻黄15克、桂枝15克，居君主之位，次则苏叶10克、杏仁10克、细辛6克、甘草6克、生姜10片，每日一剂，分三次用。连服三天，症状解除，病消而安。

## ▣ 226. 石膏、大黄同方

经方石膏、大黄同用，极为少见，在杂方家行列中则偶有合方，如调理胃火上冲，投玉女煎（石膏、熟地黄、麦冬、知母、牛膝）加大黄，施治口臭、牙龈红肿、出血、疼痛。族伯父对阳明腑证高热、大便秘结，给予《伤寒论》大承气汤时常加石膏，认为大黄、元明粉攻下，固然釜底抽薪，有降温之力；添入石膏，大泻三焦，蕴热随大黄下行，事半功倍，能缩短疗程，收益更佳，乃多年经验，属师传口授良技。老朽继承这一妙招，的确别开生面，堪称医圣仲景方药的如意法门。先君补充说，运用时首煎石膏半小时，再入枳壳、厚朴煮20分钟，后放大黄、元明粉，10分钟即可。大黄煮沸5~10分钟，利肠道、下糟粕；超过此限转为清热活血，失去了泻的重要作用。

1955年老朽遇一流行性高热疾患，口渴，脉象洪大，身发红斑，五日未有更衣，体温持续不降，由友人转来就诊。因乏阅历，进退维谷，即以大承气汤启虎笼与之，计枳壳15克、厚朴15克、大黄10克、元明粉15克，水煎，分三次饮下。服后排出燥屎数枚，高烧没减；加了石膏60克，二剂温度下降，三日便起床活动，停药而愈。无疑，石膏发挥了强化作用。

## ▣ 227. 水仙疗法与尿崩症

水仙派以壮水养阴为主，除继承仲景先师白虎汤、麦门冬汤、竹叶石膏汤的运用，亦吸收了温病学家的遣药经验，逐渐成为一枝独秀，虽称"水仙"，却没技术单列、另立门户，归档杂方系统。所投药物广泛，和火神派专用附子者，不可同日而语。对内热阴虚、火灼津液，常给予生地黄、何首乌、麦冬、知母、玄参、女贞子、当归、阿胶、石斛、天花粉、沙参、桂圆肉、龟板、沙参、旱莲草，能别开洞天。

吾曾仿照其术诊一干燥症，口渴、消瘦、尿多、皮肤落屑、大便如羊屎数日一行，无糖尿病史。开始按消渴调理，未见改善；转用大剂生地黄、玄参、石斛、麦冬、天花粉、知母、西洋参，病情逐渐变好，惟仍渴而饮水，喝了即小便排出。在无良法的窘况下，考虑收摄水道，遂加入固涩药益智仁、金樱子、桑螵蛸。服后尿量回缩一半，口渴大减，三周治愈，未有复发。通过此案，也说明一个问题，单纯壮水、保阴生津，不完全适于尿崩症。

## ▣ 228. 竹叶汤的应用

《伤寒论》调理中风均用桂枝汤，妇女产后汗多、血虚，防止发生柔痉，《金匮要略》推出竹叶汤，重点投竹叶、葛根、桂枝、防风，次则人参、附子，不用瓜蒌桂枝汤，乃其辨证灵活、施治多异处。竹叶汤扩大医疗范围，授予身体衰弱、精神不振、心慌气短、脉象沉伏、感受风邪、颈项强直、低烧之人，亦有较佳效果。竹叶不宜量大，附子要炮制的，局限6~10克，否则反利为害，出现不良反应。

老朽师法大瓢先生"征马识途"的经验，1955年诊一商务亚健康人员，四十岁左右，因感冒外邪，头痛、自汗、脖子活动障碍，体温37.5℃，怔忡不安。随手开了本汤与之，计竹叶15克、葛根15克、桔梗10克、桂枝10克、防风10克、人参10克、炮附子15克、甘草6克、生姜6片、大枣15枚（擘开），水煎，分三次用。患者烦躁，影响睡眠，考虑和附子有关，将量减至6克，又饮两剂，情况转为稳定；症状缓解，方未更改，继服三天，即上班工作。不难看出，附子非果子药可比，"慎重"二字应牢印脑中。

## ▣ 229. 瓜蒌汤媲美小陷胸汤

老朽曾仿照手抄本《伤寒论》对因气郁、热聚、痰饮、食积所致胸闷、痞满、胀痛的结胸证，有时不投《伤寒论》小陷胸汤，用新制瓜蒌汤，由半夏、薤白、枳壳、厚朴、瓜蒌五味组成，不仅医上、中二焦阻塞，亦可通畅攻秘，导邪下行。以泻为主，从胸脘直到肛门，重用瓜蒌 30～60 克；解除疼痛，加薤白之量 15～30 克；半夏降逆止呕，10～15 克；行气破滞、宽中利膈，枳壳、厚朴为开路先锋。药性比较驯良，如韩信将兵，多则益善。根据需求，也可把君主升到大瓜蒌一枚。实践观察，三剂即见效果，翳霾消散。

1986 年遇一工人，与邻居斗殴，气火聚于膈间，压之硬痛，大呼喊叫方快，脉象弦滑，表现内实。即取此汤与服，计瓜蒌 60 克、厚朴 20 克、枳壳 20 克、半夏 15 克、薤白 30 克，水煎，分三回饮下，每日一帖，入厕四次，两天而愈。

## ▣ 230. 泻南补北止血漏

《伤寒论》麻黄汤禁例："汗家重发汗，恍惚心乱，小便已阴痛，与禹余粮丸。"《金匮要略》："妇人陷经，漏下黑不解，胶艾汤主之。"二条有方无药，被称"两谜"。实际有论无方者，何止于此。经方派说，象征方位的南朱雀、北玄武、东青龙、西白虎四汤，也属大谜，朱雀（桂枝汤）红色有桂枝、青龙绿色有麻黄、白虎白色有石膏、玄武（真武汤）虽有黑色附子，则不能代表壬癸水寒性药物。问题可以讨论，却无理由呼为"四谜"。

1954 年老朽诊一内分泌失调的女护士，经期延长，色暗，淋漓不停，给予四物汤加阿胶、艾叶；反馈乏效，乃改换《难经》泻南补北疗法，授予清热壮水药，计生地黄 30 克、白芍 15 克、牡丹皮 10 克、地榆 15 克、地骨皮 10 克、旱莲草 20 克，日饮一剂，水煎三次服，连用十二天，血止症除。北方主水，《大论》玄武汤的概念、含义不同，不应以此否定火神附子是错写之物。

## ▣ 231. 农村验方

《伤寒论》桂枝汤，《金匮要略》名阳旦汤，医产后感冒风邪，发热、干呕、出汗，数日不解，和《伤寒论》中风同一治法。山东民间在此基础上加入防风、红糖；预防发生抽搐，还添了鸡爪。这一组方，大概受龙绘堂《蠢子医》影响，被铃医掌握，比单吃桂枝汤功效良好。三十年前，老朽于南京开会时，与友人曹鸣高谈及此事，他表示应予重视，发掘钩沉，为群众服务。依据临床情况，吾将其剂量进行了修订，削去白芍三分之一，避免影响解表，又增大葱白三段，提升开启玄府之力，有利全方发挥作用。

1983 年诊一银行患者，呈现以上病象，要求给予平淡易饮药物，就以本汤授之，计桂枝 15 克、白芍 10 克、防风 10 克、甘草 6 克、生姜 9 片、大枣 10 枚（擘开）、红糖 30 克（冲），日服一帖，五天即愈，欢称"药到恙除"。命曰"农村验方"，鸡爪要投两个，该案因当时寻觅困难，放弃未用，疗效没有减色。

## ▣ 232. 中药去毒

中药两千余种，临床常用者千种左右，植物约百分之八十，动物、矿物占百分之二十。植物用根、苗、花、果、皮。为了去掉泥土、沙石、虫蛀、污物，保持洁净，水洗三遍，防止日光暴晒，紫、红外线破坏有效成分，要阴干。炮制灭毒，提高临床疗效，消除不良反应，如：醋炒延胡索、桃仁剥皮尖、蜜炙麻黄、火煅牡蛎、甘遂面煨、久煎附子、巴豆布包去油、龟板醋焠变酥、油炸番木鳖、酒蒸大黄；而且还要考虑改善口感，如水漂蟅虫、阿魏脱臭、芦荟驱苦、处方加甘草增入甜味。煎剂以水为溶媒，能使药物由生变熟，降低毒性，避免过敏，减轻胃的消化负担，是较好的饮用方法。老朽家传，凡丸散所投药物，均蒸熟阴干，然后加工制成，一律不开生的，怕影响人体健康，导致异常现象。

1954 年吾曾诊一歌唱团演员，腰腿疼痛，走路困难，要求携带方便、专吃药丸，由市肆代为调配。其中含有极少草乌，炮制不够火候，患者口麻、手足抽搐，二小时后恢复正常。尽管病情大有好转，然而中毒症状令人不安，所以中药加工应细心操作，余毒未净，仍会发生不测。

## ▣ 233. 药物炮制举例

老朽家传中药炮制，分十种方法：炮为砂烫，如炮附子、炮穿山甲；煅为火烧，如煅龙骨、煅牡蛎；燀为水煮，如燀杏仁、燀桃仁去皮尖；烧为炭化，如杜仲炭、地榆炭，又称"黑烧"；炸为油烹，如炸全蝎、炸马钱子；炙为火烤，如炙甘草、炙紫菀；烘为烤干去油，如烘乳香、烘没药；捶为棒击药包取霜，如苏子霜、巴豆霜；打为粉碎硬物、种子，如打五味子、瓜蒌仁、石膏；飞为机磨矿物，如飞滑石、飞赤石脂。能去毒、易服、提高疗效。老朽临床降低解表，增强润肺、止咳平喘作用，用蜜炙麻黄；避免纤毛刺激咽喉，用炙旋覆花、炙枇杷叶。但石膏内服，均投生的，煅后则伤人。

1956年诊一画家，因胃窦炎发作，恶心、纳呆、噫气上冲，呈痰、水、气、食停积现象，给予《伤寒论》旋覆代赭汤加神曲、茯苓。日饮一剂，连吃两天，病情虽减，添了咽喉不舒，有骨鲠症状；怀疑同生旋覆花有关，乃改为炙者，劝其继用。又服三帖，霍然得愈。不言而喻，药物加工，有重要意义。

## ◾ 234. 炮制影响疗效

中药炮制，亦名修治，是一门传统的特殊技术，大都遵照"雷公十七法"，指炮、爁、煿、炙、煨、炒、煅、炼、制、度、飞、伏、镑、摋、煞、曝、露。目前并不完全株守，有了新的发展，从采收到上市形成一条龙。仍分水、火、水火合炙三类，机器为主，减少了人工。为了提高作用、保证疗效、节约药源，不盲目炮制，如炒虻虫除去翅足，未明显降低毒性；酸枣仁生、熟功力同样；肉苁蓉原药，利肠通便最强；杏仁之苷在尖，可去尖留皮；柴胡茎叶很少皂苷，开小柴胡汤宜取其根；人参医疗成分居芦，弃之是无知的浪费。还有酒炒仙茅增加热性、胆汁炒黄连增加寒性、蜜炒石膏增加滋润之性，无此必要。老朽师门传授，重点运用生药，天人合一，含有自然灵气。近代张锡纯先生深晓此理，值得效法。

1967年诊一木火刑金肺热哮喘患者，该演员已无力登台献艺，干烧、乏汗、脉数。曾吃《伤寒论》麻杏石甘汤，计蜜炙麻黄10克、冰糖炒石膏20克、杏仁10克、甘草10克，连饮二剂，未见疗果。委吾调治，将麻黄、石膏改为生品，又服三天，即病退而愈。生、熟之间，泾渭分明，可资思考。

## ◾ 235. 抗过敏药

老朽临床，对风疹、湿疹、荨麻疹皮肤瘙痒，严重者影响工作、夜不能眠，常开抗过敏药，根据情况内服、外洗、制成软膏贴敷，均有作用。习与之品为苦参、荆芥、蝉蜕、浮萍、地肤子、白蒺藜、徐长卿、白鲜皮、土茯苓、防风、蛇床子、黄芪、细辛、白芷、夜交藤、薄荷、黄连、连翘、薏苡仁、黄柏、白附子、枳壳、地龙、茵陈、五加皮、汉防己、人参、银柴胡、旱莲草、款冬花、萆草、蜈蚣、百部、麻黄、雷公藤、凌霄花、全蝎、苍耳子、白蚤休、僵蚕、山豆根。也可用于支气管哮喘、鼻炎，但仍要辨证施治。

## ▣ 236. 重视药物炮制

水能浮舟，亦能沉船；药能治病，亦能伤人。药物经过炮制就可避免对人体带来的不利影响，如：酸枣仁炒出香味，改善口感；斑蝥去翅足，降低臭气；巴豆脱脂，防发暴泻，消除毒性……就是例子。

1953 年老朽诊一男子，素有神经衰弱史，最近失眠多梦，心慌气短，全身乏力，疲劳不堪，大便不实、日行两次。当时未有考虑脾虚、肠道功能失调，即给予当归 10 克、百合 15 克、柏子仁 15 克、合欢皮 15 克、酸枣仁 30 克，水煎，日饮一剂。因当归、酸枣仁、尤其是柏子仁未有去油取霜，服后如厕转多，鹜溏不已；乃将当归、柏子仁减掉，加了山药、白术、茯苓、牡蛎，才挽回危局。所以缺乏炮制，盲开生品，也会导致不应有的损害。

## ▣ 237. 人参不宜去芦

古代文献记载，人参去芦防止呕吐、山茱萸去核防止滑精、远志去心防止咽痛，实际很少见到如是不良现象。以人参而论，芦内所含皂苷，高于参体二倍，补气健身能起重要作用，把它去掉，好似买椟还珠、弃了美玉，十分可惜。前人临床运用之参，皆为野生多年者，非人工种植的，个大、芦中皂苷多，易引发恶心、呕吐；而今日入药之参已非昔比，大都属东北石柱村一带人工种植者，时间甚短，数年即挖出上市，个小，芦内皂苷并不达标，服后不会呕吐，因而无必要视为毒物，盲目弃之。老朽处方所投人参均不去芦，从未发生异常反应。建议同道也应注意这一问题，挽回佳品，勿再陈土长埋。

## ▣ 238. 泻火三治

岐黄界水仙派、火神派人所共知，泻火派则被淹闻，因很少独树旗帜，往往列入杂方学派中。泻火派特点有三：投药寒凉、滋阴清热、通肠泻火由肛门排出，谓之"一法三治"。吾听到家父讲，清代末年曾于天津见到一位外来名家，大刀阔斧，气宇非凡，医疗成果领先，占杏林上风。思维、遣药遵照《伤寒论》《金匮要略》二书，但不一步一趋，"丝丝入扣"。善理杂病，长于攻坚泻火，业务兴隆，称"圣手凉秋"。

老朽邯郸学步，转调热证，收效很佳。1957 年在山东中医进修学校诊一流行性感冒患者，发热两周，身体较瘦，时值夏季，口渴、尿赤、大便干结、久未更衣，表现阴虚邪实，即师法其技，给予白虎汤加味，计石膏 30 克、生地黄 30 克、知母 20 克、西洋参 10 克、大黄 6 克、甘草 6 克、粳米 80 克，每日一剂，水煎，分三次饮下。连服三天，热退，解出燥屎十余枚，笑谢得愈。此种治法，涉及多个方面，可资探讨，推向实践。

## ◼ 239. 何首乌与白发

药物炮制，要掌握辅料、水火时间、操作技术。去毒保效，不能毒去效亡；驱其相反，不能去反伤正；炭化存性，不能烧成黑灰，这样才可符合应用要求。如麻黄节、根未完全切除，影响发汗、利尿、平喘、提升血压；生地黄不加黄酒蒸晒，寒性存在，无力壮腰益肾、温补阴血；甘草水炒黄连为褐色，防燥、寒、厚肠（便秘），抑菌起强化作用。有人怀疑炮制后有损原质，易减疗效，实践证明，若恰如其分，标准就收，等于无害处理，十足吸取。以何首乌为例，用黑豆汁蒸熟，治须发早白，所含微量元素锰并不减少，临床功力反会获到提高。

1971 年老朽在新泰诊一学生，白发盈头，眼眉亦乏黑色，由于大便干结，按肾阴亏虚调之，授予六味地黄丸（熟地黄、牡丹皮、山药、山茱萸、茯苓、泽泻）汤剂，添入生何首乌，每日一帖。吃了一个月，毫无改变，乃把何首乌改为炮制者，继服四十天，白发开始转黑。先贤的制药经验，确富科学依据。

## ◼ 240. 药勿醉陈

药物贮藏，必须干燥、洁净，预防两害，一是虫蛀，二为发霉。霉变和含水分有关，真菌通过分解（异化）、吸收（同化）作用，破坏药物的医用成分，如清炒或加辅料混炒，可避免发生类似情况。临床所开半夏、陈皮，亦不宜久存，要随时投用，就连阿胶同样能够变质。老朽家训，均取其新鲜，储放日久，视为"陈货"，很少组方。民国时期听说一崇古名医，欣赏"十年陈药"，认为减去燥性，得天地"阴阳精华"，给予的附子、干姜、人参、黄芪大都已失色泽，晦暗，气味尽丢，与废品无异。患者服后，往往胃中不舒，恶心、烦闷、胀满，虽由水煎饮之，也有反应，但疗效不显，温里、益气的补养功用降低。注意这些问题，切勿盲目相信"药喜醉陈"的说法。

# 第三编

## 精华录 241～360 小节

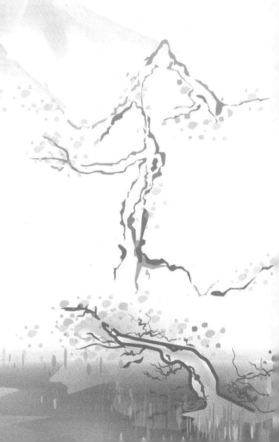

## ▣ 241. 黄酒入药

中药炮制或配方,除苦酒指酸醋与酒无关,约分四种:一是白酒,为米蒸馏之初酿,色白;二是清酒,乃白酒的久酿,黄如琥珀;三是无灰酒,酿造不加石灰或百草灰;四是烧酒,金元时代由阿拉伯国家传来这一工艺,才开始应用。清酒又名黄酒,调理妇产科疾患和药物联袂较多,如黄精、何首乌、熟地黄黄酒拌蒸,投量占重要位置;同水、药打丸,或兑入煎剂中,能增强温通冲、任二脉的功效,改善内分泌失调,都见良好作用。

1956年夏天,老朽于青岛诊一月经后期患者,双月一潮,三日即净,曾给予桃红四物汤未睹效果;改换四物汤加破瘀之品,计当归10克、熟地黄10克、白芍6克、川芎15克、桂枝10克、三棱10克、莪术10克、益母草10克,日饮一帖,添了黄酒30毫升,继续进行。凡四十余剂,周期逐渐得到纠正。黄酒起的催化作用应属亮点。

## ▣ 242. "俏皮药"

清末,家父曾见一温病门派名家,自称叶桂系统传人,喜投"俏皮药"。遇到风热外感,口渴、发热、无汗,常用牛蒡子水泡大豆黄卷、薄荷水炒石膏、青蒿水炙桑叶、浮萍水蒸黄芩、玫瑰水熏连翘、蜜水烘麦冬、生地黄汁染甘草,患者服之皆言有效,坐诊药店生意兴隆,几乎门庭若市。关于这种情况,应一分为二,"俏皮药"新鲜,有吸引力,宣传人夸大其辞,故趋之若鹜;炮制虽然生奇,但其中药物却起施治功力,能下咽得瘳。

1992年老朽逢一同道染疾,类似暑温,习呼夏季热,烦躁、脉数、欲饮冷水、体温维持在38℃左右。其人性格乖张,好异,当时随其所嗜,开了一首怪方,有冰糖水炒石膏30克,朱砂染麦冬15克,生地黄汁烤知母10克,茉莉花10朵,每日一剂,水煎,分三次服之。连吃四天,竟火退证消。录出此案供作参考,茶余饭后了解品味。

## ▣ 243. 虚证哮喘用麻黄根

麻黄辛温解表,人所共知,临床应用则为发汗、利尿、平喘、上升血压四项主治。《伤寒论》调理汗出而喘无大热,投予麻杏石甘汤,后世遵为标准,实践广泛。若对身体虚弱、大汗淋漓的支气管哮喘，均不适宜。有的经方派医家转开麻黄附子细辛汤以代替之，亦乏针对性，因尚有内热，附子用量虽少，也属一大障碍。老朽每遇此证，习守家教，把麻黄改换其根，就会解决。由于麻黄根少麻黄碱，而含伪麻黄碱，性能收敛、止汗，可防亡阳、虚脱，是最好的姐妹易嫁，列为首选。

1972 年在山东兖州诊一老年慢性支气管炎患者，感冒风寒引发哮喘，低热，头上汗出如蒸，内衣湿透，情况严重，当时即取本方授之，计麻黄根 15 克、杏仁 10 克、石膏 20 克、甘草 6 克，日饮一剂。吃了两天，便汗敛热退。善后减量，又加少许人参、冬虫夏草，继服五帖，正复邪去而安。

## ◪ 244. 薏苡根流产一例

岐黄界所言二根，指苎麻根与薏苡根，能对妊娠产生益、害两种作用。苎麻根凉血保胎，防止先兆流产；薏苡根收缩子宫使内膜脱落，导致流产，即药物堕胎。为此杏林同道对薏苡根均敬而远之，避免发生不测，带来意外事故。民国时期，老朽见一刀圭名家调理流行性热证，授予《伤寒论》小柴胡汤，因疗效领先，方内开的柴胡之根 20 克。由于司药误给了薏苡根，怀胎不到三个月的孕妇阴道出血，很快流产。病家大闹，毁物伤人，造成冤案。记录是事，备作参考。

## ◪ 245. 小便不利用附子

《金匮要略》调理小便不利，水蓄膀胱，列有瓜蒌瞿麦丸（瓜蒌、茯苓、山药、瞿麦、附子）、蒲灰散（蒲灰、滑石）、滑石白鱼散（滑石、白鱼、煅头发）、茯苓戎盐汤（茯苓、白术、戎盐）四方。瓜蒌瞿麦丸指出"苦渴"，尚有积水，乃水不化生津液所致，与五苓散对象"水逆"不同，临床虽不多见，却有此证，因而需要滋液生津和利尿并举。投附子一枚，取其热开破阴，扫除障碍，属寒热、攻补配伍的另一特色；常被忽略，扣上"杂"字，伤寒派亦望虎生畏，喟叹数声，惧不敢用，老朽也局限于中。

1962 年遇一患者，医院诊为泌尿系感染、前列腺炎，口干喜饮，小便量少，昼夜仅解 3～4 次，感觉少腹硬满、发胀，吃五苓散、八正散乏效，转来求治。当时就以本丸改作汤剂授之，计山药 20 克、茯苓 15 克、瓜蒌 20 克、瞿麦 15 克、炮附子 15 克，水煎，分三次饮下。连用六天，颇见功力；嘱咐继续，凡二十帖，竟宣告得愈，且没复发。看来附子一枚，未产生不良反应，却起了作用，非一般赘物。

## 246. 三清汤治腰腿痛

佛门强调戒贪、寡欲，看破红尘，四大皆空，提倡净身无物；道教着重个人保健，呼吸吐纳，气藏丹田，炼丹服食，对中医养生都有一定影响。因唐代道士王冰整理、次注《黄帝内经·素问》，把道家学说引入书中，使岐黄医术沾染不少色彩，增加多学科知识，丰富理论内容。大瓢先生创制的"三清汤"就是例子。该方专题调治肾阴与肾阳亏损，腰痛、腿酸、大便溏薄不成形状，由半个六味地黄丸加味组成，计熟地黄 15 克、山药 15 克、山茱萸 15 克、续断 15 克、狗脊 15 克、牛膝 20 克，辨证准确，收效甚佳。

1955 年诊一五十岁男子，禀赋较弱，有虚羸史，因过劳而致腰痛，难以俯仰，脱离工作，回乡休养，吃药、打针皆无反响。老朽即以此汤与服，每日一剂，连饮三十天，基本转愈。数味小方，易于掌握，值得推广应用。

## 247. 新感咳嗽勿离宣散药

学习岐黄术，要宁涩勿滑，认真读书，亦有自律，最怕片面理解，浅尝辄止。临证反复思考，开方如烹调，投料适当，色香味俱全；有的放矢遴选药饵，才可恰到好处；尚须注意动静结合，上升功力。以《伤寒论》医咳为例，给予五味子，若无干姜、细辛发散，则效果不显；单用熟地黄温补肾阴，滋养血液，比较慢、弱，如入砂仁，即能迅速提高疗效。

1961 年冬季，老朽诊一风寒感冒患者，严重咳嗽，日夜不停，头上出汗，痰内带血，脉象浮滑，烦躁不安，当时就取小青龙汤加减与之，计麻黄 10 克、桂枝 6 克、杏仁 10 克、半夏 6 克、白芍 6 克、五味子 15 克、甘草 10 克、石膏 20 克，因痰含血丝，删去干姜、细辛两味，每日一剂，饮后病情不减，嘱他将五味子打碎见核，添入干姜 6 克、细辛 10 克，继服勿辍，又吃了四帖，咳嗽消除而愈。举此一则便概其余。

## 248. 肝硬化腹水益气温补

肝为人体的重要器官，有将军之称，若发生炎变，无论病毒性、酒精性，或他病导致者，均有可能转向肝硬化现象，且有腹水。久医不愈，正气大衰，忌投攻伐药物；扶危救困，应温补气血，保护生命，要凸出健脾、培土固元，壮命门火。仿照东垣先贤，调理万物之母，补中益气，然不升阳散火，给予大量黄芪、白术、人参，效果最佳；次则利水，在功能上占三分之一，通过扶正，促进驱邪，不单纯依靠开畅尿路解除病情。这一疗法，尽管施治较慢，属正本寻源，很少反弹，比吃牵牛、芫花、大戟、商陆、甘遂、千金子霸王之品，冠盖环周。

1971 年老朽于河北诊一男子，患乙型病毒性肝炎而致肝硬化腹水，放水数次，肚脐外翻，胀满难忍，要求安乐死。医院邀中医驰援，当时就授予黄芪 50 克、白术 30 克、人参 15 克、肉桂 10 克、茯苓 20 克、猪苓 15 克、泽泻 15 克、大腹皮 15 克。饮后症状减不足言，乃将黄芪增至 70 克、白术 50 克、肉桂 12 克、人参 20 克，功力已见端倪；服了七剂，把黄芪升至 120 克、白术 100 克，分六次用。小便日渐转变，共十五帖，水消过半，情况缓解。方内肉桂热助命门，鼓动气化，兼起利尿作用，不宜过多，防其开腠易汗、降低血压、口干而渴。此家传经验，可供参考。

## ▣ 249. 生姜、大枣委以重任

《伤寒论》组方，喜加生姜、大枣，非一般点缀药，调和营卫，健脾止呕，养血益气，温里缓急，辛散甘补，动静结合、刚柔相济，起多项调节作用；重点和胃，防止呕恶，保护中气，免受药物损伤。老朽从事临床，耕耘数十春秋，常取为辅药，虽属食品，确有功效。

1980 年遇一大学教师，纳呆呕恶，心悸不宁，闻见药味辄吐，要求给予易服小方。当时即以其居君，加入焦三仙与之，计生姜 10 片、大枣 20 枚（擘开）、炒山楂 10 克、炒神曲 10 克、炒谷芽 10 克，每日一剂，水煎，分三次饮下。来电告知，十天而愈。

## ▣ 250.《伤寒论》可原方应用

家父常言，处方遣药注意火候，少则难达，过犹不及，甚至变害。掌握一药多效，众药合作，共治一病。老朽临床指导学生应用经方，师法少而精，如"关王爷单刀赴会"，胆大心细，"刀下见血"。尽量不加点缀品，防止药海战术，劳民伤将，提倡以一当十，饮后得捷。如调理风寒感冒，投麻黄汤不予加减，便能汗出表解；伤风有汗、体温不高，桂枝汤就可竹报平安，滥增他药，未必锦上添花，反会导致兵杂易溃。

1953 年春节，诊一竹商，因受风寒，头痛、颈项强直似落枕状。当时经验不足，曾授予葛根、防风、荆芥、紫苏等，连吃三日，毫无起色；乃改用葛根汤原方，计葛根 20 克、麻黄 15 克、桂枝 12 克、白芍 15 克、甘草 12 克、生姜 10 片、大枣 15 枚（擘开），水煎，分三次服。一帖即明显好转，又继用两天，症消而愈。

## ▣ 251. 肝郁行气

调理肝郁证，脉弦、嗳气、胸闷、精神抑郁、胁肋胀痛，老朽家传经验，记有时方药物香附、甘松、柴胡、香橼、佛手、绿萼梅、木香、乌药、檀香、青皮、川楝子、厚朴、生麦芽、川芎、腊梅花、白芷、延胡索、沉香、荔枝核、橘饼、玫瑰花。重点应用香附、柴胡、川芎、生麦芽、川楝子、佛手、玫瑰花。通过疏泄、行气、开阻、散结，解除气滞形成的积聚之邪，恢复肝生理性条达功能。药队中香附、柴胡、佛手、川楝子为首选之品，醒脾止痛，预防木克戊己，流动气机，兼起化浊作用。

1968 年诊一妇女，因同他人口角，被击打肩背，胸内胀满，感觉胁下走窜疼痛，医院怀疑胆囊炎、肋间神经炎，吃药一周无效，转来中医施治。由于三日未有入厕，在疏肝解郁基础上加了少量大黄，给予柴胡 15 克、川芎 10 克、香附 15 克、佛手 30 克、郁金 10 克、川楝子 15 克、大黄 3 克，水煎，分三次服。连饮五天，即病去而安，且没复发。佛手必须多用，少则功力难显。

## ▣ 252. 白虎汤加味效高

调理伤寒热陷阳明或流行性热证高烧，大便尚没燥结，大都应用《伤寒论》白虎汤，推为第一要方。缪仲淳、顾松园、王孟英、张锡纯、孔伯华诸家，称道其中石膏乃救生药物。老朽业医数十年遵而行之，发现帝王石膏虽能清热降温，但服后症状易于反弹，往往非一帆风顺，饮下即已。添入宣散、解毒之品，则可提高功力，缩短疗程。口渴加芦根，呕恶加竹茹，尿少加竹叶，汗出不畅加青蒿，体温不降加大青叶、板蓝根，腹胀加小量大黄，病情迅速瓦解。石膏投予尽管很多，无他药配合，成绩均乏理想。

1980 年遇一钢厂工人，流感八天，持续高烧，吃西药、注射抗生素似水掷石，未见反响，由医院介绍转来诊治。当时就给予白虎汤，计石膏45克、知母20克、甘草10克、粳米80克，加了黄芩15克；连用二帖，情况依然如故，遂于方内增入青蒿30克、大青叶30克、板蓝根30克，水煎，六小时一次，分三次服。一剂，热度开始下降，继续三天，烧退病消，没有反弹。事实说明，白虎汤加味，可提高疗效，防止复发。

## ◨ 253. 附子疗慢性疾患

近代中医火神派，常举着《伤寒论》作风向标，以附子为旗立足医林，虽处方配有干姜、肉桂、硫黄、蜀椒，属于点缀副品，失去了祝融的真实意义。临床表明，附子并非火中元戎，乌头的辛热之性超过附子，位居鳌头。不了解这种情况，盲呼火神，等于指鹿为马、见兵喊帅，走入误区。

老朽所知，约有百分之八十所谓"火神"医家都把附子捧上天台，视为教主，顶礼膜拜，代替了丙丁祝融，令人惊讶感叹。目前他们认为慢性疾患与人体免疫、抵抗、修复三力低下有密切关系，应当强化命门、温补助阳，使"正复邪退"，重点遣用附子，能达到"阳光一现，阴霾四散"。若活血化瘀无效时，就宜放附子出笼显其身手，对恶性肿瘤也可献艺。此说有一定道理，富探索性，然脱离辨证施治，难入正途。

## ◨ 254. 附子配人参救急延寿

附子大热纯阳，因性不燥，服后很少口干而渴，吃附子过多致病者，伤阴现象均不明显，故有中毒、津液难见其亏的论说。实践告诉，的确如此。《伤寒论》扶阳固脱投四逆汤，虽含有干姜，同附子配伍，不会燥性大发，宣散作用助附子鼓舞阳气，振起衰颓，乃吾观察、点滴经验。调理气血、阴阳欲绝，和东北野生人参组方，能救死扶伤，功力超过他药，有"阳虚气竭日，快觅参附汤"的美誉。

1955年遇一老翁，久卧床笫，饮食难下，气喘足肿，呼吸微弱，病情重笃，处于弥留状态，已无回春希望。嘱家属急购人参30克、附子30克（先煮二小时），水煎两遍，以小勺喂之，日进一剂，候儿女远路归来，见面诀别。将生命延长了四天，才离开大千世界，附子的回阳有目共睹。但是，也要看到不加人参，附子孤军上阵则疗效薄弱，在功率方面，就缺乏信而有征。所以大瓢先生讲，附子不得干姜不热，不取人参补益元气，辄不易增寿延亡。

## ▣ 255. 疾病分型利与弊

临床医疗，论病划型，如湿热型、瘀血型、气滞型、痰浊型、气虚型、阴亏型、阳亢型，下面罗列相应症状，固然有章可循，亦能被呆板绳索套住，转成对号入座，降低了中医灵魂辨证施治。疾病变化多端，诸多症状往往不在圈内，出现于类型之外；所以要灵活对待，最好标明"常见"二字，非一网打尽，所有症状均居这一范围中。冲淡辨证施治，会走向孤立无援，西方医学机械化。而且也应防止一病一方，否定分型，陷入废医存药的魔窟。

1975 年老朽遇一少女崩漏，阴道流血月余不止，医院诊为无排卵性功能失调性子宫出血，按类型则分血热、气虚、暴下，区别处理，给予生地黄、小蓟、牡丹皮、地骨皮、人参、黄芪、白术、地榆、阿胶、旱莲草，但情况不减，反而转重。当时根据"见黑则止"，改用炭类固涩，授予杜仲炭、棕榈炭、艾叶炭、地榆炭、侧柏炭、蒲黄炭，脱离分型，拿起辨证施治的武器，二剂便效，连服六天即止。尽管黑烧不属疗本之药，然救急护命，却发挥重要作用。通过是案，可以说明株守僵化类型，抛开传统治则，将会贻误大局。

## ▣ 256. 治泻三方

吴七先生曾将岐黄界归纳三派：一是传统医，家传师授，占主流，如李时珍、叶桂；二是儒医，文士自学成才，仕途渺茫，厌恶官场弃而转业，如喻嘉言、徐大椿；三是铃医，名走方郎中，无固定诊所，大都子承父业、从师学艺，习呼江湖医人，常掌握"速效"二字，立竿见影，诊疗简单，深入群众，和江湖骗子不同，如龙绘堂、满庭芳。

民国时期，老朽遇到一花甲走方医家，调理暴泻，俗称急性肠炎，他采取三种治法：一为逆流挽舟，发汗令水液外泄；二为开前断后，畅通尿路；三为缓解肠道，达到止泻目的。无论逆流挽舟或开前断后，处方内均有白术，健脾、补中益气，谓之仙人搭桥。发汗投麻黄汤加白术，利小便用五苓散，都用经方。从所遣方药看，非一般铃医，很可能是隐居民间的杏林高手。

多年来吾亦仿照其施治方法面向临床，收效甚佳。1962 年于济南诊一夏季吃冷食瓜果发生腹泻患者，就给予《伤寒论》麻黄汤加白术方，计麻黄 10 克、桂枝 10 克、杏仁 6 克、甘草 10 克、白术 15 克，连饮三剂即愈。其中杏仁开提肺气、下通大腑，不要随意删去，避免滑肠可减量用之，以不逾 6 克最宜。

家父训言，学者眼睛向下，集思广益，人皆我师，虽老妪挑疔、乡农刮痧也须研习。只有这样，才能河海不择细流、泰石频堆成山，走上成功之路，被视为一代良医。

## ▣ 257. 低热补而兼散

临床所见低热证日渐增多，常持续在 37.5℃ 左右，好似鸟影不移；原发者与他病无关，习称功能性低烧，吻合先贤东垣学说"阴火"外现，虽身如火燎，体温并不过高。近代医家倾向补中益气、升阳散火，大都以圣愈汤、补中益气汤为首选，颇有效果。老朽经验：若取四君子汤作基础，加少量升麻、柴胡，有利掌握，易于报捷。防止补药守而不走、缺乏流动性，要添开胃助消化之品，增入生姜、陈皮。

1972 年在山东兖州诊一企业高管，因工作劳累、生活不规律、精神失调，全身乏力、体重下降，表现长期低热，达百日之久，曾吃清火、养阴、凉血、解表剂，反而转重，处于疲惫不支状态。当时就授予人参 10 克、黄芪 15 克、白术 10 克、升麻 3 克、柴胡 3 克、陈皮 10 克、甘草 6 克、生姜 6 片，每日一帖，水煎，分三次服。轻量小方，连饮十天，便烧退而安。善后压缩三分之一，继服半月，未有复发。

## ▣ 258. 白黑组方治虚羸

白与黑配伍，指人参和熟地黄组方，张景岳先贤谓之阴阳两仪，脱胎于《太极图》，吻合乾坤二卦，口服可补中益气、滋阴养血；得天地之灵气，能健身保本，颐寿延年。传统应用，人参黄酒炮制，熟地黄九蒸九晒，膏、丸、水煎入药。人参占三分之一，熟地黄三分之二，在量上不需对等。老朽家传经验，老人、身体虚弱患者，凡口干、乏力、消瘦、精神不振、动辄易汗、脉象沉微，最为适宜。恐影响食欲，发生纳呆，加入少许砂仁便可避免；若砂仁短缺，则改紫豆蔻代之，作用相捋。

1961 年一机关干部来诊，医院印象神经衰弱，头晕耳鸣，步行不足 200 米便气促而喘，因此懒于活动。实验室检查：白细胞、血红蛋白低下，要求转投中药，当时就开白与黑两味授之，计人参 10 克、熟地黄 20 克，添了砂仁 6

克，水煎，分三次服，嘱咐试吃十五天。饮后感觉良好，劝其连用，暂不更方；又一月余，面色已变红润，体重增加，症情减去大半，逐渐得到康复。两仪的功效比较可观。

## 259.《伤寒论》遣药研究一

从历史上看，有不少岐黄大家来自民间，家父称"村烟落照"，民国时期老朽于德州见一旅鲁经方名医，在农村执业，精通仲景先师学说，以《伤寒论》《金匮要略》为主，调理多种疾患，众皆啧啧称赞，誉为"经典传人""有病聘请扈先生"。他临证遣药独具特色，咳嗽投干姜、细辛、五味子，以五味子挂帅，超过干姜、细辛二倍；哮喘突出细辛，少时 9 克，多到 15 克；干姜为辅药，不占重要地位。开柴胡必须配半夏，预防升发引起呕恶；同人参为伍，取其养液生津，阻止少阳热化，转属阳明。回阳用生附子，温里用炮附子，祛风湿用大剂附子，给予三枚，每枚按中量计算，约 75 克。白虎汤石膏一斤，十六进位，合四两余，为现代 120 克，乃无毒矿物，少则寡效。麻黄发汗并非猛将，加入桂枝才会腠开表解，在桂枝汤内增添麻黄，因有白芍，闭门打盗，汗不易出，反而留邪，是一大禁忌，小青龙汤有白芍，非发汗专方。此说很富实践性，值得探讨思考。

## 260.《伤寒论》遣药研究二

山东与江苏毗邻，常有江淮医家来鲁为群众服务，在基层开业，口碑颇佳，扈先生乃其中之一。

他认为《伤寒论》烦躁投石膏，非皆因清热，尚有镇阳抑制精神亢奋作用，和外用温针、火疗吃龙骨、牡蛎不同。大青龙汤或《金匮要略》小青龙加石膏汤就含有此义，区别处在量上，医阳明高热每剂开一斤，治烦躁只给鸡子大一枚，二两。降体温虽属重点，除精神亢奋，镇静也是所需药物，竹叶石膏汤去病后余热属"灰中有火"，用了一升，看来量大，有人参、麦冬相伴，能起退热、止烦躁双向作用，气逆欲吐与内在烦躁有一定关系。

小建中汤胶饴为大麦酵化，补中益气，增强营养，归保健品，目前很少制作，可改为蜂蜜。运用百花酿调理虚弱，比较允当，恐其滑肠下泻，添入山药 15～30 克，即会避免。这些论点宜于保留，提供深化研究。

## ▣ 261. 治喘越婢加半夏汤

伤寒派临床医家调理同一疾病，往往处方各异，举哮喘为例，有的应用麻黄汤、麻杏石甘汤、小青龙汤，族伯父瑞祺公则投《金匮要略》越婢加半夏汤，对内热、气逆、痰多，十分有益。常以麻黄、石膏、半夏为君，均占春色，半夏 10～15 克、麻黄 6～12 克、石膏 15～30 克，甘草、生姜、大枣居次要地位，无明确定量。指出该方宣肺平喘而不伤正，石膏清热，兼抑制麻黄超度透表；半夏不仅降逆，且为祛痰要药，三者合一，共奏除邪凯歌。甘草虽缓解气管痉挛，痰涎上涌不宜多用，应减量取之。生姜健胃止呕，大枣养血益气，须擘开入煎，否则性味难以溢出，影响功效。

1970 年老朽在徐州诊一古稀妇女，素有支气管哮喘史，探亲感受风寒，严重发作，张目抬肩，不能仰卧，日夜痰鸣，痛苦无法形容。即授予此汤，计麻黄 10 克、半夏 10 克、石膏 20 克、甘草 6 克、生姜 7 片、大枣 10 枚（擘开），日服一剂。连饮三天，就喘止症消，的确力似桴鼓。

## ▣ 262. 百合催眠

民间医家虽非仲景先师传人，却取《伤寒论》《金匮要略》处方加减，调理多种疾病。老朽见一同道业务繁忙，门庭若市，施治神经衰弱夜难入睡、长期失眠，让患者蝉联应用百合知母汤加合欢花、莲子心、夜交藤三味，比酸枣仁汤、黄连阿胶汤功力不低，飞出了心肾不交的笼子，使金以制木、潜伏肝阳、抑其化火，颇富遐思。他投百合七枚（擘开）为君，先水泡十小时，捞出和诸药一起入煎，效果很佳。

1959 年吾于济南遇一机关干部，久病浅睡，闻声即醒，甚至彻夜不得合目，记忆大衰，依靠西药镇静度日，已失去治疗信心，精神处于崩溃状态。当时就给与此汤，计泡百合 45 克、知母 15 克、莲子心 10 克、夜交藤 30 克、合欢花 20 克，加了石决明 30 克，日用一剂，分两回饮之，下午 5 点、晚上 10 点各一次。连续半月，方未更改，梦境锐减，可熟睡六小时，实践验证别开生面。

## ▣ 263. 心衰选苓桂术甘加炮附子

《伤寒论》苓桂术甘汤，为治水饮上凌头目致眩晕之方，同时亦可给予轻度心力衰竭导致的气短、呼吸不畅、下肢浮肿、脉象微弱、行动无力，加强阳温里的炮附子，能改善症状，保护根本。吾曾以茯苓、炮附子当君，不仿照真武汤投白芍，防阳起利水伤阴，马闯柴门不受束缚、直趋病所。这是清末民初山东伤寒学派的经验，刘彤云、狄大光先生均是先行者。其中茯苓、炮附子牵头，白术、桂枝第二，甘草局限 10 克。在量上茯苓为首，桂枝居次。这一排列乃系统传承，属比较成熟的公式。临床实践，似雨打芭蕉，滴水入盘。

1964 年老朽于合肥诊一干部之父，医院告诉心力衰竭，腿肿足浮如瓜，腹胀厌食，不敢喝水，鞋子剪口亦难穿入。当时即以此汤授之，计茯苓 50 克、桂枝 30 克、炮附子 25 克、白术 15 克、甘草 6 克，每日一剂，水煎，分三次服，炮附子仍先煮一小时，破坏其生物碱。饮了八天便症减、肿消，善后稍予损益，凡二十七帖，逐渐转愈。

## ▣ 264. 大青龙汤桂枝、石膏剖析

《伤寒论》大青龙汤专医重型伤寒，即民间习语"大闪风"。麻黄、桂枝开鬼门、发汗散热，石膏大寒、清里退热，三药合用，双向下降体温，等于两石驱邪、共打一鸟。虽内外同解，为霸王剂，若减少投量，仍属普通处方。人们怀疑桂枝辛温，尽管量少，与石膏相配，影响寒以治热，贬低功能；实际疏通经络，还可增强助力，《金匮要略》治疟疾"身无寒，但热"，投白虎汤加桂枝三两，就易说明这一问题，获得答案。和麻黄汤的区别，有生姜、大枣，调理营卫，防麻黄六两较多害胃，损及气血；指出见汗停服，否则亡阳，身体转虚。经方误认组杂，即因含有物理综合，非完全化学化合，有同化亦有异化，是同时方最大区别处。只要掌握如此特点，就能以师法其相伍之妙。

1970 年秋季老朽诊一农民，平素积有蕴热，又感受风寒，口渴、烦躁、身痛、脉浮、发热、无汗，当时曾将桂枝删去，给予本汤，遵照论中告诫，"取微似汗"，结果外邪未解，汗出似有若无。尔后添入桂枝，计麻黄 10 克、杏仁 10 克、桂枝 10 克、石膏 45 克、甘草 6 克、生姜 10 片、大枣 10 枚（擘开），饮之便汗液外透、症状递减、体温下降。桂枝起了通化作用，石膏味涩，对麻黄启腠能生障碍，添入桂枝则会解决，乃医圣仲景不言之秘。

## ▣ 265. 虚弱宜服当归四逆汤加味

《伤寒论》太阳病，下之后复发汗，"振寒"，脉微细，乃阴阳两亏、内外

俱虚，未标明投方。吴七先生提示，宜开当归四逆汤加吴茱萸、炮附子，尚能温通血脉，强心驱寒；桂枝加附子汤不克胜任。为了促进血液循环，突出养血助阳，应以当归、桂枝、炮附子居第一位，通草改换川芎，才可符合目的要求。同时对身形羸弱、腹中隐痛、大便不实、手足冰冷，亦富良好作用。细辛之量不宜过少，须达到 10 ~ 15 克，否则难见成绩。白芍酸寒，炒黄就会转为性平。临床起用，称"不倒翁汤"。

1963 年老朽诊一患者，免疫功能低下，经常感冒，舌淡苔白，四肢发凉，感觉肚内停有寒气，肠道滑泻日行二三次，即取此方与之，计当归 10 克、桂枝 15 克、炮附子 20 克、吴茱萸 10 克、细辛 10 克、炒白芍 10 克、川芎 10 克、甘草 6 克、大枣 20 枚（擘开），每日一剂。中间未有加减，共十八天症状解除，基本治愈。

## ▣ 266. 释三疑

医界关于《伤寒论》所用术、芍药、代赭石的入药认识不一。

宋代之前，术不分苍白，芍药不分赤白，后人根据临床需要，划出不同的定位平台，言东汉时代术的组方，从祛水渗湿看，皆为苍术而非白术；活血通脉的芍药，当为赤芍而非白芍，导致学者误解、积重难返。看似有充分理由，然观《大论》附注，投术量多能通大便，芍药收敛镇痛，若干汤剂均含有该品，不应是苍术、赤芍。

代赭石乃红土，即赤石脂，缺乏验证。赤石脂固肠止泻，在旋覆花汤内不伦不类，好似绊脚石，反成大碍；且在桃花汤中，已标出赤石脂疗肠道滑泻；以它代替赭石，等于仲景先师不提赤石脂，玩捉迷藏了。总之，考虑对症开药，以恍兮恍兮印定眼目，就会脱离实际，踏入盲途。

## ▣ 267.《伤寒论》六急下

《伤寒论》少阴病三急下："得之二三日，口燥咽干"，"自利清水色纯青，心下必痛，口干燥"，"六七日腹胀不大便"，热化超度，恐火邪亡阴，投大承气汤。阳明三急下："发热汗多"，"发汗不解，腹满痛"，"伤寒六七日，目中不了了，睛不和，无表里证，大便难，身微热"，胃家实，火邪弥漫，泄热存阴，抑制水竭阳亢，亦开大承气汤。阳明病发展至严重阶段，出现急下证，乃正常现象；少阴转阳属于变，为佳事吉兆，但超越界限则成夺命利剑，能发生矫枉过正，由好转坏，机制转化，人随病终。要掌握"物极必反"的规律，揭示"道穷则变"，灵活施治，患者才会得安。

1956 年老朽诊一景县干部，因流行性感冒住院，口渴、烦躁、高热、大便数日未行，曾给予白虎汤加味，体温稍降，不仅没有更衣，且感觉头昏、眼睛视物障碍如花，希望先解除腹内胀满，减轻病情。当时就考虑从阳明急下处理，和同道共议，授予大承气汤加石膏，计枳壳 15 克、厚朴 15 克、大黄 15 克、石膏 30 克、元明粉 15 克，水煎，分三次服。饮了两剂，泻下三次，排出燥屎十余枚，情况缓解，起床而愈。本案同阳明"目中不了了"相似，说明火邪炽盛、肠道秘结，确可带来奇异症状。

## ■ 268. 肝硬化腹水切勿峻泻

前人所言水臌，多为肝硬化腹水，常因肝炎发展而致，单纯利尿医标，取快一时，尚能继续复发；若着重健脾保本，疏肝理气，活血散瘀，则软化肝、脾，防止病情转向剧变。老朽家传除大量应用黄芪、白术，配以猪苓、泽泻、车前子，亦主张振兴这一综合疗法。对虚弱患者，虽难以立竿见影，但久服有益，反弹率低。吾临床遣药，仍加入白术，并委之为君，一般十剂睹效，连吃三十天，积水便会清除。由于所走坦途，和投甘遂、大戟、商陆、芫花不同，开量宜大，起步功力不显，毋要停饮，否则功败垂成。

1981 年诊一男子，患酒精性肝硬化，腹胀如裂，水肿到足，即以此方与之，计白术 40 克、香附 6 克、菊叶 10 克、楮实子 20 克、柴胡 10 克、桂枝 10 克、泽兰 30 克、大腹皮 10 克、路路通 10 克、赤小豆 30 克，命名"疏肝祛水汤"，每日一帖。月余水消大半，录出供作参考，以利研究。

## ■ 269. 补脾益气可消尿

中医对肾病调理，遵照根本大法辨证论治，力宏效彰，降低各项客观指标，亦应如此。目前倾向添入专题药物，如降肌酐、尿素氮加六月雪；乳糜尿加苦参、萆薢、刘寄奴、白花蛇舌草；尿蛋白加地龙、白茅根、蝉蜕、土茯苓、黑豆、木槿花、三大草（益母草、仙鹤草、白花蛇舌草），也起一定作用。老朽经验：若尿中蛋白从肾网漏出，久而不止，还要考虑气虚脾阳不固，给予黄芪、白术、人参、甘草、芡实子、龙骨、牡蛎，着重平补，加少量收涩之品，坚持常服，才可消除，阻其复发。

1980 年诊一慢性肾炎，在欲愈过程中，临床症状不显，仅有疲劳，尿蛋白（＋＋＋），十七个月吃药未能转阴。据患者体弱情况，即授与黄芪 40 克、白术 30 克、党参 30 克、人参 10 克、甘草 6 克、龙骨 20 克、牡蛎 20 克、芡实子 30 克、蝉蜕 10 克、白花蛇舌草 30 克，水煎，分三次饮下，每日一剂。连用三十天，未再更易，医院检查，尿蛋白减去三分之二。此方善后化裁，继续没停，电告已消。

## ◧ 270. 寒饮温化救急

《伤寒论》六经中，虽三阳有寒化、三阴有热化，临床上仍以三阳为热、三阴为寒，奉做主体。突出重点，太阳是麻黄汤、桂枝汤，少阳是大柴胡汤、小柴胡汤，阳明是白虎汤、三承气汤，太阴是理中丸，少阴是四逆汤、白通汤，厥阴是乌梅丸。其他诸方，都属次要者或机动方剂。太阳所列水饮证，属于附收，宜和《金匮要略》痰饮互观，着重宣发、健脾、降气、化水，作为驱邪手段。侧重寒积，投麻黄、桂枝、细辛、半夏、枳壳、泽泻、白术、干姜、泽漆、炮附子、茯苓、葶苈子，参考"背寒冷如掌大"，要"以温药和之"，很值得探讨。

1963 年老朽于菏泽遇一七十余岁干部，既往有支气管炎史，现头眩、哮喘、流涎、痰多、胃内有振水音、感觉背部发凉、欢喜热敷，吃药、打针无功，要求先施治肺腧穴内端如拳头大一圈寒冷。曾授予苓桂术甘汤加味，计茯苓 30 克、桂枝 15 克、白术 15 克、麻黄 6 克、干姜 10 克、炮附子 15 克、甘草 10 克，每日一剂，水煎，分三次服。十天即言效果良好；连饮一个月，发凉处消除，他症也随之而解。西医诊为肺气肿的这位老翁，十年后相见，尚居人间，健康状况颇佳。

## ◧ 271. 破阴壮阳用附子加桂枝

古方派喜投桂枝、附子补命门火，振兴阳衰，温里驱寒，移花接木，破除阴结，在伤寒家行列中并不多见，乃门庭内独立一枝。所与桂枝取粗干带心，不用嫩枝；附子皆开生者，先煎两小时，然后放入他药。吾于广济堂抄本《建店杂记》睹其补充语，强调四逆汤回阳应增桂枝，谓活血通脉，助附子破阴、解凝、散结，干姜虽然辛热，不起这一作用。岐黄界师法人较少，却被誉为名手绝唱。

1970 年老朽遇一古稀妇女，乃还俗道士，身形瘦长，面容黧黑，畏寒怕冷，动辄出汗，舌质淡白，唇无华色，脉沉而弱，手足发凉，阴盛阳虚，表现营养状况低下，因拒绝婚嫁，孤独一人，生活条件很差。邻居相伴，持杖求诊，当时即给予上方，计桂枝 15 克、生附子 20 克（先煎两小时）、干姜 10 克、甘草 10 克，添入黄芪 20 克，日饮一剂。连服半个月，逐渐好转；嘱咐继续勿辍，共三十六帖，恢复了健康。基于此述，不难看到遣附子配桂枝，甚有意义。

## ▣ 272. 四逆散加味治乳腺小叶增生

老朽临床，遇伤寒、中风邪入少阳，常投小柴胡汤；内、妇科杂病以四逆散加味，则左右逢源。方中主药柴胡，调理少阳、疏肝利胆、解郁散滞，能升降气机，推陈致新，对往来寒热、胸胁苦满，有特殊作用，为辛凉透表、条达令内外火聚发之第一要品。吾取此四逆散代替逍遥散施治精神不畅、气机阻遏多种郁积性疾患，都荐柴胡领军，率兵攻战，获得较好的硕果。所配副职，重点同甘松、木香、郁金、延胡索、佛手、川芎、香附、沉香曲、石菖蒲、川楝子、苏合香结合，芳香醒脾、活血化瘀、开窍化浊，在行气方面十分显著。

1981 年诊一乳腺小叶增生，双侧乳房胀痛，月经来潮前加剧，有大小不等块状物数枚，牵及胁下，拘紧难忍，恐怕恶变，惶惶不可终日。当时就给予本散加味，计柴胡 15 克、白芍 15 克、枳壳 10 克、甘草 10 克、三棱 10 克、莪术 10 克、桂枝 10 克、香附 10 克、木香 10 克、橘叶 20 克，每日一帖，分三次服。连饮二周，症状即减；改为丸剂，继吃一个月，增生物消失，且未复发。经验告诉，乳房纤维瘤也可应用。

## ▣ 273. 胃炎健脾益气

中医受道家影响，重视养生，所含隐性知识属未病医学，出现多元性原委症状，称临床分型。常见胃病，虽有炎变、溃疡各种差异，但损及人体、伤害中气则殊途同归。老朽师承前辈研究，调理胃、十二指肠炎变与溃疡，给予健脾缓急、补中益气，配合制酸、消胀、止痛，效果比较理想。若兼有幽门螺杆菌，避免转化恶性肿瘤，尚加专项药，如黄芩、苦参、黄连、厚朴、地榆、土茯苓、桂枝、败酱草、大黄、延胡索、山楂、茵陈、连翘、苍术、蜀椒、大蒜、蒲公英、紫花地丁，可起抑制作用。

1979 年吾于临沂遇一妇女，患胃炎十届春秋，灼心、泛酸、脘内胀满、食欲减退、脉象虚弱、阵发性疼痛，已检出幽门螺杆菌，医院转来求诊。即以此法授之，计党参 15 克、黄芪 10 克、苍术 6 克、小茴香 4 克、大腹皮 10 克、九香虫 6 克、川楝子 10 克、延胡索 10 克、半夏 6 克、蒲公英 20 克、紫花地丁 20 克，日饮一剂。连服十五天，不舒状况消失过半；把量压缩三分之一，蝉联没辍，凡四十八帖，基本痊愈。因胸闷，未开甘草；疼痛偏重，故行气药较多。

## ■ 274.《伤寒论》处方不宜轻改

从魏晋王叔和编次《伤寒论》开始，对一百余方的投用，历经千年，仍隆兴未艾；由于切入点不同，领会各异。因时方派、温病学家对其寒热、攻补相互配伍，视为"杂组"，常回避或师心自行加减，大都失去原貌，转成"混血儿"。大谈好处"古为今用"，缺陷是打开黑箱，则一样货物，无有声色，丢掉先圣薪传所含的妙义准绳。

老朽并非厚古薄今，实践已剖析了这一问题。吾通过临床可以现身说法：一外感风寒干部，咳嗽三周，久医未止，前来求治；曾投予小青龙汤去麻黄、细辛、干姜，恐频汗、辛热伤阴，加入紫菀、前胡、桔梗、川贝母，将之转为时方化，连饮五剂，毫无反响。遂还原，复开小青龙原方，计麻黄 6 克、白芍 6 克、半夏 10 克、桂枝 10 克、干姜 10 克、五味子 10 克、细辛 6 克、甘草 10 克，每日一帖。连服七天，咳嗽锐减；又吃六帖而愈。睹此不难了解，《大论》组方严谨，滥于药物更易，疗效降低，功不补过。

## ■ 275. 柴胡升降论

岐黄学说认为人与自然界相应，构建天人合一观念，通过症状追踪脏腑变化；利用阴阳、五行相互依存、制约关系，强调恒动论，树立自己的辨证法。《伤寒论》巧妙地举出正反两面介绍治则，如太阳病头痛、发热、汗出、恶风，投桂枝汤；若脉浮紧、发热、汗不出者，不可与之；酗酒吃桂枝汤，"得之则呕"，以酒客"不喜甘故也"。在古代来讲，是运用辨证法进行的经验总结，后人宜掌握这些朴素论点，传承其医疗艺术，摆脱一个模式，转化为灵活的疗病特色。宣散升发少阳之气，开小柴胡汤；"呕不止，心下急"，沉降逆气，"下之可愈"，用大柴胡汤。柴胡一味，具双向性，固然同他药配伍牵连，而柴胡本身亦是轻则升、重则降，从医妇科疾患长服通利月经，就可说明如此现象。缘于《伤寒论》大柴胡汤证，病程日久，且仅二三下之，故柴胡之量和小柴胡汤相等，都给半斤，防止过能伤正，乃精细处，无另外含义。

1969年老朽在宁阳诊一女子更年期综合征患者，精神抑郁、烦闷、易怒、脉象弦紧、心绪不宁，开始授予逍遥散，功力未显；乃改为小柴胡汤去人参，加枳壳、郁金，柴胡升至25克，身冒小汗，平素便秘，转成了二日一行。所以东垣先贤升阳散火，柴胡只与数克，量大即降的学说非空穴来风，信而有征。

## ▣ 276. 仙鹤草医结肠炎

《素问·阴阳应象大论》谓："清阳出上窍，浊阴走下窍。"指口、眼、鼻和尿道、肛门处的孔洞，习称人身九窍。肛门出血，除痔核便后外溢鲜血，多属溃疡性结肠炎，夹有黏液，腹内不舒、隐痛、消瘦，均以血与脓性物作识别依据，病程长、缠绵难愈，也是重点之一。吾禀家传经验，常投大量仙鹤草，每剂20~60克，奉为主药，配入秦皮、参三七、黄连、白头翁、地榆、灶心土，效果较佳，1~3个月可见分晓。按湿热调理，长时吃药，防止复发或恶变，很有意义。

1970年于新泰诊一农民患者，发病两年，稀便日溏数次，脓血混杂，感觉疲倦无力，不能从事田间劳动，医院排除阿米巴原虫所致，初步印象慢性溃疡性结肠炎。委老朽援手，即以上述之品授之，计仙鹤草40克、黄连10克、秦皮10克、白头翁10克，加了制乳香、没药化腐生肌各3克，每日一帖。连服二周，情况递减；嘱咐效不更方，坚持继用，共四十剂，基本转愈。

## ▣ 277. 人参补气收汗

谚语所言："天悬三宝日月星，人藏三宝精气神。"对气的研究，主宰于肺，无可厚非，实际应以元气为主，强调养吾浩然之气。明代先贤张景岳深晓此理，提出阳气若天与日，损及后则折寿而不彰，喜投人参培补。他的温煦、宣发、兴奋、升降，起支持人体生命活动能量的作用。血液循环不停地前进，就是气的助力，谓之气为血帅、导血周行。老朽调理自汗、盗汗，借其"卫外而为固"，以人参当头，同黄芪、山茱萸、麻黄根、浮小麦、五味子、龙骨、牡蛎、碧桃干配合，获益甚佳。

1981 年于聊城遇一中年男子，日夜汗出、口渴尿少、身形瘦弱、纳呆、体重下降约十公斤，表现十分疲惫，医院诊断自主神经功能失调、更年期易发证。即给予黄芪 20 克、麻黄根 15 克、五味子 15 克、龙骨 20 克、牡蛎 30 克，功效不显；遂加东北干晒人参 15 克，病情略见好转；将其量添至 25 克，汗液逐渐减少。方未更改，继服三十剂，健康状况恢复，汗止而安。

## ▣ 278. 山海螺下乳汁

民间医药权威满庭芳，能调理多种疾患，除投常规药物，亦吸取地方百草，施治外科痈疽，不单纯开连翘、金银花、败酱草、蒲公英、紫花地丁、七叶一枝花，往往加羊乳，又名山海螺、四叶参。该药性平、味甘，养阴、通乳、清热解毒。吾见其诊疗妇女产后乳汁短少或不下行，取鲜品百余克，与漏芦、穿山甲、王不留行配伍；医毛囊炎、蜂窝织炎，红肿灼热，火毒聚结，给予 200 克，水煎，分四回服，六小时一次，日夜兼进，五天转愈；尚可授与蝎子、蜈蚣、毒蛇咬伤。此外，还提到缓解疲劳、精神萎靡不振，并有补中益气的作用。

1985 年老朽遇一产妇，分娩半个月，乳房膨胀，奶汁泌出不利，有积乳发炎现象。以鲜四叶参 220 克，嘱其煎汤，分五次饮之。连吃七天，乳便下行，纠正了缺乳状况。看来地方百草是有效的。

## ▣ 279. 临床最忌走偏

阳气为人身的主宰，旺者壮，衰易亡；时方与温病学派认为：留得一分津液，便有一分生机。似乎存在矛盾，实际都是重视阴阳相对平衡，防止偏颇、疾病丛生；尽管有所倾向，而临床医疗绝不会僵化一侧，网开半面。明代先贤张介宾药物四维，包括大黄；清凉国主叶香岩，亦投人参、附子，均可说明并非纯属专补阳气或滋水养阴人。

由于家传师授关系，往往驾轻就熟、得心应手，把火药放在第一位，将附子推上擂台。据老朽所知，经常遭到 60～200 克骇人之量，有报道发生偾事者。吾曾见一同道被呼"祝融""红光火神"，调理温病恢复期，未考虑"灰中有火"，只着眼身体虚弱、阳气亏损，每剂给予炮附子 100 克，六天后鼻衄、烦躁不宁；幸其好友改换他方，才转危为安，挽回狂澜。因此要注意过犹不及，掌握允执厥中。杂言"大骨枯槁、大肉下陷"，乃附子适应证，无任何根据。

## ▣ 280. 小柴胡汤不统治少阳病

《素问·示从容论》：“圣人之治病，循法守度，援物比类，化之冥冥。”岐黄之道强调神悟、辨证，如《热论》指出感邪三日可汗，已过三日可泄，都写活动语，恐后人死守教条，表示在惯例中要随机应变，巧妙把握实质。老朽信奉《伤寒论》《金匮要略》，传承仲景先师学说，运用这一法则，从事教学、科研、临床工作。譬如少阳病投小柴胡汤，重点依据心烦喜呕、胸胁苦满、往来寒热、默默不欲饮食；非给予所有少阳病，其他太阳、阳明、太阴、少阴、厥阴发生类似情况，亦能饮之。但少阳病提纲口苦、咽干、目眩，他经也有，与小柴胡汤难以吻合，则不宜开小柴胡汤；不然模糊方义界线，混淆了小柴胡汤的针对范围，令人无航标可行。

1982 年于西安遇一企业主管，口苦、头眩、耳鸣，医院诊为胃神经功能紊乱、神经性耳鸣、反流性胆囊炎。应患者请求吃柴胡剂，当时即授予小柴胡汤，药后耳鸣、头眩转剧；乃换了苓桂术甘汤加龙骨、牡蛎，连服两周而愈。由此得见，少阳病提纲不结合他证，或头痛、发热未必属少阳，都不可盲目用半表半里之一的处方小柴胡汤。

## ▣ 281. 热入血室区别论治

《素问·六微旨大论》受《周易》影响，强调客观事物动态，“非出入，无以生长壮老已”，“非升降，无以生长化收藏”，升降出入是自然规律，所以“成败倚伏生乎动，动而不已，则变作矣”。中医临床，就是利用病的异常表现，诊断多种疾患，故被称为“症状学”、传统经验医。留下了“知犯何逆，随证治之”的美誉。《伤寒论》热入血室，比拟西医则为盆腔炎，由于类型不同，制定三项施治模式：一是得病二三日，月经适来，谵语，似结胸样，刺期门；二是七八日，又出现寒热，发作有时，像疟疾，投小柴胡汤；三是昼日明了，暮则谵语，如见鬼状，无犯胃气、上中二焦，不医自愈。应区别对待。

1954 年老朽诊一更年期农家妇女，感冒发热，月经停潮，脉象弦数，往来寒热，五天没有更衣，腹内胀满不舒。即以小柴胡汤加味与之，计柴胡 15 克、党参 6 克、半夏 10 克、黄芩 12 克、甘草 3 克、生姜 6 片、大枣 10 枚（擘开），增大黄 6 克，体温较高，添入石膏 45 克，内外合疗，采取双解法，四剂便愈。吾也感到惊奇，突出变动不居，能体现"活"的辨治原则。

## ▣ 282. 滋补良方薯蓣丸

大千世界，佛门提倡普渡大众，道教主张修炼养生，对中医均有影响，而以道家思想占重要地位。《素问·上古天真论》所言"饮食有节，起居有常"，不"以酒为浆"，使"形与神俱"，"恬淡虚无，真气从之；精神内守，病安从来"，能享天年。老朽家传，注意养生学，还要配合药物调理，宜常吃《金匮要略》治"风气百疾、虚劳不足"的薯蓣丸，突出滋补，能收良效。投量为山药300克、当归100克、桂枝100克、神曲100克、生地黄100克、大豆黄卷100克、甘草100克、人参70克、川芎60克、白芍60克、白术60克、麦冬60克、杏仁60克、柴胡50克、桔梗50克、茯苓50克、阿胶70克、干姜30克、白蔹20克、防风30克、大枣100枚（去核），碾末，水泛为丸，每回5~10克，日服2~3次。清代末年三清宫、白云观道长，亦专门大宗制作，广施信徒，谓之"元始天尊健身药"，得到好评。

1952年遇一患者，精神不振、四肢酸软、倦怠无力、懒于说话、情绪低落、舌淡少苔、脉象沉弱，医院诊为肌无力、疲劳症、神经元病、原因不明性软瘫，历时二年未见结果，日益加剧，其弟送来求治。当时并无良法，就以本丸与之，嘱咐坚用勿懈；约两个月状况好转，凡300天即可步行半公里。瘥后减量，逐渐恢复正常，功力乐观。

## ▣ 283. 热证亦可用人参

老朽遥法新安学派经验，由于《素问·阴阳应象大论》所言"壮火食气"、散气，高热患者易有气虚乏力情况，调理时宜加人参、党参、太子参、西洋参之类，补中益气、保护人体，不应单独攻邪，从而导致命随火亡。这一见解虽有片面性，却符合驱病十去六七便可收功的缓和要求，《伤寒论》吃桂枝汤就提出"不必尽剂"，德州前辈罗芷园曾赞扬此属保健医家的特色。

1958年吾于山东省中医进修学校诊一林场工人，患暑温发热，邪在卫分，口渴、烦躁、出汗、纳呆、大便二日一行、尿赤而少，即给予白虎汤加味，体温稍降，病情已见转机；惟感觉乏力、精神不振、心慌气短，反露虚象，当时考虑宜加西洋参养阴益气，因其补力很小，难以胜任，改换了人参，计石膏20克、知母10克、人参12克、半夏6克、神曲10克、滑石10克、炒谷芽10

克，水煎，仍每日一剂。连饮三天，疲劳解除，症状亦消。通过此例充分说明，热性病身弱体虚，在清热药中添入人参，不会助纣为虐，影响合理治疗。

## 284. 吴茱萸汤加炮附子治腹痛

《伤寒论》大热助阳推四逆汤，温里止痛为吴茱萸汤，均属助火驱寒药，和理中汤共称温补三方。老朽师传胃肠道疾患因寒邪而致疼痛不已，则取"温药和之"，常投吴茱萸汤，不以呕恶、吐涎沫为主要标准。除遣吴茱萸为君、量大，尚加炮附子相助居臣，增强破阴止痛的疗力，是依据《素问·至真要大论》"暴者夺之"。

1962 年遇一中专学生，腹内隐痛，病史二年，开始医院诊断无器质性变化，结论：原因不明，从北京转到天津，得出印象可能为肠系膜淋巴结炎，吃药效果不显，借探亲之机来济南寻治。当时吾亦乏成熟经验，即开此汤相授，计吴茱萸 15 克、炮附子 10 克、人参 10 克、生姜 9 片、大枣 10 枚（擘开），每日一剂，水煎，分三次服。通信告诉，连饮两周，痛状大减；嘱其继用，约一个月而愈，未再复发。

## 285. 四逆汤合养阴药

大便燥、硬，不宜以此鉴定实邪，投承气汤或麻子仁丸。亡阳亦有肠道秘结者，如《伤寒论》阳明病"汗出多者为太过"，太过能"阳绝于里"，亡津液"大便因硬也"，就是例证。和大寒水凝为冰虽然概念不同，所含蕴义则一。既往强调大汗亡阳，很少论及伤阴，忽视保阴倾向，最大缺憾从来不提阳跟阴走，屎停大腑，如厕困难。老朽经验：凡阴亏随后亡阳，主要由汗多而致，大便干燥症状约占百分之七十，溏泻者极少，无阳气催化，等于水浅舟停，又欠篙力，故不易下行。

1961 年于山东省中医院诊一风寒感冒发热患者，吃麻黄汤滕开表解，仍汗流不止，体温转归正常；手足发凉、倦怠嗜卧、脉象沉微、言语上下不相衔接，有虚脱先兆，腹内胀满，六日未有更衣。当时即给予大剂四逆汤加《温病条辨》增液汤，计炮附子 30 克（先煎一小时）、干姜 10 克、甘草 10 克、人参 15 克、麦冬 15 克、玄参 15 克、生地黄 15 克，以壮阳为主，阴阳合补，每日一帖。连服五天，阳回阴转，粪块排出而愈。可以窥见，这个疗法已打破传统界限，寒热之间并不掣肘，反能彼此互用，联战成功。

## ▣ 286. 小攻邪实低热

《素问·六微旨大论》谓："亢则害，承乃制。"制能生化，害则败乱，属自然规律。所以相火之下水气承之，如"胃家实"热邪入腑，《伤寒论》投大承气汤，目的是泻火之有余，补肾水不足，解除邪盛，扶起正衰，不补之中"有补义存焉"。先贤张子和学术思想，去掉人体自由基，泻内就含补的妙意。家父曾言以泻驱邪，好似游山渐入佳境，表现作用，便享受了风月无边。

1957年老朽于德州遇一工人，体温六七日升高一次，不逾38℃，呈周期性，大便二三日一行，饮食、睡眠、精神无异常，仅有胸闷欠舒，医院结论：自主神经功能失调、敏感症。从舌苔黄厚、腹胀、更衣不爽、脉滑有力辨证，乃"大实有羸状"，当时即以小承气汤加味与之，计枳壳10克、厚朴10克、大黄6克、柴胡10克、黄连10克、青蒿10克，日饮一剂，连服四天，肠道通畅，降下宿粪多枚；将大黄减去3克，继续未停，发热再没反弹，逐步恢复健康。写出这个案例，可以说明蕴热日久，形成积邪，会引发低热或不规则发热现象，切勿"误补益疾"，火上泼油；寒凉熄火，釜底抽薪，颇起作用。

## ▣ 287. 哮喘可用熟附子

《素问·脉要精微论》言脉诊上盛气高、下盛气胀，"大则病进"，在症状学同样如此。事实表明，支气管哮喘、肝气郁结腹内膨满，都可发生这种现象。老朽临床数十年所见哮喘，常逢气候变化、风冷、骤寒、异味刺激，最易发作，严重者吐纳障碍、呼吸声高、痰鸣似鼽。是时应投麻黄、半夏、炒莱菔子、皂荚，有汗、脉弱以附子为君，开麻黄附子细辛汤；痰涎过多，加茯苓、泽漆、葶苈子。一般来说，麻杏石甘汤、小青龙汤非对症方药，不宜运用。

1971年于山东禹城遇一护理人员，医院印象过敏性哮喘，吃药、打针没见效果，邀吾设法施治。因找不到过敏原、发作机制，只表现体弱气虚、痰盛、手足厥冷、息高不停，乃授以上方试之，计麻黄6克、熟附子30克、细辛6克、茯苓15克、泽漆10克，水煎，分三次服。连饮三天，喘止气平；又继续三帖而愈。经验论证，过敏或非过敏性哮喘，麻黄附子细辛汤皆有疗效。

## ▣ 288. 熟地黄改善瘦弱

《素问·阴阳应象大论》："形不足者，温之以气，精不足者，补之以味。"明贤张介宾据"因其衰而彰之"，创制人参、熟地黄两仪汤，吻合天地阴阳、《太极图》。火神派另有剖析，认为《太极图》乃混沌一体，反正二面，非划断产生双体，从鱼形曲线看，是外观纹理，并没截然分开，调理疾病不应套此模式。若强作解人，则四维中大黄、附子，就无用武之地。老朽临证，对形不足者，不单纯依赖人参，熟地黄很适宜，因"阴为味，味归形，形归气，气归精，精归化"，重用熟地黄，还能一药双治。张氏既然欣赏熟地黄，便会洞晓这个问题，补上遗缺。

1975 年山东遇一男性青年，身瘦如柴，体重不足 40 公斤，呈"皮包骨头"状，神疲、乏力、易汗，表现虚象，要求吃中药改善。当时感到无计可施，姑以两仪汤试之，给予人参 10 克、熟地黄 15 克，恐腻胃影响食欲，加入砂仁 6 克，嘱咐长谱久服。三月后复诊，精神、出汗有所转变，惟体重没有明显升高；将熟地黄加至 40 克，不悉服了若干时间，时隔二年再次来济，体重已超过 50 公斤。充分表明，"形不足者"须要多用熟地黄，人参补气健身，却非增加体重、肥胖的要点。

## ▣ 289. 燥伤华盖用泻火保肺汤

《素问·宝命全形论》运用五行学说，解释万物相克："木得金而伐，火得水而灭，土得木而达，金得火而缺，水得土而绝。"投向临床，亦可借以调理人体五脏之间的制约关系。若热邪入肺，习称火聚华盖，焦其上首，灼伤津液，则喉痒、干咳无痰，甚至咯血。老朽常师法清燥救肺汤（桑叶、石膏、人参、麦冬、黑芝麻、阿胶、杏仁、枇杷叶、甘草）、养阴清肺汤（生地黄、麦冬、玄参、川贝母、牡丹皮、白芍、薄荷、甘草），予以化裁，组成泻火保肺汤，重点药物有麦冬、石膏、玄参。适于肺结核、支气管炎、间质性肺炎、久嗽不已证，只要口干、鼻燥、舌红、剥脱少苔、声音嘶哑就宜起用。

1965 年一半百工人来诊，平素性急易怒，生活欠规律，饮水较少，近二十天左右，突然鼻衄，口苦舌燥，咽喉发涩，频频咳嗽，努力倾吐，不见痰涎，脉象滑数。即给与此汤，计石膏 20 克、玄参 15 克、麦冬 15 克、知母 10 克、川贝母 10 克、芦根 30 克、杏仁 10 克、枇杷叶 10 克、生地黄 10 克、甘草 6 克，加大黄 2 克降气泻火止血，日饮一剂。连饮八帖，症状逐渐消失，疗效理想。

## ◼ 290. 薏苡仁、马齿苋利水消肿

《伤寒论》以柴胡为主，有四逆散、小柴胡汤、大柴胡汤三个名方，临床投用，小柴胡汤占百分之七十，其次为大柴胡汤、四逆散。四逆散由柴胡、枳壳、白芍、甘草组成，属单刀直入玲珑剂，调理肝胆之气不舒，条达障碍，情志郁而不伸，邪聚凝结。适于胆囊炎、慢性肝炎，加配香附、甘松、茵陈、田基黄、鸡骨草、蒲公英，功力较好。治肝硬化作用欠佳，同鳖甲、䗪虫、牡蛎、丹参、红花、三棱、莪术、乳香、没药结合，就可提高疗能；若发生腹水，腿足亦现浮肿，压之凹陷，需添茯苓、泽泻、白术、猪苓、牵牛子、椒目等利尿药。并且还要注意两味编外者，薏苡仁、马齿苋可发挥祛湿行水的特殊作用，开量要大，薏苡仁 30 ~ 60 克、马齿苋 40 ~ 80 克，坚持长服，消除水肿成绩显著。

1980 年遇一东平妇女，乙肝转肝硬化腹水，脾大，门脉高压、胃内静脉曲张，双足臃肿如扣瓢，步履困难，患者请求先医其标，缓解痛苦。曾予加减五苓散，未见效果；乃改为苓桂术甘汤加味，计茯苓 50 克、桂枝 20 克、炒白术 30 克、泽泻 15 克、薏苡仁 60 克、马齿苋 80 克，水煎，分三次饮之，每日一剂。十天水去大半，惟胁下、腹中仍然胀痛，即于方内添了四逆散：柴胡 15 克、枳壳 10 克、白芍 10 克、甘草 3 克。此后没再复诊，据其父传话，情况迅速转化，症状消失，已上班工作。

## ◼ 291. 脉证结合举隅

《金匮要略》谓"男子平人，脉虚弱细数"，易盗汗；沉、小、迟，名"脱气"，疾行喘喝、手足逆冷、腹满、甚则溏泻、食不消化。实践观察，的确能发生如是情况。前人言脉学一分为二，"可凭亦不应全凭"；然证有假而脉少伪，在望、闻、问、切中仍占一席之地，还有颠扑不灭的价值。通过验证，阴亏血弱盗汗，脉象细弱；阳气不足，消化不良，进食大减，表现腹满，快走而喘，也司空见惯，都属阅历之语。

1977 年老朽于肥城诊一患者，夜间全身出汗、肚子发胀、疲劳、稍食便饱，晨起更衣久不成形，有五更泻症状，其脉沉细、微弱、无力鼓指，吃当

归、附子、人参、白术、熟地黄，大补阴阳、气血，依旧如故，医院委吾调理。即以固涩为主，重组新方，计浮小麦 60 克、麻黄根 15 克、黄芪 50 克、龙骨 30 克、牡蛎 30 克、山茱萸 30 克、五味子 15 克、茯苓 15 克、鸡内金 10 克、炒神曲 10 克、大腹皮 6 克、干姜 3 克，每日一剂，水煎，分三次服。五天即效，把量压缩三分之一，继饮未停，一月而愈。干姜不宜多开，刺激性强，可引起透表冒汗，反被其累；少用焕发阳气、健胃消食、催化他药、提升疗能。

## 292. 不要抛弃附子粳米汤

《金匮要略》腹满时减，复如故，伴有疼痛，为寒邪所致，"当与温药"。临床常见于胃病炎症和溃疡，均有类似情况，宜给予附子粳米汤。其中附子乃乌头侧根，同半夏组方，存相反之说，老朽亦曾用过，并未出现不良反应；鉴于后世提及"十八反"论，积重难返，防止发生不测，造成医疗事故，可以删去，只开附子、甘草、大枣、粳米四味，有呕恶症状，加陈皮、生姜。

1971 年遇一男子，患浅表性胃炎，感觉腹内积有冷气，上下流动，体虚畏寒，弱不禁风，脉沉无力，大便日行二三次，手足冰凉，要求给予大热纯阳补品。平性药物也恐雪上加霜，当时就授予本汤，计炮附子 30 克（先煎一小时）、甘草 10 克、大枣 30 枚（擘开）、粳米 100 克，添入肉桂 10 克、白术 20 克，日饮一剂，水煎服之。连用七天，病情即减；将量降至一半，三周而愈。由此看来，人们不愿派遣的小方，竟起栋梁作用。

## 293. 当归生姜羊肉汤加味疗阴寒

族伯父医少阴、太阴中寒腹痛，面青、下利、四肢逆冷、脉紧沉迟，认为感受阴邪或内在寒化，非亡阳之证，不宜投《伤寒论》四逆汤、白通汤，应按《金匮要略》所载给予当归生姜羊肉汤加炮附子、吴茱萸，最好添入时方药白芷香散止痛，十分理想。和附子粳米汤、人参汤（理中汤）、桂枝加芍药汤相比，虽病机各异，高屋建瓴，温中驱寒的作用，却占较大优势。这一实践，乃家传之秘，是对仲景先师遗业的继承、创新与发展。

1963 年老朽诊一大学研究生，从冬季感冒到正月元宵节，少腹部隐痛，下午转重，手足不温，面容憔悴，脉象沉弦无力，体格检查仅有肝囊肿，其他无异常改变。当时即开了此汤，计当归 15 克、生姜 10 片、精羊肉 100 克、吴茱萸 10 克、炮附子 15 克、白芷 15 克，每日一剂，水煎，分三次服。十天痛减，面现红润；效不更方，又饮两周，基本治愈，未再复发。

## ■ 294. 取大黄为引发挥药力作用

老朽调理胃病，喜投平胃散，以厚朴为君，苍术为臣，陈皮为佐，生姜为使，甘草、大枣护正，补中益气。尊家父经验，常加大黄 1~3 克，防止吃药呕恶，促进消化吸收，引药力下行发挥作用，而且尚有催化功能。

1973 年遇一厌食症，胸、腹胀满，泛酸嘈杂，舌苔厚腻，口中无味，吞咽不利，嗝气则舒，医院诊断：贲门狭窄、消化道溃疡、恶变待查。患者恐惧，要求改延中医施治。当时即给予苍术 10 克、厚朴 15 克、陈皮 10 克、甘草 6 克、生姜 6 片、大枣 10 枚（擘开）。吃了两剂，感觉恶心欲吐、逆气上冲，大便四日没下，病情未减反又加重；乃于方内添入大黄 3 克，继服三天。症状逐渐解除，排出干粪二次，告诉转安。观察此案，就易得知大黄的特殊功用。

## ■ 295. 己椒苈黄甘遂半夏合剂

凡胸腔积液、腹水潴留，上、中、下三焦胀满，肚大隆起，出现痞塞、气喘、呼吸不畅、小便短少，习称"积水综合征"。临床虽不多见，发病率低，但危重性高，民间谓之"气水双臌"。吾少时曾目睹赵联三老人调治一例。他是经方家，认为饮邪所致，"肠间有水气"，应突出泻水，通利大、小二便，《伤寒论》苓桂术甘汤、五苓散力微无济于事，十枣汤峻攻太过；只有投《金匮要略》己椒苈黄丸配合甘遂半夏汤，才富针对性。曾组建一方，名"驱饮荡水汤"，含椒目 10 克、葶苈子 20 克、汉防己 10 克、半夏 10 克、大黄 6 克、白芍 10 克、制甘遂 1 克、蜂蜜 30 毫升（冲），因甘草与甘遂相反，摒弃未用，水煎，分二回服，功力很佳，三剂即效。

1954 年老朽诊一类似患者，由医院转来，胸内积水，严重胀满，呼吸困难，纳少，数日更衣一次，脐眼没有外翻，乃以此汤授之，连饮三帖，尿量增多，泻下粪水半桶，自言其病若失。本证病理检查难定结论，特录出之，供作参考。

## ■ 296. 失眠开六味

老朽家传对神经衰弱、精神过度兴奋引起的失眠，无明显寒热现象，一般不投《伤寒论》黄连阿胶汤、《金匮要略》酸枣仁汤，亦不开黄连、肉桂交泰丸，除归脾汤，以镇肝、安魂、定魂为主，喜用百合、夜交藤、全蝎、合欢皮、龙骨、石决明六味，和黄元御大师所制天魂、地魄汤不同。根据需要，有时加白芍 10~15 克、龙眼 15~30 克，养心补血，然为数不多。这首小方运用得当，能有桴鼓之应。

1958 年于济南诊一铁路工程师，数月来思绪杂念萦绕，彻夜张目不睡，合眼则噩梦降临，十分痛苦，自言生不如亡。吃过多种药物，获效甚微，吾即取此汤试之，告其"成败与否，未敢必也"，计百合 30 克、夜交藤 30 克、全蝎 10 克、龙骨 30 克、石决明 30 克、合欢皮 30 克，每日一剂，水煎，分三次服。逢凶化吉，已见疗果，连饮十天，可眠 4 小时；劝其坚持勿停，凡七周，恢复了往常，颂扬良好。

## ▣ 297. 淡附子制作掌握标准

温病学派有人提出《伤寒论》应行于北，不适合南方，实际没考虑仲景先师家居南阳，非冰天雪地之幽燕、辽黑，殊为颠顶，令人难从。乌、附、桂、姜不是为北方而设，湖南、四川、上海、广东亦欣赏乐用，火神派粉墨登场，屡见不鲜。好友沈君言及，一名医喜开四逆汤，所遣附子动辄百余克，从无中毒现象，但救急功力均不明显。据药店反映，附子先经水泡多日，再加炮制，有效成分丧失殆尽，被讥为沽名钓誉，没有妙手回春。对此老朽见微知著，深有感触，凡开淡附子，并非不能入药，如按法制作，仍有治疗领地，武断乡曲，打入牢笼，使之永远不得面世，则欠公允，脱离了一分为二的两点论观。吾继承家传经验，一般不给患者吃淡附子，却对其临床和同道各守边界，毫无楚汉相争。

1964 年于青岛诊一原因不明功能性低烧的大学女生，发病四个月，曾破例授予淡附子 10 克、人参 10 克、黄芪 15 克、当归 6 克、甘草 6 克，师法东垣甘温除热。日饮一剂，连服两周，症消而愈，说明该品尚有显身之处。

## ▣ 298. 清虚火、余热用麦门冬汤

老朽家传经验，对热性病恢复期，强调增加营养，多食补品，如桂圆、黄精、山药、大枣、枸杞子、板栗、鹌鹑蛋，配合吃适量《金匮要略》麦门冬汤，认为"壮火食气"，热能伤阴，久病体衰，应当气阴双补，才可速转健

康。其中麦冬不仅滋水生津，还有润泽心肺的作用；量大，防止滑肠，发生便溏，加入山药、炒扁豆，即得纠正。粳米取晚稻，秋肃之气较全，既清虚火，也凉肺，抑木保金，同《伤寒论》竹叶石膏汤，共称流行性热证善后施治方。

1957年吾于山东省中医进修学校遇一林场工人，医院诊断类似流行性乙型脑炎，愈后仍有低热稽留，口干、恶心、消瘦、皮肤燥痒，体温不足37.5℃。就以此汤与之，计麦冬30克、人参10克、半夏10克、甘草6克、大枣20枚（擘开）、粳米60克，添入山药30克、石膏20克、炒神曲10克，每日一剂，水煎，分三次服。蝉联七天，邪退而安。

## ▣ 299. 要解放细辛、炮附子投量

老朽传承先父经验，凡外感风寒，身痛无汗，仍以解表为主，一般不加白芍，恐影响开腠驱邪；肌肉、关节拘紧，屈伸不利，皆投《伤寒论》桂枝去芍药加麻黄附子细辛汤。取大量生姜、细辛、炮附子，温通经络，搜风散寒，计生姜15片、细辛10克、炮附子30克（先煎一小时）、桂枝20克、甘草10克、大枣15枚（擘开），共七味。若汗少、疼痛不减，增白芷15克、独活15克，便能消除。

1964年赴合肥出席中医大学教材修审会议，一机关干部求诊，谓下乡协助工作，遭风寒袭击，身上骨楚，怕冷无汗，遍体疼痛，希望吃中药攻逐病邪，将疼痛化解，就给予本汤加味方。他看后提出细辛、炮附子太多，虽在初冬，地处南方，要求减半应用；乃把炮附子改为15克、细辛6克，连饮四剂，几乎无效。通过说服，升至原量，又吃四天，竟康复上班。所得结论，炮附子、细辛，不可畏之如虎，放宽其量，能药到症消。

## ▣ 300. 谈桂枝加桂汤

《伤寒论》所载奔豚病，"气从少腹上冲心"，投桂枝加桂汤，后世在加桂上理解差异，或云桂枝、或言肉桂，议论不一，毫无意义。桂枝汤原方开桂枝三两，桂枝加桂汤为五两，桂枝加桂汤超过桂枝汤二两，就表明了是桂枝而非肉桂。此方疗奔豚有一定功力，但乏长效，反弹率高。老朽借其调理寒气入腹，疼痛喜按，热敷则舒，突出桂枝温化，重用甘草补中，白芍酸敛平列，能默收佳绩。治疗对象是气体游走活动者，不一定由下上冲。经验表明，桂枝量大镇逆、降血压、活血通脉，可抑制邪气内动。

1963 年诊一月经初断的五十岁家庭妇女，半年来肚子发胀，似有小鼠乱窜，无气体上行直抵咽喉，白天轻，夜间卧床转重，怀疑鬼祟缠身，惊恐万分，吃药、打针均少效验。延吾施治，因匮无良法，即以本汤与之，计桂枝 40 克、白芍 10 克、甘草 15 克、生姜 10 片、大枣 10 枚（擘开），每日一剂，水煎，分三次饮下。连服十天，症情锐减；嘱咐继续勿停，延至三周而愈。过了数月相告，未再复发。

## ▣ 301. 细心能防误诊

伤寒病传经，指邪气发展，从太阳开始，沿着规律应传少阳，发展迅速，亦可直传阳明，切忌固守经界学说，死于句下。1954 年老朽遇一新闻记者，头痛、脉浮、恶寒、无汗，表现太阳症状；过了三天逐渐口渴、烦躁、脉数，身上已见小汗，恶寒现象解除，转向高热，热入阳明，当时给予白虎汤加味，数日而愈。如不灵活运用仲景先师学说，被常规套住，则会"书不误人人自误"，导致医疗差错。

吾幼年曾见到杏林前辈，调理一农民腹胀、大便似水、神志若狂，开了理中汤加味；忽然大呼"停煎"，告诉患属，反复推敲，此乃"胃家实"，由于盲断，误把"热结旁流"少阴急下视为虚证。改成大承气汤，饮了两剂，更衣数次，泻去燥屎十余枚，热退、胀消、病况尽失。该案很富启发性，故"细心观察，考虑才能周匝，遣药方合分寸"，"实含羸状、虚有盛候"，临床的座右铭，需牢记脑中。

## ▣ 302. 寤而不寐，酸枣仁加桂枝龙骨牡蛎汤

齐鲁医学，源于东夷文化，发展过程中，吸收外地大量传统艺术，丰富了临床各科。民国时期山东经方派，传播《伤寒论》《金匮要略》学说，尊仲景先师为"医圣"，"道法南阳"。调理神经衰弱、失眠多梦、心悸不宁，主张养阴补血、镇肝潜阳，常投酸枣仁汤加龙骨、牡蛎，添少许桂枝温化心阳、降逆气下行、抑制血压升高，很有特色。家父誉为独辟蹊径、别开洞天。认为酸枣仁安心定志，位居方首，同龙、牡相配，尚可抵消二药固涩肠道、影响大便下行的不良作用。

1955 年老朽在德州遇一惯性少寐患者，身形瘦长，貌似神经质，晚上精神抖擞，彻夜寤而不睡，吃温胆汤、归脾汤、酸枣仁汤、黄连阿胶汤均无效而

终。最后想到此方，即授予酸枣仁 30 克、知母 10 克、茯神 15 克、川芎 10 克、桂枝 6 克、龙骨 40 克、牡蛎 40 克、甘草 6 克，每日一剂，水煎，下午 5 点、10 点分二次服。孰知三天便效，连饮半个月，基本治愈，功力可观。

## ◪ 303. 桂枝芍药知母汤化裁

《金匮要略》谓"盛人脉涩小，短气，自汗出，历节疼，不可屈伸"，是"饮酒汗出当风所致"，殊不尽然。但"身体尪羸，脚肿如脱"，关节肿痛，用桂枝芍药知母汤施治，很有意义。老朽临床发现，桂枝、白芍为重点，知母属花瓶陪衬品，麻黄、白术、防风、炮附子不宜轻视，也是攻城陷阵的药物。经验得知，摒弃知母、甘草、生姜，将桂枝、麻黄、白芍、防风、白术、炮附子组成一方，加大防风、炮附子投量，其助阳搜风、祛寒胜湿的作用，毫无逊色。调理风湿性与类风湿关节炎，能大显身手，堪称伤寒派医家开门执业举措方。

1970 年吾于新汶矿物局诊一少女，医院印象痛风，尿酸在正常范围，病史四个月，剧痛难忍，怕激素发胖、骨质疏松，吃止痛片维持。当时就以本汤授之，计麻黄 10 克、桂枝 15 克、白术 15 克、防风 20 克、炮附子 30 克（先煎一小时），加了制乳香 10 克、炒没药 10 克，日饮一剂。连服 30 天，病情已被控制；把量减半，继续未停，月余后则从事体力劳动了。

## ◪ 304. 炮附子、吴茱萸治阴寒要加桂枝

《金匮要略》言"中寒家喜欠，其人清涕出"，下利，绕脐痛，为寒冷之邪内积外在表现，属干姜、附子、吴茱萸适应证。加桂枝温化，能提高处方功力。由于投量大小关系，收的疗果不一。时方派比较谨慎，除吴茱萸量少，其他每味也就 6 ~ 10 克；而伤寒家都开到 15 ~ 30 克，差别很大。老朽见过吴七先生调理阴寒、溶化冰冻，以炮附子 30 克起步，用四逆汤加肉桂、吴茱萸，均不低于 10 克，成绩颇佳。该弟子说，其师施治虚寒疾患，掌握三个特点：一是有炮附子，不用生附子、熟附子、淡附子；二是写肉桂，无者改为桂枝，量增一倍；三是防吴茱萸辛辣难咽，多配甘草；四是趁热吃药，起床活动，促进吸收，身上透出小汗。经验宝贵，值得效法。

1966 年冬季吾在济南诊一合作社职员，外出采购感受风寒，暴发腹内疼痛，怕冷、流涕、大便溏泻，医院怀疑肠炎、阑尾炎，委吾以中药与之。曾授

予五苓散加芍药甘草汤，病情不减；改为此方，计炮附子 15 克、干姜 15 克、桂枝 10 克、吴茱萸 6 克、添入行气、芳香化浊的白芷 10 克，仍无显效；乃将炮附子加至 30 克（先煎一小时）、吴茱萸 15 克、桂枝 15 克，逐渐痛止症消，且见微汗而愈。通过本案可以了解，巨寒内停，一则虽遣炮附子、吴茱萸当主将，量小，生米不易炊熟；二为取桂枝温经活络、启腠宣表，双向驱邪，事半功倍；三则利用白芷发散开窍、止痛，综合医疗，固然不属捷径，也算异药同治。

## ▣ 305. 复脉汤简化方

《伤寒论》炙甘草汤，又名复脉汤，医"脉结代，心动悸"，即心律不齐、期前收缩，脉象间歇。以之治疗气血亏损、身体羸弱亦有功力，虽重用甘草四两，称"炙甘草汤"，然在投量上突出生地黄一斤，占第一位，其次则为麦冬、麻子仁、大枣。事实证明，对心脏期外收缩能起重要作用，所以不宜单从药量多寡而定君臣佐使。老朽经验：生地黄独居鳌头，却非专题圣品，将其减去并不影响大局。方内清酒为引，近代都开黄酒 30~60 毫升，收效甚佳。根据临床进一步简化，彰显人参、桂枝、麦冬、大枣、甘草，重组一方，命曰"纠正心率汤"，改善心慌、惊悸、怔忡、忐忑不安，计人参 15 克、麦冬 15 克、桂枝 15 克、大枣 30 枚（擘开）、炙甘草 10 克，每日一剂，水煎，分三次服，6~10 天可见疗绩。

1968 年于山东莱芜遇一教师，因亲人夭亡，心悸，夜间易惊，闻大声呼喊，就身体震颤、抖动不已，医院诊为神经官能症。当时就以此汤与之，嘱咐家属督促连饮，注意观察病情。先后吃了三十帖，便彻底治愈。

## ▣ 306. 大青龙汤治温病

伤寒派调理温病初起邪在卫分，口渴、舌红、身热、无汗、脉来浮数，投大青龙汤，桂枝减量，重用石膏，加黄芩、山栀子，比桑叶、薄荷、菊花、连翘、牛蒡子、金银花见效较快。业师常讲，后人把伤寒、温病截然分开，虽属好事，在遣药方面不应一刀两断，伤寒方不能施治温病的论点属于误解，清代温病旗手叶、薛、吴、王遇外感风寒，亦用小剂麻、桂、姜、附，仍未脱离《伤寒论》学术系统，具传承关系，其进化思想，发展了仲景先师学说，并非隔江两岸、对立观火。

1956 年老朽于济南山东省中医院诊一大学男生，流行性温病，邪犯上焦，体表症状明显，遵照《外感温热篇》，先解除卫分无汗恶寒、尿赤、体温升高，和该校领导协商，注射抗生素，还应配合中药。同意后就给予大青龙汤加减，计麻黄 6 克、桂枝 6 克、石膏 45 克、杏仁 9 克、黄芩 15 克、蝉蜕 9 克、山栀子 15 克、大豆黄卷 20 克，水煎，分三次服。吃了两剂，微汗津津，发热渐退；继饮一帖，症消而愈。说明麻、桂若与凉药为伍，完全可以为驱逐热邪服务。

## ▣ 307. 伤寒七危证

《伤寒论》厥阴篇，言伤寒七种情况：

脉微，手足厥冷，灸之不还；

下利，厥逆，躁不得卧；

下利甚，厥不止；

发热而利，汗出不止；

下利，手足厥冷，无脉，灸之脉不出，反喘；

下利后脉绝，手足厥冷，晬时（一日夜）不还；

下利多，脉反实。

均属于死证。

临床所见，虽不太多，确实不易回苏。其中下利（腹泻），失去营养；汗出不休，阴阳双亡；手足冰冷，体温、血压下降；心脏骤停，脉搏动止，最后呼吸即停，习称"断气"，乃严重危笃现象。尽管如此，仍应急救，人参、附子、干姜、肉桂、葱白，都要派上用场。

1952 年老朽于吴桥诊一七十农翁，风寒感冒卧床不起，汗出表解，转为腹泻，日七八行，吃参、芪、术、苓，依然不减，又添四肢逆冷、喘促不宁、脉象沉微、指头如冰冻，因吾缺乏经验，劝其延请老岐黄家调理。从东光聘来王姓名宿，授与四逆汤加白术、猪苓，告诉病入膏肓，效可继服，否则预后不良，准备不幸之事。饮后稍见效果，五日逐发恶变，不久归天。本例吻合《大论》记载，笔录供献医林。

## ▣ 308. 发汗九忌

《伤寒论》麻黄汤禁忌：尺中脉微、误下尺中脉微、胃家寒、咽喉干燥、淋家、疮家、衄家、汗家、亡血家九条，后六条因阴虚血亏，不宜发汗再伤津液，避免落井下石、阴亡阳亢，甚至阳随阴脱，很有意义。虽然邪在太阳，为麻黄汤适应证，亦不可孟浪从事，乃书内预防发生负面影响而致的一大特色。否则还会引起吐蛔、便血、发痉、寒战振慄、恍惚心乱、失眠、尿后疼痛、额上陷、直视不能眴等现象。

1960 年老朽遇一大学教授，素有肺结核史，医院检查结合灶已钙化，风寒感冒，头痛、流涕、脉紧、恶寒、无汗，乃典型麻黄汤对象，即给予麻黄 10 克、桂枝 10 克、杏仁 10 克、甘草 6 克，加了羌活 6 克、荆芥 6 克、防风 6 克，水煎，分三次用。一剂汗出表解、发烧即退，却吐痰带血，犯了亡血家警示；吾也比较惊慌，幸亏病况好转，所余二帖停服，改为白及 10 克、小蓟 20 克、代赭石 15 克、黄芩 10 克、蒲黄 6 克、花蕊石 10 克、灶心土 30 克，连饮三天，血止症消，未有复发。这例误治教训，至今记忆犹新。

## ▣ 309. 下利慎用泻药

读书要活、诊病要真、处方要选、遣药要准，谓之"四得"。《金匮要略》言腹泻"三部脉皆平，按之心下坚"，以及"脉迟而滑"，下利"未欲止"，提出应急下，投大承气汤。实际急下条件并不俱备。尚说腹泻已瘥，"至其年月日时复发者，以病不尽故也"，亦须攻下，吃大承气汤，切勿盲从。宋代整理此书时，未有考虑传抄过程中杂入后人旁注或附语，令鱼目混珠，名著失色。众皆周知，除火邪燥聚、热结旁流，下利患者都不可以泻制泻，犯"虚虚"之诫，造成预后不良。

1955 年老朽遇一太阴下利患者，本宜开桂枝加芍药汤，由于腹直肌痉挛，疼痛拒按，误认肠有宿屎内结，即授予桂枝加大黄汤，排出大量粪水；情况转笃，乃改换四逆汤（生附子、干姜、甘草）加白芍、茯苓，始化危为安。若给与大承气汤，则后果不堪设想了。

## ▣ 310. 风湿用麻黄加术汤再加附子、薏苡仁

《金匮要略》认为感染风湿，二者相搏，一身尽痛，宜发小汗，否则风去湿留，不易全解，均以麻黄透肌开表，投麻黄加术汤、麻杏苡甘汤。痛甚，"不能自转侧"，加炮附子；大便干，"小便自利"，重用白术。炮附子量大三枚，白术四两，约今天平均 70 与 40 克。老朽经验：附子如法炮制、久煎，分

三次服，不会带来风险，抬头见喜，能获良效。"悬空寺医家"轻描淡写，遇风湿疾患，开附子不逾三钱，十克左右，对疑难杂证等于熛火磷光，很难救死扶伤；火神派了解这一点，常夺鳌头。附子不只镇痛，通过其热温化，还驱散湿邪，湿去风孤，风邪易于清除，一箭三雕，非它莫属。惧怕纯阳破阴，或乌头碱尚存，因噎废食，是自毁战刀。

　　1968年吾诊一农民，探亲冒雾远行，遭受风湿，身重，遍体酸痛，口腻苔白，卧床不起，行动困难，即给予麻黄加术汤，添入薏苡仁40克、炮附子20克。饮后未显功力，乃将炮附子增至40克，每日一剂；连服七天，病消痛止，恢复了健康。

## ▣ 311. 中风、伤寒的调理

　　《伤寒论》指出，太阳病发热、汗出恶风、脉缓为中风，投桂枝汤；头痛、恶寒无汗、脉紧为伤寒，投麻黄汤。实际风亦有寒、寒亦有风，临床不宜将中风、伤寒划界分开，应在有汗、无汗上辨证施治。单纯从恶风、恶寒或脉缓、脉紧给予桂枝汤、麻黄汤，会发生药不对证的误诊。中风同样可用麻黄，如大青龙汤；伤寒汗出、余邪未尽用桂枝，如桂枝汤，身体已虚，再行解表，易导致《厥阴篇》所言"其人汗出不止者死"的危局。因此学习《伤寒论》，要掌握桂枝汤的治疗对象不能用麻黄汤，麻黄汤证汗出不解可开桂枝汤，这是一大特点。

　　1970年老朽在新泰遇一外感伤寒患者，头痛、流涕、脉紧，盖三层棉被仍骨楚恶寒，吃了麻黄汤微见小汗，发烧减退，病情未有较大缓解；嘱咐再饮一剂，虽然汗出转多，又觉恶寒，当时认为阳虚所致，欲进桂枝加附子汤。患者对附子含乌头碱抱有戒心，即授与桂枝汤加人参，计桂枝10克、白芍10克、甘草10克、人参15克、生姜6片、大枣30枚（擘开），突出大枣之量。日服一帖，四天而愈。说明麻黄汤对象，可用桂枝汤。

## ▣ 312. 甘草附子汤加味的应用

　　早年吾在药店应诊，曾见一处方，言来自外地一精通《金匮要略》善调内科杂病的老医之手，专治风湿相搏关节疼痛，屈伸障碍，喜投甘草附子加味，所开药物别具一格，遣量大小相差悬殊，为罕睹特色。其方写有白术60克、炮附子30克（先煎两小时）、桂枝30克、甘草3克、细辛3克、独活30

克、苏木 3 克、麻黄 3 克，患者反映良好，杏林议论不一，感到费解，却举手称赞。从量上推敲，白术当先，炮附子、桂枝、独活皆属君主，将温经、助阳、止痛置于首位；开表散湿、活血通络居次。白术起两种作用，一是健脾胜湿，二为利水下行尿路。除苏木一味，都在经方范围药品之内，很有妙意。

1956 年诊一急性风湿性关节炎患者，双膝红肿，剧痛，牵及足部，已卧床不起，医院委老朽中药调之，即授与此方。日饮一剂，蝉联二周，病情锐减；把量压缩一半，又服十五天，症消而愈，效果可观。

## 313. 小腿胀痛重用白芍

凡从事久坐工作，或活动量少的人群，特别是老人，易发生小腿酸胀、腓肠肌痉挛，疼痛不已，除气血循环不良、缺钙，亦和血虚、寒邪内积有关。老朽调理此证，往往不投《伤寒论》芍药甘草汤，习开桂枝汤加炮附子温通经络，以白芍为君，桂枝、甘草为辅，很起作用。添入少许炮附子，可防止大量白芍酸敛产生阴凝的负面影响。一般是白芍 30~50 克、生姜 6~10 片、大枣 10~15 枚。

1970 年于山东新汶遇一乡镇干部，医院诊断为坐骨神经痛，小腿较重，行走困难，吾即以本方与之，计白芍 40 克、桂枝 20 克、炮附子 15 克、甘草 20 克、生姜 10 片、大枣 20 枚（擘开）。嘱其每日一剂，水煎，分三次服，坚持勿懈。共二十天，彻底治愈，四个月信告未再复发。

## 314. 有利思想解放处方

岐黄前辈大瓢先生，刻苦力学，对世态炎凉从不计较，奉行"戏剧人生"。喜吃海带、蘑菇、豆腐、丝瓜、黄花菜，喝茉莉花茶，称"安乐餐"。创制一首处方，专调胸怀狭窄、精神抑郁、思想固执，名"释忧汤"，有香附 6 克、甘松 6 克、柴胡 6 克、郁金 6 克、石菖蒲 6 克、藿香 6 克、半夏曲 6 克，长时不断应用，易得裨益。吾临床接触外界颇广，常将此方赠与患者，反馈有效，视为良师益友。

1958 年遇一神经衰弱患者，被揪心杂念缠绕，锁于家庭圈子，感觉无法解脱，即劝其口服此汤。据云先后饮了数十剂，精神状况大有好转，食欲、体重增加，尚评为单位优秀人才。

## ▣ 315. 经方排脓药

《金匮要略》排脓散、排脓汤，合为一方，不用鸡子黄，医外科疮疡已经化脓，溃后促使迅速溢出，往往被人忽视，却有一定作用。计枳壳 15 克、白芍 10 克、桔梗 20 克、甘草 10 克、生姜 6 片、大枣 15 枚（擘开），加皂刺 10 克。若外流不畅，与气虚有关，加黄芪 15～30 克，连服 5～9 剂，能缩短疗程。桔梗乃主将，功专驱脓，30 克为限，不宜太多，防止所含皂苷中毒呕恶。在红肿阶段，切勿给予黄芪，增重疼痛，延长炎症时间。老朽家传经验：无脓，清热解毒，令之内消；化脓，引领外流，可投补药。

1957 年诊一急性乳痈患者，红肿灼热，体温升高，疼痛十分严重，医院力主注射大量抗生素，结果反而乳腺化脓，溃破引流，外出甚少。要求改开中药，即以此汤与之，添入黄芪 30 克，日饮一帖。五天脓尽，逐渐生肌而愈。黄芪属内托良品，外科圣手，用量常达到 100 克，最易收口。

## ▣ 316. 专题药物

医界诸友总结经验，谓颈椎病用葛根 30～60 克，加没药 6～10 克；失眠用半夏 20～40 克，加丹参 10～20 克；尿道热痛用野菊花 20～40 克，加白头翁 15～30 克、穿心莲 10～15 克；热痹用生地黄 30～60 克，加白芍 20～40 克、防己 10～20 克；顽癣用苦参 30～60 克，加土茯苓 30～60 克、徐长卿 15～30 克；气虚低热用黄芪 30～60 克，加当归 10～15 克、柴胡 3～6 克；嗝气用代赭石 20～40 克，加苏梗 10～15 克、龙骨 10～15 克、牡蛎 10～15 克、大黄 3～6 克；耳鸣用女贞子 20～40 克，加木贼草 10～20 克、全蝎 10～15 克；肝癌用莪术 20～40 克，加鳖甲 15～30 克、红景天 15～30 克、牡蛎 15～30 克；子宫内膜异位症用王不留行 20～50 克，加䗪虫 10～15 克、乳香 6～10 克、没药 6～10 克；健身益寿用红景天 15～30 克，加人参 10～15 克、黄芪 10～15 克、当归 6～10 克。老朽调理慢性溃疡性结肠炎，习用仙鹤草 20～40 克，加白头翁 10～20 克、秦皮 6～10 克；妇女白带，用贯众 20～40 克，加白果 15～20 克、鸡冠花 10～15 克，均有功效。

## ▣ 317. 保健良品薯蓣丸

中药壮阳之仙茅、淫羊藿、肉苁蓉，类似激素。《金匮要略》薯蓣丸，从健身作用讲，亦可称养生的激素，但和现代医学所说的激素制剂概念不同。方内以大量山药平补为主；当归、生地黄、川芎、白芍、大枣养血；人参、白术、茯苓、甘草益气；其余桂枝活络，麦冬滋阴，神曲、干姜开胃，杏仁、桔梗、防风、柴胡、白蔹、大豆黄卷，清热解毒、条畅气机；用延寿药蜂蜜为丸，很有意义。老朽在药店坐堂时，曾配制本丸，对易患感冒、身体虚弱、气血两亏、精神不振、营养不足，劝之应用，三个月能改善羸、衰状态。

1962 年诊一建筑工程人员，形貌瘦小，行走乏力，感觉疲劳不堪，医院检查没有器质性变化。嘱其专吃此丸，以两个月为期，每回 10 克，日服三次。约 70 天，健康逐渐恢复，面色红润，体重增加，可在野外上班安排工作了。关于投量，山药占六分之一，甘草第二，他药根据病情需要，斟酌而定；书中之量，权做参考。厚积薄发，功到效成。

## ■ 318. 信古不要泥古

他山之石，均能攻玉；医术争鸣，有利商榷。老朽对大柴胡汤内有无大黄，除依据条文"下之则愈"，参考《金匮要略》含大黄二两，认为《伤寒论》大柴胡汤中应有大黄，毋庸置疑。白虎汤对象"里有寒"三字，乃传抄、翻刻之错，要予以纠正，防止误而继误，后世再作无谓的考证。中风有汗，表邪不解，令人困惑，实际春季伤风易见这一现象，桂枝汤可治，属广义"伤寒有五"的病种。吾遇到过感染患者，敢为同道言。大建中汤调理阴寒腹痛，主药是蜀椒，人参、干姜居辅。蜀椒麻醉、止痛作用较短，和炮附子、白芍组方相比，取效快，不及附、芍持续时间长。

1966 年于山东省中医院诊一血痹患者，四肢麻木不仁，给予黄芪桂枝五物汤（黄芪、桂枝、白芍、生姜、大枣），开了大量黄芪，结果疗力很低；添入活血逐瘀的鬼箭羽 15 克、通利经络的独活 30 克，共饮十天而愈。因此，传承先圣遗产，也要避免局限其学说，死守原方。

## ■ 319. 文蛤汤应用

老朽调理感受风寒，表现太阳症状，头痛、脉紧、无汗，若口渴、体温升高，常投《金匮要略》文蛤汤，由麻杏石甘汤加文蛤、生姜、大枣七味组成，能清热散火，解除表邪，属内外双治方。临床医家运用较少，乃被忽略的经方之一。五苓散对象为太阳蓄水证，与此不同，缺乏经验者易于混淆，铸成大错。文蛤习称海中花蛤，古代又称魁蛤，味苦性平，生津、祛痰、除烦，和石膏配伍起降火止渴作用，虽然口渴，因存在表邪，一般不加人参，与麻黄同方，是仲景先师艺术传灯、不言之秘。

1962 年吾于济南诊一老妇，外感六日，口渴、烦躁、发烧、恶寒、无汗，伴有哮喘、喉内痰鸣。当时考虑无对应良方，十分踌躇，只可搬出本汤试之，计麻黄 10 克、杏仁 10 克、石膏 45 克、文蛤 30 克、甘草 6 克、生姜 6 片、大枣 10 枚（擘开），水煎，分三次服。连饮两剂，竟汗出、热退、喘平，效果甚佳。兹特录出，供业友深入探讨。

## ◼ 320. 二五一百方

阴虚火旺，津液匮乏，口干舌燥，五心烦热，小溲黄赤，大便秘结，体温不高，表示内外烧灼现象，临床所见，多为老年人、更年期妇女自主神经功能失调。调理时除滋润枯木、壮水熄焚，设大剂养阴、生津、育液，然非六味地黄丸、知柏八味汤普遍适应对象。给予时方或温病学派笼中之品，反而易瘳。山东民间流传一首"二五一百方"，内含生地黄 20 克、麦冬 20 克、玄参 20 克、女贞子 20 克、何首乌 20 克，药味五、投一百克而命名。其中无芩、连、膏、知，专于补阴、壮水，看来比较单纯，但临床功力十分可观。

1971 年老朽在新泰诊一巾帼管理人员，已步入花甲，心、肝火邪旺盛，肾水虚衰，颜面潮红，舌绛少苔，夜难入睡，烦躁不安，手足灼热，渴喜饮水，脉来细数，尿液黄赤，更衣三日一行。开始授予清贤吴瑭增液汤（玄参、麦冬、生地黄），疗效不显，乃改为二五一百汤，每天一剂，水煎，分三次服。连用两周，即火退病却，恢复健康，未再复发。

## ◼ 321. 中暑要注意体温

夏季中暑，《金匮要略》谓"喝"病，表现出汗、身热而渴。由于汗腺开放，宣散体温，汗后微有"恶寒"，是常见现象，与太阳表邪未解、汗多亡阳不同，要区别对待。给予白虎加人参汤（人参、石膏、知母、甘草、粳米），乃标准处方。老朽家传，凡夏季中暑发热者，临床应用，获益最佳；如体温不高，因石膏大寒，望勿盲投，可开生脉散，调治气液两伤，比较适宜。误吃白虎加人参汤，损害元阳生机，则祸不旋踵。

1951 年一教师求诊，适值酷夏炎火流行，夜间乘凉，犹汗流浃背，井水中沉李浮瓜，亦难解渴。吾抓住"口渴"二字，认为中暑，授予白虎加人参汤，石膏为主，写了60克，患者饮后感觉胸闷、心悸、厌食、无力，汗出仍多。家父闻之大惊，阻止停服，另书一首生脉散加山萸萸，计人参30克、麦冬30克、五味子30克、山萸萸15克，水煎，分三次用之。蝉联三帖，情况改变，向好的方向转化；药没更易，又吃二日，症去返安。这个案例，属吾生平过失，教训深刻，录出以告诸友，避免航行再触暗礁。

## 322. 附子驱寒止痛勿要单战

《伤寒论》太阳篇桂枝汤临床比较广泛，习称药谱第一方。若发汗、泻下、烧针、火疗，邪仍不解，转为坏病，不可再投桂枝汤。要"观其脉证，知犯何逆"，随证调治，是书中的重大看点。如汗、吐、下后心中懊恼、反复颠倒、虚烦不得眠，用栀子豉汤（山栀子、香豉）；热刺、火迫惊狂、卧起不安，用桂枝去芍药加蜀漆龙骨牡蛎救逆汤（桂枝、蜀漆、龙骨、牡蛎、甘草、生姜、大枣），就是例子。医家诊疗最怕蒙上雾水，遮住视线，"胸有成竹"存在倾向性，导致治有所偏。像火神门派，弓开对准《伤寒论》四逆汤，射出药物为附子，与祝融系统全面起用温热处方，缺少吻合；一条腿走路，被呼孤家寡人，思想狭窄，不能显示特殊色彩，限制了自己的发展，难以树立引人师法的学说，乃其不足之处。

1975年老朽遇一阳虚内寒患者，面晦、手凉、唇色㿠白、脉象沉弱、大便较溏、腹痛严重，曾给以桂枝汤加附子，疼痛依然；改与太阴桂枝加芍药汤，重用白芍，仍加附子，病机好转，还不理想。遂另起炉灶，取附子为君，开了四逆汤，共三剂，寒、痛症状仍减不足言；即于此基础上添入他药，计炮附子30克、干姜20克、蜀椒10克、肉桂10克、吴茱萸15克、甘草10克，每日一帖，分三次服。连饮两天，便见效果。说明推出附子独战沙场，建功甚难。

## 323. 牡蛎泽泻散治水肿

老朽早年在药店坐堂时，曾见一抄本《医门杂录》，记有《伤寒论》"大病瘥后，从腰以下有水气"投牡蛎泽泻散，谓治水臌，即今所言脾大、肝硬化腹水。因商陆有毒，将其减去，换成牵牛子，俗称"二丑"，计牡蛎15克、泽泻15克、海藻15克、泽漆10克、葶苈子20克、天花粉10克、牵牛子6

克，这一组方除蜀漆催吐不宜多开，比较平妥，和十枣汤不同。含有天花粉（瓜蒌根），利尿而不伤阴；牡蛎、海藻软坚散结，具消肿块专长。实践观察，易获效果，属不倒翁方。由于岐黄界应用甚少，致淹没而未得彰。

1956 年冬季，同学兄徐彻千介绍一平度同乡，水肿，从腹至足均按之凹陷，医院检查脾大，无肝炎史，且排除营养不良。吾二人合议，试以此散转化之汤，每日一剂，水煎，分三次服。嘱咐连饮勿辍，过了半月来济复诊，竟然邪去水消；追踪询问，未再复发。经验表明，稳健药物取效虽慢，但久而力强，也是一大特色。

## ▣ 324. 肺病用旋覆代赭汤

《伤寒论》旋覆花代赭石汤，医逆气上冲，胸闷、噫气、打嗝、呕吐，宜于胃炎、肺不肃降、妊娠恶阻、大便下行不利。老朽添入紫菀、桔梗、泽漆，专题调理支气管扩张，痰液壅盛似水量多，命名"降逆汤"，计代赭石 30 克、旋覆花 15 克（布包）、人参 10 克、半夏 12 克、桔梗 10 克、紫菀 15 克、泽漆 10 克、甘草 3 克、生姜 10 片、大枣 5 枚（擘开）。根据传统学说，痰由饮化，利水祛痰，若舌苔白腻，湿邪较甚，宜加葶苈子 20 克。业师经验，虽可重用茯苓 20 ~ 40 克，然止咳、定喘的功能比葶苈子逊色，一般不要取而代之。

1972 年遇一土不生金，肺气失降患者，医院诊为肺纹理紊乱、支气管扩张，只有稀疏咳嗽，无哮喘现象，二十四小时吐痰半盂。吾黔驴技穷，亦乏良法，即以此汤与之，每日一剂，水煎，分三次服。吃了十天，病情减半；又继续一周，未来更方，家属反馈，基本治愈。

## ▣ 325. 经方中含时方药

时方药菊花、防风，非源自后世，《金匮要略》早已应用，侯氏黑散所开十分，在薯蓣丸、防己地黄汤、桂枝芍药知母汤，亦取之组方，且桂枝芍药知母汤投与四两，仅次于白术，和桂枝并驾齐驱。不仅如此，半夏厚朴汤治"咽中如有炙脔"的梅核气，尚用苏叶二两。这些麻桂、姜附、硝黄之外的宣散药，不宜列入时方专利品，还要恢复庐山真面目，回归经方队伍中。有的叶派医家强调其独立性，同《伤寒论》系统无关，实际《金匮要略》也是仲景先师名著，二者联体，划河为界，乃一大错失。上述三味，菊花、防风、苏叶，凉、温稍异，都属解表药，防风、苏叶祛风散寒，给予虚弱人作用良好，不是"果子药"。同道陕西米伯让告诉老朽，三者合用疗效平和，功力可靠，凡不耐麻黄、桂枝的病友，均能得汗而愈；与吾临床经验相符，菊花虽然辛而微凉，携手防、苏，彼此之间不会生碍。

## ▣ 326.《伤寒论》医广义伤寒

研究中医，拜师学艺，应听其嘉言懿行，传承经验，还要深夜孤灯，读书万卷，取精用宏，从大量资料中进行科学抽象；切忌胶柱鼓瑟，脱离实践。高僧坐禅精神，非旦夕而就。老朽曾对门生讲，探讨岐黄术，刻苦力学，步步深入，遇到质疑问题，追求客观适用为标准，最怕武断，一锤定音。以广义伤寒作例，是外感疾患总称，属于时令病，《难经》言包括狭义伤寒、中风、热病、湿温、温病。《肘后备急方》谓伤寒、时行、温疫，同种异名，因此孙思邈引《小品方》说，伤寒乃雅士之辞，天行、温疫是大众田舍的称号。宜从总体看，广义伤寒一条龙下凡，并非无系统的群魔乱舞人间。仲景先师《伤寒论》虽不能概括所有流行性疾患，却可同调狭义伤寒、中风、温病、中暑、湿温、疟疾许多杂证。

吾现身说法，1950 年诊一发热患者，口渴、厌食、烦躁，由于汗出恶风，误认中风，给予桂枝汤，根据先贤舒驰远之说，加入小量石膏；只吃一剂，汗液减少，体温升高，才恍然大悟，原属正阳阳明。在家父指导下，改换了白虎汤加青蒿、板蓝根，连饮三天，即转化而愈。若继续照中风初起施治，后果则不堪设想了。

## ▣ 327. 桂枝汤白芍不宜减量

方药相应，为临床重要一环，如：伤寒无汗，用麻黄汤；中风有汗，用桂枝汤；邪入少阳往来寒热，见此一证，便用小柴胡汤。同时亦要掌握多项对应性，像白虎汤、四逆汤证就比较复杂，尚需观察体温、口渴与四肢逆冷、下利清谷；否则，易于失手，发生差错。有人怀疑，桂枝汤内白芍，非解表对应品，无启迪性；殊不知中风之汗乃邪气刺激玄府，毛孔开张，吃桂枝汤温覆、啜热粥以助药力，遍身微似有汗，外邪从鬼门排出，加白芍防止重汗伤阴亡阳，告诫人们不可令如水流漓，病瘥停服，它的作用意义甚大。据山东孙姓名家言，诊一老年中风患者，给予原方桂枝汤，恐白芍影响宣散，将量减去一半，没见疗效；出现口渴、"蒸蒸发热"，转入阳明，大便数日不下，化为调味承气汤证，吃了大黄、元明粉、甘草，才中款治愈。忆及此事，孙老医生即感到歉疚。在理论上桂枝、白芍同用，习称调和营卫，也与此有关。

## ◼ 328. 经方加味专治咳嗽

清末济南有一经方派老医，善调外感咳嗽，除投《伤寒论》小青龙汤加茯苓、泽漆，还常开《金匮要略》苓甘姜味辛夏仁汤，加麻黄宣肺、旋覆花降气、民间药四叶参祛饮化痰。这两首处方，吾得之于社会流传，临床运用，功力彰显，值得钩沉。有人陷入桎梏，专门取其寻疗，声誉鹊起，获了名人称号。二方以兄弟行，施治略有不同，然无相互龃龉。

1965 年于山东省中医院诊一老人，慢性支气管炎，已有七载病史，此次发作日久不愈，颜面浮肿，咳嗽不停，所吐白痰偏稀、量多，脉滑，小便较少。当时即以第二方授之，计麻黄 6 克、茯苓 30 克、干姜 10 克、五味子 15 克、细辛 6 克、半夏 10 克、杏仁 10 克、旋覆花 15 克、四叶参 30 克、甘草 6 克，日饮一剂，分三次服。连用八天，症退而痊，实践疗效十足可观。其中四叶参，又名羊乳、山海螺，清热解毒，养阴益气，通乳，内消疮疡，给予鲜品，量大最佳，50～150 克为宜。

## ◼ 329. 大朱鸟汤

署名陶弘景《辅行诀脏腑用药法要》所载小朱鸟汤，乃《伤寒论》黄连阿胶汤（黄芩、黄连、白芍、阿胶、鸡子黄），医天行热病，心烦，坐卧不安；大朱鸟汤即黄连阿胶汤加人参、干姜、苦酒，除施治小朱鸟汤证，兼疗毒痢下血，腹痛如刀刺。和既往以南地命朱雀与桂枝汤为朱雀的药物不同。

近年来，老朽遇到神经衰弱心烦、焦虑、睡眠不佳、神志不宁，伴有纳呆、恶心，曾给予大朱鸟汤，把人参改为西洋参，颇有效果。计黄芩 10 克、黄连 10 克、白芍 10 克、阿胶 10 克（烊）、鸡子黄一枚（后入）、西洋参 6 克、干姜 6 克，每日一剂，水煎，分两次服，连用 1～2 周，能普遍缓解、转化症状。苦酒是醋，可以不加。

## ◼ 330. 口苦治法

口苦乃常见症状，与胆汁反流有关，中医多从胃阳炽盛、肝胆蕴热入手，或按胃火上冲调理，近代同道习投《伤寒论》四逆散、大柴胡汤类。清贤魏之琇谓开一贯煎（沙参、麦冬、当归、生地黄、枸杞子、川楝子）时，口苦加黄连，功力甚微。老朽临床除辨证施治，喜舒畅肝胆、清火潜阳，重点启用柴胡、黄芩，次则授予茵陈蒿、败酱草、山栀子、龙胆草、石决明、少许大黄，突出降胃、凉肝、泻胆，包括散、通、下行三法。

1975 年遇一女性患者，素有胆囊炎史，现胆壁不厚，已无毛糙，上腹部隐痛、背胀，逐渐消失，惟感觉口苦一症久医不愈；其丈夫所拟大量清胃降火剂，也似水掷石，未睹泡影。邀老朽探讨，帮助协援，当时就将上述药物组成水煎饮汤，计黄芩 10 克、柴胡 15 克、茵陈蒿 15 克、龙胆草 10 克、石决明 30 克、败酱草 15 克、大黄 2 克，每日一帖。连续八天，即完全化解；四周电告，没有复发。

## ◨ 331. 久泻固肠

家父《剪烛片言》谓调理失眠用三帅：夜交藤、合欢花、酸枣仁；风寒湿痹用五将：麻黄、独活、白芷、乌头、薏苡仁；久泻不止用三仙：白扁豆、诃黎勒、罂粟壳。老朽常以此为基础投向临床。凡慢性腹泻，转归肠滑，单纯排尿、分利二阴，获效不佳；固涩谷道，易得成绩，否则，反会导致身体虚衰。前人所云施治肠炎，新泻利尿，久滑要堵，乃经验之谈。

1965 年吾于济南诊一 30 岁男子，患肠炎二年，形貌瘦弱，大便溏泻，日行数次，均含有不消化的食物，无明显腹痛现象。当时就给予上述三仙，增入小量利水之品，计白扁豆 30 克、诃黎勒 10 克、罂粟壳 6 克、白术 10 克、猪苓 5 克，每日一剂，分两次喝下。连饮十天，病情大减；嘱其连用，月余而愈。岐黄艺术特色，是依据辨证思维寻治；但也要执简驭繁，掌握重点，在汪洋大海动、植、矿物中，选取有效无毒或副作用较少之药，驾轻就熟了解它的确切性能、疗力，广泛开展应用，可逐渐列入验方，为病家服务。

## ◨ 332. 小螣蛇汤治暴发便秘

敦煌藏经洞陶弘景《辅行诀脏腑用药法要》，所载朱鸟（雀）、青龙、白虎、玄武与《伤寒论》四神方药物不同，且收入勾陈、螣蛇二汤，汇成六神汤，均分大、小两方。小朱鸟为黄连阿胶汤，大朱鸟为黄连阿胶汤加人参、干姜；小青龙为麻黄汤，大青龙为小青龙汤；小白虎为白虎汤，大白虎汤为竹叶石膏汤去人参加生姜；小玄武为真武汤，大玄武为真武汤加人参、甘草；小勾陈为理中汤去白术加大枣，大勾陈为半夏泻心汤干姜易生姜；小螣蛇为大承气汤去大黄加甘草，大螣蛇为三承气合大陷胸丸去杏仁加葶苈子、生姜。六神原为天上星名，在紫宫中，人们借用以之代表方位、季节、定向、记事，转归习用语。

前不久，老朽诊一暴发性便秘患者，嗳气，感觉腹胀难忍，脉滑，七日未有更衣，医院怀疑肠道梗阻，委托中药施治。当时考虑给予调胃承气汤，因方中缺少行气之品，乃改为小螣蛇汤，计枳壳 20 克、厚朴 20 克、元明粉 15 克、甘草 6 克，水煎，分三次服。效果很佳，排出大量臭气、羊屎状粪块多枚，其证若失。说明先贤经验，应继承发扬。

## ▣ 333. 大阴旦汤的应用

陶弘景《辅行诀脏腑用药法要》，受《伤寒论》影响，属经方体系，为研究南朝之前汉、三国、两晋时代的重要岐黄著作。载有五个阴阳旦汤，正阳旦为小建中汤，小阳旦为桂枝汤，大阳旦为黄芪建中汤加人参，小阴旦为黄芩汤加人参，大阴旦为小柴胡汤加芍药，都有临床价值。老朽认为小柴胡汤加白芍，对调理少阳胁下隐痛能增强功效，还宜用于内、妇科杂证，气郁不伸、肝胆火旺、舌红口干、烦躁、背胀、上腹部疼痛，伴有阴虚表现之人，比四逆散（柴胡、枳壳、白芍、甘草）平妥，也不低于九味逍遥丸（柴胡、当归、白芍、白术、云苓、甘草、薄荷、生姜、大枣），堪称良方。

山东中医药大学附属医院介绍一患者来诊，年轻女性，口苦、心烦、胸闷、胁痛、神志不宁，逢人便诉说衷肠，众皆怀疑癔症。吾即以大阴旦汤与之，计柴胡 15 克、白芍 15 克、黄芩 15 克、人参 6 克、半夏 10 克、甘草 6 克、生姜 6 片、大枣 5 枚（擘开），每日一剂，水煎，分三次服。连饮十余天，就病退而安。

## ▣ 334. 古今录验续命汤应用对象

《金匮要略》附方古今录验续命汤，谓医风痱口不能言，身体不易转侧，尚可给予手足麻木、下肢难起行走。除用于急性脊髓炎，医院诊断无相应病名，和脑梗死、脑出血所致之瘫痪即半身不遂证各异。其中石膏非重点药物，宜于减去，不影响全局。目的温通经络，宣散风寒，兼以活血，得小汗而解。

老朽取其调理外感风寒，骨楚无汗，口噤，四肢拘急，疼痛如杖打，民间俗称中了"邪气"（意指恶风），颇见功效。开量为麻黄 10 克、桂枝 10 克、当归 12 克、人参 10 克、干姜 10 克、川芎 10 克、杏仁 10 克、甘草 6 克，日饮一剂，水煎，分两次服，盖被加暖，吃热粥一碗，汗出辄愈。

在山东莱芜曾遇到一例，患者男性，五十岁左右，发病四天，就授以此方。一帖未汗，又进二次，症情便消。经验获知，若加入独活 15 克，迅速止痛，更为有利。

## 335. 术附汤加茯苓治慢性肠炎

老朽家传，凡脾虚阳衰，头眩心慌，下肢浮肿，重视起用《金匮要略》近效术附汤加茯苓，适于心力衰竭。吾在量上重新策划，移植于慢性腹泻下利清谷，即虚寒性肠炎，功力很佳。计白术 30 克、炮附子 15 克、茯苓 30 克、甘草 6 克，四味药物轻装上阵，连服十天，均易见效。白术土炒，取之当君，茯苓为臣，炮附子不要太多，15 克左右封顶，恰到好处。

1958 年吾遇一妇女，医院诊断肠道过敏、功能失调、慢性肠炎，久医未愈，委以调治，就授予上方，命名"止泻汤"。每日一剂，蝉联七天，溏便减少；劝其继饮勿停，把量压缩一半，又用四周，病情逐渐消失。患家叹称"宝贵经方"。炮附子先煎半小时，以不麻舌为度，乃世袭秘诀。

## 336. 药量不宜太大

老朽临床，遵业师耕读山人经验，在处方投量上不分儿童、成年，均观察询问体重开药。肥胖儿童超过 50 公斤，属于成年；成年瘦弱不足 50 公斤，则按低龄标准。而且注意无论儿童或成年，用量不要太多，因人体消化、吸收有一定局限，达到饱和度就难以再完成这一运作；量虽大等于小，不仅浪费药物，还会产生不良影响，呕恶、胸闷、嗳气、放屁、大便增多，各种肠胃不舒，甚至引起他病。看似小事，却关系重大。

1957 年吾诊一男子，神经衰弱，心悸，失眠，有恐惧感，曾授予《金匮要略》酸枣仁汤加减，方中含有大量龙骨、牡蛎，饮后胸闷，数日未更衣，腹内气体充积，胀满欲裂；遂改弦更张，换了通利剂，才化解上述现象。说明不考虑体重，妄与超量药物，希望覆杯立已，出发点纯善，反导致功败垂成。

### ▣ 337. 石膏、附子同用

石膏入药，最早来自《神农本草经》，近代张锡纯先生尊为仙丹，虽有争议，临床疗效有目共睹。在古方中和干姜、桂枝寒热相伍，司空见惯；然与附子合方，则属奇闻。老朽少时于药肆听说，河北开福寺住持善疗时令病，投予药物常与众不同，如：麻黄和元明粉、白术和大黄、人参和瓜蒂共用，不绝于耳。尚见到调理伤寒发热、汗出不退、心慌气短、纳呆神疲的处方，含有石膏30克、炮附子10克，以石膏清热泻火、附子辅助人体壮阳强心，患者连服数剂而愈。此例不足为法，但石膏、附子携手，扶正祛邪，别开生面。这种"杂治"，在《伤寒论》《金匮要略》无有同台献艺，除孙思邈《备急千金要方》《千金翼方》所收，其他医籍均少记载。临床应用，如诊断不确，雾里看花，云中窥月；切勿效颦，以防"药滥"，发生不测。

### ▣ 338. 大陷胸丸治哮喘

伤寒派大家骆小农，入泮后两次乡试落榜，改习医业，学识渊博，翰林院成员均躬拜，尊之为师。据其三传弟子言，他调理哮喘证，除投麻杏石甘汤、小青龙汤，亦开加减大陷胸丸，精巧处体现在用量上。突出葶苈子20~40克，杏仁居次10~15克，大黄1~2克，减去元明粉，添入苏子、白芥子、炒莱菔子，即三子养亲汤。对支气管哮喘、老年慢性支气管炎，功力甚佳。施治方案是降气、利饮、肃肺、祛痰，以少许大黄畅通气机，肺和大肠相表里，谷道开启，邪便下行。理论鲜明，别出心裁，耐人寻味。

1963年老朽遇一患者，有支气管炎史，此次发作夜间严重，张口抬肩，喘息数小时而不间歇，痛苦无法形容。蓦然想起本方，就写出授之，计葶苈子30克、杏仁15克、大黄2克、苏子15克、白芥子10克、炒莱菔子15克，加了半夏10克，日服一剂，水煎，分三次饮下。连吃四天，病消喘止，疗效可观。经验表明，大黄酒炒比生者稳妥，且能由上而下，导邪慢行；葶苈子利水、定喘、强心，富三大作用，是一味优选的"不倒翁药"。

### ▣ 339. 杏仁入药观察

杏仁属药食两用植物种核，在经方中主要发挥两项作用：一是宣肺、止咳、平喘、利胸内之水，如麻杏石甘汤、苓甘姜味辛夏仁汤、麻黄连翘赤小豆汤、大陷胸丸；二为滑畅大腑、润肠通便，如麻子仁丸、大黄蟅虫丸、《金匮要略》附方《外台》走马汤。本品和桃仁一样，外擦颜面、皮肤，也列入美容药。老朽对其实践观察，富有定喘功能，单投调治咳嗽的作用并不明显，若和他药相伍，方见成绩。有的同道送号"东郭先生"，不为无因。

1965 年于山东省中医院遇一感冒患者，久嗽不愈，嘱咐每日吃去皮、尖制过的杏仁。连服十天，依然如故，毫无反响；乃改为小青龙汤加减，给予干姜、细辛、紫菀、款冬花、五味子，与之配合，继饮一周即瘳。说明让其孤雁出群，单独应战，效果甚低。

## ▣ 340. 大枣药理作用

外界人士曾言，《伤寒论》处方甘草、生姜、大枣乃点缀物，非正式药品，无明显疗病能力。此说武断，实则不然。甘草可以为君，如炙甘草汤治心动悸、脉结代。生姜宣散、降逆、化饮、止呕，因含水分，温性次于干姜。大枣除《伤寒论》，在《金匮要略》组方中亦习见不少，二书内收入含大枣医笺约六十余首，其性甘温，健脾和胃，补中益气，入营养血，润燥生津，调和诸药，改善口感，属高级保健、营养品，不要等闲视之。或云十枣汤用大枣，增强利尿功效，与事实不太恰切。

1961 年老朽诊一男性干部，活动量小，常坐办公室，面黄肌瘦，感觉疲劳，体重不足 50 公斤，脉象沉迟，白细胞、血红蛋白均低，表现高度营养缺乏，服过桑椹浆、薯蓣丸、归脾汤，有所好转，医院委吾接手。嘱其仍饮归脾汤（黄芪、白术、茯神、龙眼肉、人参、酸枣仁、木香、当归、远志、甘草、生姜、大枣），配合每日以大枣当饭，吃 20~40 枚，蒸熟用，把皮吐出，坚持勿懈。凡一个月，体力恢复，血象上升，逐渐走向健康。大枣补气养血，起了很大作用。

## ▣ 341. 滋水养阴用天冬

天冬属百合科植物，又名万岁藤、白萝松，《伤寒论》麻黄升麻汤中与知母、白芍、葳蕤（玉竹）、石膏组合，壮水清热、养阴润燥、化生津液，口渴舌绛、干咳无痰、咽喉红肿，投之最宜。性能同麦冬相似，但濡枯增液、滑润肠道、解除便秘的能力超过麦冬；补养之功则处于逊色地位。时方派常和西洋参配伍，调理消渴，且推为夏季伤暑、降火救阴益气良药。

老朽用于肺痿，燥热、火邪灼金，喉内发痒、声音嘶哑、频频咳嗽、痰粘难吐，功效甚佳。若加入其他相应之品，施治《伤寒论》所言"脾约"，习惯性便秘，可代替麻子仁丸。吾在《温病条辨》增液汤基础上，制定一首处方，称"利肠汤"，委天冬为君，每剂 30 克，玄参 20 克、生地黄 20 克、大黄 2 克、元明粉 2 克、瓜蒌仁 15 克，给予阴虚水亏、火结肠道，数日不得更衣者，比吃过度苦寒的芦荟、辛热有毒的巴豆霜效果明显，占绝对优势。老人阳亢阴衰，大腑不通，也会立竿见影。

## ▣ 342. 浮小麦养心安神

《伤寒论》《金匮要略》二书所载防风、独活、葱白、苏叶、菊花、苇茎、竹叶、败酱草、白蔹、淡豆豉、葳蕤、陈皮、通草、冬葵子、竹茹、贝母、赤小豆、红花、牡丹皮、白薇、朱砂、大豆黄卷，被认为时方药；实则从唐代《备急千金要方》《千金翼方》《外台秘要》收录看，已广泛应用，仍属经方药圈范围。关于小麦，亦是如此。其性味甘凉，养血益气，敛汗安神，和甘草、大枣共用，调理"妇人脏躁，喜悲伤欲哭，象如神灵所作，数欠伸"，类似癔症。现在大都改为浮小麦，俗称"麦鱼子"。虽归食疗小方，却有临床功效。施治自汗、盗汗，也常出手，同麻黄根、黄芪、五味子、龙骨、牡蛎配合在一起，疗力显著。

1980 年老朽于陕西铜川参加纪念孙思邈会议时，一韩城干部来诊，久患神经衰弱，心烦失眠，夜间汗透衾衫，要求开长服小药。即授与炒酸枣仁 10 克、浮小麦 100 克，水煎，当茶饮之。函中相告，两个月病情大减，基本转愈。

## ▣ 343. 生姜也有大用

姜的入药，分生姜、干姜、炮姜。重点为生姜，《伤寒论》《金匮要略》处方，收入本品者约占五十首。能健脾和胃、降逆止呕、宣散透表、温中化寒，尚有"通神明"说，指焕发精神、提高工作效率之功。临床以之居君者少，常列为佐使、引经药。老朽师法族伯父经验，若风寒感冒恶寒无汗，投麻黄汤时加生姜 6～15 片，很快汗出表解，比只开麻黄、桂枝、杏仁、甘草疗力迅速，属世传秘诀。另外，体弱气血不足患者，也可不给麻黄汤，专用生姜

40 克、荆芥 10 克、苏叶 10 克、葱白 20 克，水煎，分两次服，温覆取汗，同样驱逐外邪，得微汗而愈。这些调理时令病的措施，借花献佛，具有验、便、廉三项优点。

## 344. 滑石清热解暑

滑石甘寒，为矿物药，佐以甘草，按六比一量，名"六一散"。清热解暑，医发热烦渴；利水通淋，疗小溲灼痛；外敷褥疮、湿疹，皮肤破溃，水液渗出。经方猪苓汤、百合滑石散、滑石代赭汤、蒲灰散、风引汤、滑石白鱼散，已组方用之。《神农本草经》夸大，谓能"益精气，久服轻身，耐饥，长年"，视同五谷，殊不足据。本品难溶于水，研粉口服，方见功力。经验证明，夏季炎火遍布，易于中暑，若低热、出汗、尿赤短少，每回吃 3~6 克，日服三次，很有效果。口腔溃疡，加青黛 1~2 克，称"碧玉散"；镇静安神，加朱砂 0.2~0.5 克，称"益元散"；宣散表邪，加薄荷 3~5 克，称"鸡苏散"，治途比较广泛。

1971 年吾于泰安山东农学院遇一暍病，实为伤暑，恶心、尿少、额头灼热、身上冒汗，嘱其到医务室迅速取滑石粉 6 克，冰糖水送下，数次即愈。

## 345. 百岁丸的应用

神曲以麦粉为主，加麸皮、杏仁、赤小豆、青蒿、辣蓼、苍耳草发酵制成，称"六神曲"。另加他药，尚有范志曲、半夏曲、采云曲、沉香曲多种，包括非酵化者。健脾和胃，行气化湿，调理呕恶、纳呆、胸腹胀满、消化不良。与山楂、麦芽、槟榔，合名"焦四仙"。宜炒黄用，比黑烧炭化为佳。在经方内，仅见于《金匮要略》所载薯蓣丸。

老朽家传处方，疗小儿厌食、停积、稍吃即饱，以神曲 100 克、山楂 100 克、鸡内金 100 克、苍术 10 克、厚朴 10 克、大黄 5 克，碾末，水泛成丸，每回 2~6 克，日服 2~3 次。坚持运用，很见功效，命名"百岁丸""小妙龄丹"。

1980 年于济南诊一八岁男童，喜吃猪肉、咸菜，厌食水果、蔬菜、面粉、稻米，表情呆板、幼稚，反应迟钝，脸色晦暗，营养状况低下。嘱其父母速进百岁丸，改变旧习惯。连服三个月，健康状况逐渐转佳，尔后读书，成绩已占中等。

## ▣ 346. 药囊携带五臻汤

小柴胡汤以黄芩配柴胡，清表里之热，和解少阳；四逆散以白芍配柴胡，补阴养血，畅通四肢，改善气血循环。在杂病方面，主疗虽然不一，疏利肝胆、清解郁热、柔散刚燥之邪，殊途同归。医林前辈刘冠云喜开上述三味，调理妇科经断前后更年期综合征，投与较多，效果满意，患者称奇。1948 年吾曾见其一首小笺，写了柴胡 12 克、黄芩 15 克、白芍 30 克，用于牛姓少女口干舌红、低热、烦躁、往来寒热、二便量少，又加生姜 6 片。据云连饮七剂而愈。

老朽师法此技，添入川芎 6 克为使，施与阴虚阳亢、肝胆火旺、血乏滋荣，导致梦多、易怒、精神不舒、胸闷胁痛、口苦、脉象细弦。反馈声中，都有成绩，就命名"五臻汤"。

## ▣ 347. 蜂蜜应用价值

蜂蜜属营养品，俗名蜂糖、百花酿，滋润脏腑，补益气血，能解附子、乌头毒，滑肠通便，疗肺燥干咳无痰，缓中止痛，增寿延年。外涂疮疡，久不收口，手足皲裂，水火烫伤。以白色微黄为上品。性平，功力似甘草，作用广泛已超越之。荞麦花酿者味恶，药、食均不可取。临床所用，三分之一内服，三分之二给药物赋形合丸。

老朽经验：凡津液匮乏皮肤干枯、肠道秘结，就应每回吃 15～20 毫升，日服 2～3 次，坚持勿停，预后良好。1970 年诊一肺结核钙化病，因繁文缛节，活动量少，面色无华，感觉气短，咽痒干涩，经常咳嗽，大便困难，每三天更衣如厕已成习惯。嘱其专题购蜂蜜食之，不要间断。凡一个半月，情况转化，工作乏力大减，表现的各种病状也逐渐消失了。说明它的保健疗效，是信而有征。

## ▣ 348. 强壮必备延年丹

老朽临床，常以人参、红景天、阿胶加少量神曲、鸡内金，碾末，蜂蜜合丸，调理气血亏损身躯羸弱、消瘦、乏力，表现"懒惰"现象；还能抗癌，抑制肿瘤细胞的发展，缩小病灶范围，命名"延年丹"。其中红景天扶正祛邪，物美价廉，吃后稍有恶心、腹胀，但抗衰老、增强免疫力的功能，媲美人参、雪莲花、冬虫夏草。若同人参、黄精、阿胶、紫河车、灵芝、杜仲、刺五加、何首乌、组织处方，获效甚佳。通过健康人体，振兴抵抗力、修复力防治病邪，是一种最好的自我疗法。投量为红景天 300 克、人参 300 克、阿胶 300 克、炒神曲 50 克、炒鸡内金 100 克，研末糊丸，每回 6~10 克，日服 2~3 次。

1981 年诊一新闻记者，体重下降，未老先衰，感觉精疲力竭，头昏昏然，形貌枯瘦，脉象沉微，已离职休假九个月，即取此药与之。连用十周，症情改变，喜欢接触人群，说话有力，肌肉转丰，体重上升四公斤，终于治愈。

## ▣ 349. 药贵陈说要有时限

药物久存减去燥性，由刚变柔，降低毒性，改善苦、辣、酸、涩，易于口服；然时间不宜过长，如半夏、陈皮、阿胶，传统定为"三陈"，强调贮藏，非久不贵。实际并不符合临床要求，应以三年划期，否则气味、功力受损，且生虫蛀，还会碎解。过去的论点，应一分为二，既继承合理经验，也须择善而从，对违反科学的遗留，不可再续接此误。家父主张执业处方，除麦冬、蒲公英、茵陈、石斛、生地黄、薄荷、败酱草、小蓟、马齿苋、萹草、瓜蒌，投予鲜品，其他均开两年内新药，积压陈旧者，几乎都不入选。

1955 年吾于德州诊一农民，胃炎逆气上冲，呕吐不止，卧床数日，疲惫不堪。当时给予二陈汤加减，计半夏 15 克、橘红 15 克、竹茹 20 克、代赭石 15 克、炒神曲 10 克、炒谷芽 15 克、上党参 10 克，水煎，分三次服。吃了一剂，情况转重，涎沫内反而带血；乃检查另帖药物，半夏、橘红都是碎品。急询商店，称售与之半夏、橘红尽属陈货，价格高昂。于是另购新者，两剂即愈。说明二味存之太久，不只疗效生异，尚能发生不良反应。

## ▣ 350. 温病高烧组方

刻苦、毅力、持之以恒，是学习攀登高峰的秘诀。单纯靠外界相助，心有灵犀一点通，不能走向成功之路。虽然业精于勤、蚂蚁啃骨头，障碍很多，但是若誓志弗懈，坚持到底，均会石内得玉、炉中炼出黄金。所以明末常熟探花钱谦益说，读万卷书，临证三十年，方可体验折肱三昧，成为良医，深叹济世活人之难。

经方家亦有致力《伤寒论》《金匮要略》，夙兴夜寐，付诸一生代价，却在文字、理论上进行阐发，实践内容探讨不够，被称"心机枉费，灾梨祸枣，惠人例少"，乃一大缺憾。就白虎汤证而言，"里有寒"一句，不予纠正；温病治疗，没有补充处方；吃麻黄汤不啜热粥以助药力，"覆取微似汗"，脱离客观需要……"遇疑则默"，或弃之左右而言他，导致纸上谈兵，空洞无物，似讼师磨牙，都不是为临床服务的姿态。

老朽孤闻寡陋，未饮上池水，曾冒昧给时令"温病发热，口渴，不恶寒"组建一首小方，以白虎汤为基础加入清火解毒药，计石膏 30～60 克、知母 15～20 克、西洋参 6～10 克、麦冬 6～10 克、竹叶 10～15 克、贯众 6～10 克、黄芩 10～15 克、板蓝根 20～40 克，水煎，6 小时一次，分三次服。长期观察，收效很佳，一般四剂辄愈。

## ◩ 351. 温邪余热用竹皮大丸

学习《伤寒论》，必须兼读《金匮要略》；研究《金匮要略》，不必熟攻《伤寒论》。虽然二书有内在联系，不宜分割，但《金匮要略》皆为独立性杂证，除应用部分《伤寒论》处方，其他皆可进行独立性探讨，乃其区别点。《金匮要略》所列疾病，大都以症状、形似命名，易于掌握，分开施治，和《伤寒论》六经整体划线，三阳含阴、三阴含阳，根本不同。

《金匮要略》竹皮大丸，原医妇女产后"烦乱、呕逆"，能"安中益气"，近代经方家则以之调理流行性疾患恢复期余热未尽，"灰中有火"，功力颇好。与《伤寒论》竹叶石膏汤（半夏、竹叶、石膏、人参、麦冬、甘草、粳米），合称"续服二小白虎汤"。

1965 年吾于德州诊一男子，春温感染十日，高热已退，恶心，烦闷，食欲不振，口干，舌红，苔薄，体温仍处低热状态。即将此丸改作汤剂与之，计竹茹 40 克、石膏 30 克、桂枝 3 克、白薇 10 克、甘草 10 克、大枣 10 枚（擘开），水煎，分三次服。连饮五天而愈。桂枝温化不可多用，防止助火，因其促进血液循环，提高免疫力，也不要减去。

## ◩ 352. 柴胡加龙骨牡蛎汤疗途

《伤寒论》六经学说，言者不一，经络论、阶段论、证候群论，从多方面看，是流行病发展过程的划分，表现"传"与"不传"。不了解这些情况，就无法观察三阳为热实，三阴归寒虚，习称正、反两折。虽然书中杂有似是而非的内容，不占主要篇幅，可以存在弗论，应将实际需要者推出，为临床服务，切勿把花瓶置于茶几上待人鉴赏。柴胡加龙骨牡蛎汤调理邪扰神明，心烦意乱，夜间惊恐，谵语，"一身尽重，不可转侧"，是一首良方。因含有铅丹，对人体不利，易发生中毒现象，应当去掉，以免导致医疗差错。

老朽曾在邹城诊一同道家属，精神异常，终日惶惶，如睹鬼怪，脉弦，厌食，建议试饮此药，有柴胡15克、大黄3克、生姜10片、大枣10枚、桂枝6克、茯苓10克、半夏10克，日服一剂。连用五天，很见功效；大黄泻热攻邪，能推陈致新，当仁不让，但久服伤损正气，乃减去之，又继续四天，证情消退。善后改投他方，直至痊愈。录出供业友参考，介绍柴胡加龙骨牡蛎汤的疗途与作用。

## ▣ 353. 麻黄附子细辛汤的应用

《伤寒论》一百一十三方（缺禹余粮丸），约百分之八十投向临床，由桂枝汤加减的占三分之一，和《金匮要略》独立性疾病随证处方不太相同。以麻黄汤为例，如小青龙汤、麻杏石甘汤、大青龙汤、麻黄附子细辛汤、麻黄连翘赤小豆汤，都是其衍化剂，在书内均属重点；与桂枝汤的化裁方并驾齐驱，不分轩轾，被视为上乘。业师耕读山人曾说，《伤寒论》收入之方，短小精悍，运用得当，立竿见影；时方较杂，难于匹敌。虽然麻桂、膏知、姜附、硝黄令人生畏，可药下病却，缩短治疗时间，减少患者痛苦，故岐黄界首肯，呼为圣品。

1964年吾于安徽蚌埠诊一旅舍管理人员，头痛、低热、心慌、气短、呼吸困难，发病一周，身上无汗，要求给予治援。因赴合肥会议，行程仓促，开了麻黄附子细辛汤，计麻黄10克、炮附子15克（先煎半小时）、细辛6克，加生姜6片，按两次急服。尔后来信告知，连饮三帖，症状解除，汗出而愈。方小药少，效果甚良。

## ▣ 354. 白虎汤治高热势孤力薄

经方有四个优点：药少、价廉、易于观察疗效、有利总结经验。投量要重，和吃果子药不同。近贤张锡纯用白虎汤将石膏开至六七十克，陈伯坛、萧琢如用四逆汤把附子开到百余克，就是例子。

吴七先生说，伤寒派虽尊仲景为师表，大都突出麻桂、姜附，以芩连、膏知、硝黄鸣世者，并不太多。张锡纯老人临床尽管以万斤石膏声闻国内，却非地道的经方传人，应划入时医杂方行列中，乃岐黄界普遍看法。号封一代良师毫无逊色，归档经方系统则欠允当。

吾调理流行性热证，除依据《伤寒论》给予白虎汤，且参考张锡纯前辈派遣石膏的方法；发现功力不够理想，捉襟见肘，比较单纯，若加入大量板蓝根，少许青蒿，能提高治绩，迅速结束疗程。1981 年遇一传染性感冒患者，邪陷阳明、烦躁、谵语，打针、吃药体温持续不降，即取上述诸品与之，计石膏 45 克、知母 20 克、青蒿 20 克、板蓝根 45 克、甘草 10 克、粳米 60 克，水煎，四小时一次，分四回服。连饮三剂，便热退转安。

## ◼ 355. 医事注意三宜

上海嘉定张山雷初学外科，内、妇科成就皆佳。诸葛亮后裔诸葛士廉邀其主教兰溪中医学校，所编教材脍炙人口，医文双茂，声震杏林。执业思想倾向时方、温热两派，推崇王士雄亘古几无敌手，师法他的经验，被誉为"孟英王氏第二"。从所留病例看，调理外感咳嗽开小青龙汤，投量较小，除含浙江环境、居民体质、传统习俗因素，亦和时方、温热医家特色、惯力有重要关系。据报刊转载，含麻黄 4.5 克、半夏 6 克、五味子 9 克、桂枝、白芍、干姜、细辛、甘草均 3 克，该地方小吏吃了感觉很好，继服数日，诸症痊愈。在北方冀、齐来说，就得把量升加三分之一才可覆杯获瘳。

1956 年老朽于山东宁津诊一百货公司职工，同样感受风寒，频嗽不已，曾授予此汤原量，连饮三剂，无明显转化；乃加入半倍药量，蝉联五天，才邪去病消，因地、因时、因人制宜，是唯一施治标准，忽视这个方面，即会兵败街亭。

## ◼ 356. "但见一证便是" 乃惑人语

民国时期吾在山东桑园旧书摊见一石印本《荒村杂议》，忘记何人所写，载有考证《伤寒论》三疑：一是伤寒无汗，临床易睹，加上兼证，麻黄汤用途应广，论述反少；中风寡见，桂枝汤加减，投予却多。二是白虎汤症状语焉不详，且有错讹，难寻施治依据。三是小柴胡汤对象"但见一证便是，不必悉具"，究竟为哪个症状？无明确下文，属糊涂账，致后世争吵不休，没有结局。观点中肯，值得问津。

1959 年老朽在山东省第二期西医学习中医班讲学时，若干学员提出不宜师法前贤著作亦步亦趋，要纠正、补充书内缺漏，发扬精华，将《伤寒论》整理成实践名著，走继承、创新道路。我深表同意、十分感慨。1972 年"文革"进行阶段，山东医学院招入推荐生，由于基础薄弱，了解中医内涵不够，投小柴胡汤竟以"心烦喜呕"或"嘿嘿不欲饮食"，作为"但见一证便是"，让患者连服，传为笑谈。尽管此方无任何毒性，而药弗对证，也会带来不良反应，放录出，权当误区警牌。

## ▣ 357. 厚朴量小无力消胀

腹内胀满，有多种原因，胃中停食，膀胱积水，燥屎秘结，都可引起，就《伤寒论》而言，应分别授予枳术汤加神曲、山楂，五苓散加大腹皮，厚朴生姜半夏甘草人参汤加木香、槟榔，大承气汤加麻子仁。惟胃肠气体过多，调理比较棘手，老朽经验：若投厚朴生姜半夏甘草人参汤，须突出厚朴，按原始定量开半斤，折合现在最少要投 150 克，小则难奏其效。临床观察，每剂 60 克，配入他药，分三次服，一般不会发生毒副作用，可速疗，提高获愈率。

1969 年吾于博山遇一干部，因"文革"蒙受不白之冤，胸满，腹胀，气聚三焦，大便排出、矢气则快，且神阙部位伴有隐痛，曾吃平胃散、保和丸、木香顺气丸，未能见功。即取本方与之，计厚朴 30 克、半夏 10 克、生姜 10 片、人参 10 克、甘草 3 克，加入大黄 3 克，驱邪下行，药后症状有所减缓，却力不足言；乃将厚朴增至 50 克，又服三帖，逐渐转安。事实说明，厚朴量小，等于杯水车薪，难得佳报。

## ▣ 358. 中医疗效感言

现代中医战线发展较好，形势喜人，但由于许多原因，医疗成果并不乐观。首先是药物野生资源枯竭，人工培植不到年限即采集上市，农药、化肥降低其效，品种庞杂，伪货充斥卖场。第二，医师处方主药量小，不敢多开，加入他药代替功力，无人权保障，怕发生医患纠纷。再次，传统中药已运用数千年，在人体产生了耐药性、抗药性，临床未能打破陈规大量投用，实践价值便行滑落，可以说，这也是难以排除的一大影响。有关部门如仍坐视，不采取相应措施，解除颓局，改变药典的投量，则岐黄事业的延续、发展就会转向险境状态。

1980 年老朽诊一偏瘫患者，身体肥胖，超重 30 公斤，血压 180/110 毫米汞柱，曾给予先贤王清任补阳还五汤加减，内含黄芪 60 克，医院、药店谓超量，拒绝发药；经反复请求，端出《医林改错》过目，售予七剂。服后平妥，每帖增至 100 克，未有更方，共服用四十天，血压降到正常，口眼㖞斜改善，已能下床活动。将量减半，三个月即生活自理。此案提示信息，量的多寡、地道药材、坚持久用，关系效果、预后的优良。

## ▣ 359. 乡医登岸汤

从事刀圭活动的医家，同修足、理发工作一样，都属历史上九流匠人。能通过汗、吐、下、和、温、清、消、补，解脱病邪缠身，延年增寿，但无法让你长生不老与世永存，他自己亦要凋谢、体焚火炉。了解这些浅薄知识，就可以破除烦恼、乐天知命、心平气和、愉快地度过人生幻影世界。好花不常开，好景不常在，最有醒神意义。家父曾说：大梦初觉，救死扶伤，也是法船普渡众生。

1946 年遇一修鞋工，因家庭灾难，放齐大学讲师的工作，奉养老母，流落街头，熟读经典，潜心医术，常莞尔自笑。有了归宿，创制一方，名"登岸汤"，即《伤寒论》小陷胸汤加味，专治气郁、痰结胸闷、胁痛、腹胀、肠道停积大便不通。吾投向临床，给予一位更年期妇女，兼有厌食、烦躁、阵发性出汗，计半夏 10 克、瓜蒌 60 克、黄连 10 克、柴胡 10 克、枳壳 10 克、厚朴 10 克、石菖蒲 15 克、大黄 3 克、沉香曲 10 克，水煎，分三次服。连饮八天而愈。所谓民间隐高手，非离谱杂谈。

## ▣ 360. 大水葫芦

仲景先师于《伤寒论》大青龙汤方后，谈及"汗多亡阳"；在《金匮要略》妇人产后病，又提出汗多亡阴血虚、津液匮乏，"孤阳独盛"，产生燥热之变，能引起痉、郁冒、大便难，尚可发生许多意想不到的疾病。时方家、温病学派比较重视这方面的问题，主张壮水制火，濡润沃浇，还欣赏启用江河湖海的贝壳介类潜阳，这是受《大论》牡、蛤入药的影响，形成辨证论治、扩充药源一大飞跃。费伯雄临床对肝火偏旺、肝阳上亢、肝风内动，喜加以上药物，谓之拏龙、驯龙、潜龙，开创孟河继承叶派的先驱。

老朽经验：贝壳中的牡蛎、石决明、文蛤、瓦楞子、珍珠母、紫贝齿、大蚌为习用，成水族硬皮药，其性平和、稳妥，无大苦、极度咸寒的味道，很易水煎口服。如配合知母、生地黄、麦冬、玉竹、石斛、天花粉、玄参、天门冬、白芍、瓜蒌瓤、女贞子……养阴、生津、增液，十分有效，俗名"坎品小囊大水葫芦汤"。

# 第四编

## 精华录 361～480 小节

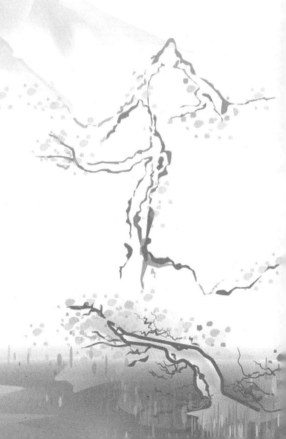

## ◨ 361. 骄傲是无知表现

执业医家要洞悉学无止境，读书、临床双向结合，齐头并进，不断纠正缺点，集思广益，努力学习他人之长，虚心接受各方的传道、授业、解惑，牢记孔子所云："三人行，必有我师焉。"吴门叶香岩先后求教十七师，仍说："医可为而不可为，必天资与学力相济，读万卷书，而后可借术应世，施之以方。"最忌狂妄、自恃，做"关羽第二"，充满骄傲，麦城溃败，失去荆州。常言道："神农未留后悔药，黄帝却有抑火汤。"严格地讲，刚愎属于狂人，是病态，百分之七十为阳盛阴衰，相火妄动，表现缺乏涵养，性情急躁，怒气易燃，乃不学无术，药物调治很难。

老朽上继家父经验，通过筛选，有三种成品值得试用：一是知柏地黄丸（生地黄、山茱萸、山药、牡丹皮、知母、黄柏、茯苓、泽泻）；二是当归龙荟丸（龙胆草、黄芩、黄连、山栀子、黄柏、大黄、芦荟、青黛、木香、全当归、麝香）；三是调胃承气汤（大黄、元明粉、甘草），给予轻、中、重三级类型。实践证明，虽不能改变他的生理性格，则会转化、降低其幼稚寡为的"自尊"现象。这种无知的傲慢，和逃世高手之孤芳自赏的概念，本质不同。

## ◨ 362. 糖尿病用药

消渴症以口渴、易饥、溲多为主，包括尿崩症和糖尿病。由于生活质量提高，饮食过度丰盛，乱增添加剂，发病率升高，但喝多、食多、尿多、消瘦，所谓三多一少，并不明显，只有血糖超标，尿中排糖，作为可靠诊断依据。按三焦论治，投人参白虎汤、调胃承气汤、六味地黄丸或桂附八味丸。现今除辨证开药，尚考虑降低血糖、尿糖，主张给予专科针对品，如山药、黄芪、马齿苋、黄连、人参、玉竹、知母、党参、苍术、玄参、白芍、山茱萸、生地黄、女贞子、蚕茧、枸杞子、桑叶、仙灵脾。

老朽重点运用人参15克、黄芪30克、马齿苋60克、黄连10克、生地黄30克、玄参30克、黄精30克，名"二降汤"。血糖过高加知母15克、苦瓜60克、玉竹15克、石膏30克；尿糖日久不消加葛根10克、乌梅20克、天花粉40克，增黄芪至60克，大都可获良效。

## ▣ 363. 注水行舟

凡大病、久病、虚弱人，卧床不起，虽大便秘结，亦不宜投大黄、元明粉通利肠道，只能濡润增液生津，谓之注水行舟。身体已衰，防止元气随糟粕下脱，导致人因泻亡。此为老朽家传经验，一再叮嘱，勿犯规戒。注水行舟亦不要连续应用，便下即止。所开药物以人参扶正保护元气，10~30克，麦冬、生地黄、肉苁蓉15~20克，麻子仁10~15克，蜂蜜15~20毫升（冲），日饮一剂，很见效果。

1966年春季于济南诊一脑膜炎后遗症患者，活动受限，肠道干涩，七天没有更衣，乃以本方受之，计人参20克、生地黄20克、麦冬30克、麻子仁15克、肉苁蓉20克，加入瓜蒌瓤10克。嘱其配合吃咸菜杏仁，升提肺气，宣上启下，开放大肠，以助药力，第三天便解出蓄积粪块十余枚。

## ▣ 364. 清火解郁汤之应用

老朽在广济堂坐诊时，店主曾举行一次群英会，参加者皆为附近各地知名医家，高手毕至，少长云集，言医论道，艳花竞放，令人广增智慧，大开心扉，获益良多。有人读《伤寒论》桂枝汤，通过加减，衍化大量新方，为第一特色；外感热性病系统中，只有数处应用白虎汤、白虎加人参汤，未强调退热字样，是一项重大缺失；少阴病阳化乃邪去正复，属于吉兆，和阳明入腑"胃家实"不同，很难出现三急下大承气汤治疗对象，与临床无法吻合，除文字错简，应归整理的偏误。见解公允，值得探讨。他还贡献一方，即小柴胡汤加白芍、茯神、龙胆草，专门施治妇女更年期低热、烦躁、失眠、精神恍惚、坐卧不安。以柴胡、白芍、茯神、龙胆草为主，压缩人参、甘草之量，突出大枣滋养，矫正苦寒药物，命曰"清火解郁汤"。

1954年吾遇一惠民女教师，症状表现和所说相似，便取此方授之，计柴胡15克，白芍15克，茯神15克，龙胆草15克，半夏10克，黄芩10克，人参6克，甘草6克，生姜6片，大枣20枚（擘开），每日一剂。连服七日，明显好转；嘱咐勿辍，又饮六帖而愈，确有效果。

### ▣ 365. 山药的三项作用

山药原名薯蓣，甘温黏滑，健脾养胃，医虚弱，补中益气。《金匮要略》薯蓣丸以之为主；八味丸、瓜蒌瞿麦丸，亦含本品，能药、食双用。张锡纯前辈取其固肠止泻，开石膏处方恐寒凉降火、损及中气、大便鹜溏，常加 30～60 克，就可预防这一弊端。老朽对消渴、妇女带下、慢性肠炎，投与较多；尿崩、糖尿病口渴严重，每日吃 60～100 克蒸熟者，连续不停，颇有效果，并下降血、尿二糖。家父经验：若感觉过度疲劳，形体亏衰，以山药当饭，三月一期，起改善作用。

1959 年诊一外贸干部，口渴，消瘦，便稀日行二三次，全身乏力，稍动辄汗，医院怀疑神经衰弱、尿崩、隐匿性糖尿病综合征，饮药未见功力，要求中医调理。因药味过敏，希望给予食疗，即介绍专吃山药，日用半斤，充实三餐，坚持勿懈；半年后相遇，谓完全治愈，没再复发。在保健领域，宜和黄芪、人参、红景天、核桃、莲子、菌灵芝、黑芝麻、蜂蜜、大枣、冬虫夏草组方，民间呼为"延年一条棍"。

### ▣ 366. 羊肉亦是良药

羊肉入药，首见于《金匮要略》妇女产后当归生姜羊肉汤，亦名羖肉、羝肉、羯肉，含磷、铁、维生素、脂肪、优质蛋白质，补肾、壮阳、通乳，对腰痛、腿酸、阳痿、畏寒、手足发凉、行走无力，有较好作用。谚语云："人参益无形之气，羊肉补有形之体。"羸瘦、虚弱人常吃，起辅力疗效。因其燥热、助火，不宜多食，100 克为限，否则易大便干结；若再喝茶，更能影响下行，两物同时入腹，还会促使血压上升，大量摄取芹菜，可以避免发生类似情况。

1979 年老朽诊一产业工人，因慢性肠炎体重下降，气短疲劳，精神不振，骨瘦如柴，久医未愈，劝其每日吃羊肉，炒、烤、煮、制成水饺、包子，投量局限于 150 克内，一个月为期，观察结果。凡五十天，大便已成形，次数减少，胃肠之寒、隐痛现象消失，逐渐恢复健康。单方一味，发挥了大的作用。

## ▣ 367. 三物汤清火降血压

海蜇又名石镜、海蛇，清热润肠，滋肺平喘，化痰止咳。地栗俗叫荸荠、凫茈、马蹄，消食祛积，开胃生津，医目赤红肿、咽喉疼痛。茭白称菰菜、水笋，凉肝利胆，解酒精中毒、火郁黄疸。清贤王晋三《古方选注》所载雪羹汤就由海蜇、地栗组成，今加入茭白一味，能提高疗效。不仅适用于上述疾患，对高血压、高脂血症引起的头昏脑涨、夏季中暑烦躁、口渴、大便秘结都有作用，命曰"三物汤"。

1978年老朽于山东医学院诊一内热教师，口干鼻痒、舌红无苔、心烦意乱、渴喜冷饮、数日未有更衣，表现阴虚津液不足，火邪久蕴，血压升高。即以此汤授之，海蜇、地栗、茭白各100克，切碎，水煎，分三次服。方没更改，连吃五天，症状递消，血压下降，恢复往常。功力之速，超过正式药物，打破了食疗无益的偏见。

## ▣ 368. 李子入药

李子又名嘉应子，因外皮紫红俗称"红纽子"，甘酸性平，活血利尿，为古代妇女相互赠送的嘉果。医口干、声音嘶哑、肝炎转氨酶升高、肝硬化腹水。大瓢先生认为：《金匮要略》奔豚汤之李根白皮，即其地下根皮，酸味小，故处方书写甘李根白皮；以之居君，降逆气上冲，功力很佳，据云超过桂枝。老朽欠此经验，未敢断言，录出供作参考。果肉不宜多吃，易发生溏泻。若妇女面色萎黄、黑褐斑、晦暗沉积，每日口服3~6枚，能逐渐消退，令青春延留、花龄常驻，民间谓之"女儿果"。有人告诉，如久食不停，可使色泽变成紫绀，无科学依据。

1980年吾在日照诊一大学女生，痛经、月经量少、皆下乌块，数月一潮，颜面褐白分明，环眼周围形成黑圈，似地图样，要求中药调治。除给予桃仁、红花、三棱、莪术、桂枝、赤芍、丹参、马鞭草、刘寄奴、凌霄花，嘱咐配合口服李子。半年余来济，容貌已转红润，病去大半；善后继用所剩李子，又五个月，信报症消人安。

## ▣ 369. 粳米投量与煮法

粳米为晚秋收获之稻，得金气较全，能滋养胃气、缓急补虚、益阴生津，《伤寒论》白虎汤、竹叶石膏汤、附子粳米汤、桃花汤、麦门冬汤，皆取其组方。味甘性平，清心除烦，利水止泻，久服洁白面容，身形转瘦。宜于大病初愈、妇女产后、老年尿路不畅的患者，比小麦面粉易于消化，虚弱人食之最为适合。张锡纯先生喜开石膏，善加山药，独出心裁，惟对本品不太重视，令人殊感遗憾。

老朽遵寒门经验，投白虎汤、麦门冬汤、竹叶石膏汤，均先煎石膏、麦冬、人参半小时，再放粳米，米熟去滓，然后服之，功力较强。不致被米汤黏液影响溶解，乃家传煮法。以粳米作为辅药，用量要稳定在每剂 40～100 克，不可过多，否则反宾成主，稠汤腻胃、滞肠，妨碍药力的充分吸收，也是世袭不言秘诀。

## ▣ 370. 气液两亏仍需人参

人参又名棒槌，吃其苗、叶之"王干哥"，称"棒槌鸟"。性温稍苦，强心益智，补气养血，纠正脉象间歇，延缓脑死亡时间。含有多种生物碱、氨基酸、微量元素，和灵芝、冬虫夏草、雪莲花，被呼为"四大仙草"。西洋参甘凉，偏于阴柔，治水亏火旺，口渴舌红，蕴有人参皂苷、伪人参皂苷，与人参不同，对虚热内扰、津液不足、肺燥咳嗽、痰中带血均宜；亦能抗疲劳、抗氧化、抗应激、抑制血小板聚集、降低血液黏稠度；然提高免疫、抵抗、修复三力的作用，不及人参。配合麦冬、玉竹、五味子，防暑护阴固气，属于妙药。浙江友人裘沛然告诉老朽，热性病恢复期，给予生脉散，将人参换成西洋参，疗效较好。很有见地，但气虚严重者，仍投入人参为佳。

1990 年诊一伤暑患者，口干、自汗、神疲、懒言、尿少，即以西洋参 15克、麦冬 15 克、五味子 15 克，加了炒山楂 10 克与之。症状虽减，却感觉乏力，不愿起床，遂把西洋参去掉，仍回用人参 15；连饮三剂，病情转化，可拄杖行走，自己下楼，已经获瘳。看来人参的功能，不易替代。

## ◪ 371. 葱姜解表

生姜宣散外邪、降逆止呕，解食鱼蟹中毒，坐舟车恶心、眩晕，腹内隐痛。食之过多则口干、便秘、咽喉红肿。大葱发汗带叶、通阳用白，杀虫、抗菌，疗痢疾超过生姜，开胃，降血脂，含微量元素硒，能减低胃内亚硝酸盐含量，抑制癌细胞生长。山东民间传统，吃煎饼卷大葱，预防伤风、感冒，颇有意义。二味辛温，可使血管扩张，血液循环加速，毛孔开放，汗出表解，病邪驱除，是启腠理、开鬼门药。

老朽常师法流传小方，以鲜生姜30克、大葱一株，切碎水煮，相距四小时分两次服，盖被温覆。调治外感风寒头痛、咳嗽、身上骨楚、脉象弦紧，往往汗出即愈，代替药物麻、桂，很有效验。沂蒙山区称"葱姜汤"。

## ◪ 372. 淡菜可吃不宜煎服

苏州先贤叶桂，被尊为温病与杂症班头，徐大椿讥其迎合时好，喜投俏皮药，实际并非故弄玄虚，确有应验。所开淡菜，属海鲜美味，乃海红的加工品，热水泡发，便能入药，含有大量蛋白质、人体必需氨基酸，补肝肾，疗精血不足所致的眩晕、易汗、耳鸣、崩漏、带下、阳事难举、小便淋漓、肌肉萎缩，且降血压、抗动脉硬化、消甲状腺肿大。谚语云：因富不饱和脂肪酸，多食不会增肥。本菜内雄性黄白、雌性橙黄，都可投用。比吃牡蛎有益，次于鲍鱼，却和扇贝争光。老朽常当菜肴运用，很少与他药组方，不仅避免混入腥味，令过敏者呕恶、身痒，且咀嚼果腹，直接抵达胃肠中。凡对海产动物发生病态反应者，则远离三舍，禁忌盲服，小见之法，供业友参考。

## ◪ 373. 业医亦要饱学多识

学习百工技艺，应具有多学科知识，名曰杂学。独步行走，孤闻寡陋，不借助他山之石，是光杆司令，无军征战。凡医术精良、经验丰富的岐黄家，大都读书万卷，知识渊博，广泛接触社会，学究天人。老朽家传秘诀，即多读书、多求教、多思考、多临床十二个字。以"谦受益，满招损"做护身符，牢记学以致用，永无止境，"三人行必有我师焉"。

1957年老朽在山东中医进修学校执教时，遇一林场干部，每日更衣数次，里急后重，脉象沉弱，大便夹有脓血，类似休息痢，医院检查诊为肠道功能失调、溃疡性结肠炎，虽兼有痔疮，所下并非鲜血，病史四年。脉症结合来看，应攻补双举，开了秦皮 15 克、白头翁 20 克、黄连 10 克、黄柏 10 克、阿胶 20克（烊）、甘草 10 克，即《金匮要略》白头翁加甘草阿胶汤。七剂功力未显，因赴安徽联系工作，由贵池一乡镇同道施治，于方内添加仙鹤草 30 克，嘱咐继服勿更；凡二十天情况大见好转，蝉接没停，基本获愈。可以说明山村蕴藏仙灵芝，像吾等久居城市，腹笥太空，也属学少乏术的稻草人。

## ▣ 374. 辨证施治是最佳优选法

中医辨证施治，又名辨证论治，曾被外界个别人士认为漫无边际，不予认知，实乃雾里观花，一片茫然。辨证施治不仅唯物，尚属观察、了解、分析、应用科学的最佳优选方法，执业产生怀疑，就动摇了岐黄灵魂；这和简易的对号入座，在概念上根本不同。试举一例，便可洞晓这个问题。

1980 年老朽于山东章丘遇一冠心病人，胸闷、憋气、压榨性疼痛，面色晦暗，呼吸不畅，左肩胛部麻胀不舒，医院印象陈旧性心肌梗死、肺源性心脏病，医疗未有解除，来济南求援。当时授以桂枝 30 克、丹参 30 克、川芎 15克、葛根 15 克、莪术 15 克、薤白 20 克、三七块 10 克，砂仁 6 克开胃、防止呕恶，重点扩张冠状动脉，促进血流量，改善供血不足所致的缺氧现象。药后虽见小效，惟胸闷、憋气依然不减，经过反复考虑，还要举起传统法宝辨证施治，按痰郁结胸投小陷胸汤，加入瓜蒌 40 克。吃了一剂，感觉阻塞转轻，即增至 70 克；连服四帖，更衣三次，排出许多黏稠物，上部如堵很快消失。肠道通利，与心脏缺血乏氧，非一个系统，尽管风马牛不相及，但能化解病情则客观存在，书此一例，权作临床录验。

## ▣ 375. 杂方三药

缘于家传、师授、先入为主、思想的倾向性，岐黄界存在伤寒、温病、综合，或名经方、时方、杂方派，尚有地方性新安、浙东、孟河、岭南、龙砂派，甚至以人为主的东垣、景岳、天士、孟英、锡纯门派。老朽意见，不宜强分，应纳入无所偏倚的系统，整体发扬。江南物华天宝、人杰地灵，重视派别；黄淮之北，较少论述如是现象。山东处于东夷，所谓齐鲁医学，以扁鹊、淳于意为代表，乃研究历史，强调当时社会发展的先进性，直至今日，并没有留下系统的、流派式的薪火传灯。就现代来讲，时方、杂方占优势，从未谈及得到扁鹊、淳于意的艺术真传。培养后生学子，要引导全面学习，重点掌握，应考虑服务广大人群，百家争鸣，遍地开花。目前，有的过度推崇经方伤寒派，忽略了其他流派的专长，不太合理。单眼看物，会片面性，发生半身不遂，令局外者成了西风瘦马、沦落天涯。

民初综合派杂方大家陆小竹，精通四大经典，执业数十年，运用《伤寒论》《金匮要略》处方极少，大都师法清贤经验，化裁民间口耳相传良方，药下如攫。吾少时窥其调理咽喉炎的一张遗笺，有山豆根 10 克、牛蒡子 15 克、锦灯笼 15 克，水煎含服；若未覆杯而瘳，再把锡类散吹入口中，功力媲美六神丸，授予患者，均可饮之立除。

## ▣ 376. 素食瘦身

老人动脉硬化，是一种自然现象，其他高等动物猩猩、狒狒、猴子均是如此。三十岁之后，动脉硬化的发生率随着年龄的增长逐渐增高，男多于女，易出现心、脑血管病变。要控制体重，减少高脂肪、动物蛋白的摄入，增加高纤维、矿物质、维生素食物，低盐、寡糖、戒烟、远酒，因影响脂肪分解。禁忌肥肉、奶油，动物内脏心、肝、肾、大肠，鸡、鸭、鹅、鹌鹑蛋黄，勿滥服东北人参；宜大量食用圆葱、蘑菇、茄子、大蒜、胡萝卜、丝瓜、葡萄、芹菜、木耳、黄瓜、玉米、苦瓜，每日进山楂 5～10 枚，对降低高血压、胆固醇、甘油三酯，抗动脉硬化，可起很好的作用。

1982 年吾于青岛遇一企业高管，体型肥胖，常在饭店就餐，喜爱鱿鱼、牡蛎、扇贝、猪蹄、大肠、鲍鱼、东方夫人（海红），将及五十岁，血压、血脂、血糖都升高，低密度脂蛋白超出正常一倍，以手麻、肚大、脂肪肝来诊。除开了相应药物，主要嘱其改用佛门素食，吃山楂、芹菜，七分饱，爬山，加强锻炼。半年后会晤，身重减去 20 公斤，堪称典型。

## ▣ 377. 蝎子镇静

蝎子性味辛平，入药取带毒针者，故名全蝎。除含蝎毒素，尚有许多人体所需的物质，油炸蝎子，被列为美酒佳肴。常与蜈蚣、僵蚕配伍，习称镇痉、熄风三药。调理惊厥、癫痫、风湿、头痛、失眠、抽动症，能大显身手，对偏瘫、口眼㖞斜、语涩流涎有效，在通利经络方面，亦见功力，在动物药范围中应用最广。外涂顽癣、湿疹、疮疡、虫蛇咬伤，均起效果。

老朽家传经验，凡恐惧、胆怯易惊、长期失眠噩梦不断，以之为君，投10～15克，加入酸枣仁10～15克、龙眼肉10～20克、龙骨15～30克、牡蛎15～30克、琥珀1克（冲），水煎，分三次服，每日一剂，连饮1～2周。比开《金匮要略》酸枣仁汤、《伤寒论》桂枝甘草龙骨牡蛎汤、《良方》归脾汤，疗绩快，可获得比较理想的效果。

## ▣ 378. 四座汤治睡中易醒

葡萄又名蒲桃，从汉代张骞通西域、开辟丝绸之路始来我国。入药开葡萄干，清贤浙北王孟英推其滋补养血。性味甘酸，强筋骨、生津液、利小便，美容令颜面红润。与枸杞子配伍，治神经衰弱、形貌消瘦、疲劳、肺虚咳嗽、阴亏盗汗、相火早泄。粒大饱满、玫瑰紫色属第一，新疆产者在国内亦列上品。

野生灵芝，习称仙草，能提高人体免疫力，控制血糖，降低血压，安神催眠，医心悸怔忡、大脑功能早衰、全身无昏糊，纠正肿瘤化疗白细胞减少，身体无力。和葡萄干组方可改善羸弱、气血不足、久病体弱；加入酸枣仁一味，功力最佳。

1982年老朽遇一商业总裁，口干舌红，稍睡即醒，烦躁不安，体重下降，数日更衣一次，弱不禁风，医院诊为焦虑、精神亢奋、严重失眠症。曾投予上药，计葡萄干30克，野灵芝30克（冲）、枸杞子15克、酸枣仁30克，命曰"四座汤"，每日一剂，水煎，分三次服。效未易方，连饮十五天，病况大减；尔后转用归脾汤加减，彻底得愈。

## ▣ 379. 三五健身丹

红豆，又名赤小豆，和相思子不同，故称饭豆，切勿混而为一。功效为祛湿、排脓、利水消肿，《伤寒论》《金匮要略》载有瓜蒂散、赤小豆当归散、麻黄连翘赤小豆汤。近代以之减肥，改善面色、促进红润，起用转广。能健脾止泻、外敷疮疡，施治风湿热痹、身发黄疸，调理心力衰竭、肝硬化、营养不良性水肿。民间食疗与冬瓜配方，效果颇好。传统所制之豆沙包，补血美容，增强营养，其馅就是由赤小豆加红糖合成的。

核桃即胡桃，含有丰富的脂肪、蛋白质，温肾固精，上养"髓海"，医神经衰弱、高血压、大脑功能下降、头昏、记忆减退、未老先衰；尚可溶化肝、胆结石，同金钱草、鸡内金组合，为二金胡桃汤。

老朽临床，常把蒸熟的红豆 500 克、核桃 500 克，加红砂糖 300 克，碾末，制成粉剂或膏滋，每次 6～10 克，日服 2～3 回，授予肝肾亏虚、产后体弱、颜色苍白、口唇无华、腰酸腿软、小便淋漓、活动乏力。很有作用，病友曰"三物健身丹"。

## ◨ 380. 胃溃疡用石膏医案

胃与十二指肠溃疡，常由精神抑郁、过度疲劳、饮食不节、烟酒刺激、慢性炎症而致，表现为灼心、胀气、疼痛，饥饿时转重。中医辨证论治比较科学，投药对号入座，看似标准，不易疗本，坚持乐观情绪，大便通畅，迅速调理，避免日久恶变。宜吃蜂蜜、香蕉、马铃薯、猴头菇、抱头白菜，保护胃、十二指肠黏膜，促进溃疡面修复，防止进行性发展。浓茶、咖喱、胡椒、糖果、醋制品，皆要禁忌。

1985 年诊一胃溃疡患者，检出幽门螺杆菌，以嗳气、嘈杂、腹胀、疼痛为主，根据咽干、脉数、有寒热现象，曾给予小柴胡汤化裁，饮后身上冒汗，渴喜冷饮，反而类似阳明病，令吾感到奇怪。打破《伤寒论》经区界限，转开了竹叶石膏汤，计竹叶 15 克、石膏 20 克、麦冬 15 克、西洋参 10 克、代赭石 15 克、白芷 15 克、槟榔 15 克、厚朴 15 克、旋覆花 10 克，增入清火解毒的蒲公英 40 克，日服一剂。连吃四天，情况顺转，已可外出活动；减半继用，逐渐平安。特此选录，供大雅观睐。

## ◨ 381. 药物量大治顽症

中医之肢痹、痛风、鹤膝、历节痛，均包括关节炎，认为与风、寒、湿侵犯有关。现代分类，以风湿、类风湿二种为重点。常发生于肩、肘、腕、指、膝多处，有的红肿并不明显，痛和活动障碍则居首位，甚至关节粗大变形，日久转成顽固性，导致施治困难。饮食宜清淡，少进动物油、内脏、蛋黄、醋、盐类、海产品要控制。可吃羊肉、鳝鱼、木瓜、韭菜、辣椒，防止酮体、尿酸、钠离子增加，刺激关节，加剧病情。

老朽除注意上述所言，药物调理突出搜风、驱寒、祛湿、镇痛八字，优选者为独活、附子、乌头、草乌、两头尖、露蜂房、白术、薏苡仁、防风、桂枝、汉防己、白芷、鬼箭羽、乳香、没药、穿山龙、寻骨风、千年健、川牛膝，加入全蝎、蜈蚣、䗪虫、地龙四味，通经活络，攻逐沉混之邪。

1971 年在泰安诊一类风湿关节炎患者，屡医不愈，患者失去信心，因上下肢关节变形、疼痛、活动受限，仍求缓解。当时就授予黑乌头 30 克（先煎90 分钟）、防风 20 克、独活 30 克、白芷 30 克、鬼箭羽 20 克、蜈蚣 5 条、干姜 20 克、露蜂房 15 克、制乳香 10 克、炒没药 10 克、䗪虫 10 克，为了开腠理、宣发药势，又加入麻黄 6 克，每日一帖，分三次饮下。连服七天，便见其效；将量稍减，嘱咐勿停，病去大半，已上班工作。心得体会，大剂见功，量小误事，不易获安。

## ◼ 382. 前列腺增生防治

前列腺增生，与肥大同一概念，常见于超过五十岁的老年男性，若向尿道周围扩大，很少临床症状；朝膀胱颈部发展，就会出现尿频、夜间转多，甚至无法入睡，仰卧时小便七八次。由于膀胱内不能排尽，尿液残留，引起膀胱充血、水肿，则溲出等待、射线变细、淋漓不已、形成分叉。食疗宜吃核桃、牡蛎、鲫鱼、南瓜、天花粉、蜂房，补锌，提高抵抗力，促进局部血液循环，清除组织水肿。戒烟酒、辛辣、冰镇物品。中药调治除行气、散结、活血、化瘀，还要补肾、益气、健身，单纯攻邪，忽视扶正，功力难显。事实表明，升提元气第一，利水居次，颇为理想。

1985 年诊一离休军人，小便如线，点滴而下，听到注水声即撒在裤中，他法反馈寡效。乃给予《金匮要略》当归贝母苦参丸改作汤剂，添人参、黄芪，另加升麻提壶揭盖，计人参 15 克、黄芪 40 克、升麻 6 克、当归 9 克、川贝母 9 克、苦参 9 克，水煎，分三次服。连饮七帖，症状递减；先后更方，稍与损益，凡一个月，基本转愈。

## ◼ 383. 消除脂肪肝

肝脏所含总脂肪，一般不超过 5%，越出此限制则为脂肪肝，10% 为中度，30% 为重度。大都因酗酒、肥胖、糖尿病、膏粱厚味、懒于运动而得。肝体肿大、食欲减退、右侧上腹部胀满，日久能转为肝硬化。要控制热量、糖、油、肥肉，戒酒；饮浓茶，吃燕麦、玉米、蘑菇、紫菜、苦瓜、枸杞子、高纤维素食物；蛋黄、牛、羊、猪脑髓，禁忌入口，防止加剧病情。降体重，勤参加活动，把减肥放在第一位。

老朽经验：应长期锻炼，多吃山楂、木耳、海带，喝猴魁、龙井、毛峰、铁观音、碧螺春、乌龙茶，对改善此证，很起作用。民间流传验方，每日饮山西陈醋一汤匙，或给予生首乌 30 克、虎杖 10 克、山楂 30 克、泽泻 30 克，水煎，分三次服，亦有效果。

1990 年吾于济南治一患者，身高 1.6 米，体重 108 公斤，B 超显示重度脂肪肝。劝其慢跑、爬山、步行上下班，早、午、晚三餐，掌握七、八、九分饱。凡三个月，减重 15 公斤，感觉轻松大半；相距一年，体重减至 80 公斤，脂肪肝消失。

## 384. 偏瘫治法

西医学所言脑卒中，属脑血管意外。控制高血压、高血脂、高血糖、冠心病、长期吸烟饮酒，就可预防发生。急性出血，头痛、呕吐、昏迷、鼾声如雷、二便失禁，最为危险；缺血者常有眩晕、耳鸣、口眼㖞斜、吞咽困难、半身不遂、吐字不清。宜吃含钾较多的食物，如水果、海带、大豆、新鲜蔬菜，大量木耳、玉米、蘑菇，另外，宜解除精神紧张，减轻工作压力。药物主疗，大都针对出血、缺血后遗症，重点调治语言障碍、偏瘫（即半身不遂），逐渐转化，达到生活自理。

老朽经验：一方面倾向授予《医林改错》加减补阳还五汤，起用大量黄芪、丹参、葛根、川芎补气活血、扩张血管、促进血流量；尚注意取虫类通利经络，改变血路阻塞，其中地龙、䗪虫、水蛭较好，次则也不要忽视全蝎、鼠妇、蜣螂、蛴螬、虻虫、蜈蚣的临床选用。

1977 年在长清诊一五十余岁男性脑梗死患者，病史半个月，左侧肢体不能活动，无口眼㖞斜，舌謇语涩较轻，表现为半身不遂状态。开始给予黄芪 50 克、川芎 20 克、丹参 30 克、桃仁 10 克、地龙 10 克、水蛭 10 克，未见功力；乃增全蝎 10 克、水蛭 15 克，虽有小效，进步仍慢而不显；将黄芪升至 90 克、水蛭 20 克，添入䗪虫 20 克。每日一剂，连服三十天，病情锐减，手足已会屈伸；过了四个月，穿衣、如厕已不须他人相助，基本获愈。

## 385. 求子慎用麝香

临床医疗应随时不断总结，从中汲取经验教训，以利工作开展。扩大方药，反复运用，或改弦更张，另辟治途；最怕麻木不仁，讳疾忌医，对失手案不敢曝光，导致一误再误。清代先贤徐大椿提出意见，主张深入探讨，勇于批评，彻底纠正。

1957年老朽在山东中医进修学校门诊，遇一灵岩寺山民，皮脂腺分泌过少，四肢干燥，瘙痒钻心，曾授予苦参、葎草（拉拉秧）、浮萍、硼砂、蛇床子、徐长卿，加麝香少许，煮水外洗。因没考虑麝香气味浓烈、含雄性激素，长期接触，影响女子生育，该患者求子心切，结果二年没有怀孕。尽管外用伤人较小，不利背景客观存在，至今思之仍感愧疚。藉此写出，以表吾过，并希同道注意这些方面。

### ◙ 386. 景岳曲少直多

明末张介宾医文并茂，著述等身，不仅属浙江翘楚，在绍兴冠领群芳，就当时全国而论，亦学究天人，位居一流。由于强调人体保健，喜投温补，善用人参、熟地黄闻名，虽然蒙受一些不切实际的指责，认为倾向转"偏"，有路斜、途歧味，但其理论学说、组方遣药，却脍炙人口，在刀圭界与之相颉颃者则凤毛麟角，业友福州吴味雪断言"几乎无有"。因对后世影响较大，得到信奉、传承，留下了"景岳流派"。老朽少时强读他的《类经》《景岳全书》，心得、体会很少，临床之后才发现优点甚多，直多于曲。以强调气血亏损为例，大量应用人参、熟地黄，确起效验，为防止熟地黄腻胃，导致胸闷膈满，加小量砂仁便可解决；超过60克的处方，未见影响食欲，所治疾患均能涣然冰释。

1979年吾参加学术会议，于菏泽诊一产后体弱患者，面色苍白、唇淡无华、乏力、出汗、气喘、脉象沉细，即授予人参20克、熟地黄50克、砂仁10克，嘱咐日饮一剂，连服勿停。事过一月，其胞弟来济，谓吃了十二天即起床操持家务，已经治愈。

### ◙ 387. 老年痴呆

老年性痴呆，习称"老来傻"，除脑血管阻塞、脑组织坏死，则为脑细胞退化，男多于女，常发于六十岁之后。开始多疑、易怒、自私、暴躁、幻觉、记忆大减、丢三落四、忘记炉火、二便不知如厕。预防变重，应加强身体锻炼，慢跑行走，屈伸手指，摇头摆腰，掌中转动核桃。吃陈醋、牛奶、苹果、鸡蛋、西红柿、大枣、橘子、蜂蜜、丝瓜、葡萄、大豆、花生、腰果、银耳、骨头汤。慎饮茶、酒，戒烟，少吃动物内脏、盐类、各种甜食。注意饮食起居，加强锻炼，可改善脑血管受阻、延缓脑细胞退化，恢复记忆、思维、辨认、分析、判断能力，纠正精神、情绪障碍。

1985 年老朽在济南诊一离休军人，怀有失落感，尔后出现话多、健忘、迷糊，不知南北、指鹿为马，表现淡漠、难见笑容。除介绍上述疗法，又配合药物，嘱其取石菖蒲 10 克、胆南星 10 克、远志 10 克、盔沉香 6 克、天竺黄 3 克（冲）、橘红 10 克、丹参 10 克、川芎 10 克、半夏 6 克、藏红花 1 克（冲），水煎服。按气滞、血瘀、痰邪处理，通灵窍、运用"开"字，凡三个月已见功力，神志昏糊的状态消失大半。

## ▣ 388. 调理乳腺小叶增生

妇女乳房肿块，除乳腺癌，常见于乳腺小叶增生，逢肝火过旺、精神刺激、月经来潮前加重，轻者不必医疗，很少转为恶变。吾调理此证注意疏肝、行气、化瘀、软坚、散结，习投柴胡、瓜蒌、橘叶、王不留行。疼痛不已，加制乳香、炒没药、川楝子、绿萼梅；肿块久而不消，加牡蛎、鳖甲、䗪虫、猫爪草。

1963 年诊一中学教师，发病二年，双侧乳房发胀、隐痛，有大小不规则硬状物多枚，医院怀疑恶性肿瘤，劝其做手术切掉乳房，患者要求转中医试治。当时老朽认为属一般情况，嘱咐每天吃橘饼，热敷局部，配合以下药品观察疗效，计瓜蒌 30 克、柴胡 15 克、橘叶 60 克、川楝子 15 克、王不留行 30 克，加了青皮 10 克、大黄 2 克，提高泻肝驱逐"陈莝"的功力。日饮一剂，连服两周，肿块缩小二分之一；方未更易，共三十帖，肿块消失。

## ▣ 389. 二汗用药

出汗大都为生理现象，并非皆属病态反应，如精神激动、劳累、说话过多，鼻子易汗；跑步、急走，上身易汗；惊吓、恐慌、夜行遇到怪异，易出冷汗；烦躁、暴怒、心事不能表达，易出头汗；文人思考赶写提案、报告，心窝部易汗；女性腋下易出狐臭汗；青年男子易出糊焦烧煤味汗，闻者喷嚏、流涕、淌泪；半身不遂单侧出汗，谓之偏汗。病理方面，气血两虚、卫阳不固之自汗，睡眠所出的盗汗，属另一概念。

老朽临床虽将自、盗二汗分别施治，但敛阴护表止汗，常互相为用，其中富有高能长效者，则推黄芪、山茱萸、龙骨、五味子、麻黄根、碧桃干、浮小麦、白芍、乌梅、牡蛎、五倍子、诃黎勒，通过利尿收汗的就是泽泻、茯苓。

## ▣ 390. 寒性白带治验

妇女内阴流出少量白带，是分泌物，能滑润阴道、抑制细菌，起保护作用，属于正常现象。便秘、长期坐着、性生活频繁、月经来潮前白带会增多，呈糊状。若量多、有味、杂有他种颜色，则为病态反应。灰黄、酸臭如泡沫，乃滴虫感染；黏稠、瘙痒、豆腐渣样，为真菌侵入；似鸡蛋清、混浊、带血，是宫颈炎；色黄含脓性物，有淋菌、梅毒；稀水、味恶、量多，考虑宫体、输卵管肿瘤。老朽调理，除恶变所致，都按湿邪蕴积施治，湿热约占百分之六十，以原因疗法为主，加利水固涩品，寒热药物均可消炎，不局限于清火解毒范围。

1972 年遇一白带频下，久医未瘳患者，夹有血丝，医院诊为宫颈 Ⅲ 度糜烂，曾用电熨术，反复发作。从脉象沉迟、畏寒怕冷推断，乃寒湿之患；因吃凉药较多，转归寒湿，应温化病机，健运人体，清火处方不宜再服。遂另立炉灶，以附子、干姜为君，配入渗湿行水药物，开了炮附子 20 克、干姜 20 克、白果 15 克、肉桂 5 克、白术 15 克、椒目 10 克、茯苓 15 克、薏苡仁 30 克、芡实子 30 克、泽泻 15 克，每日一剂，水煎，分三次饮之。不到两周，即症消而愈。

## ▣ 391. 补肾健脑

脑力劳动者应注意补充营养，促进组织新生，要吃海鱼、蛋黄、核桃、腰果、胡萝卜、杏仁、黑芝麻、葵花子、花生、羊肉、绿叶蔬菜、豆制品，增加蛋白质、卵磷脂、维生素、矿物质的摄入。中药保健以补脾益肾为主，能强化"髓海"，培育精力，且可修复工作损伤。老朽通过数十年临床观察，发现桃仁、益智仁、肉苁蓉、仙灵脾富于温养，功效较佳，次则红景天、人参、白术、当归、川芎，亦属辅佐之品。

1965 年遇一小学老师，为了提升业务水平，获得函授学历，学习紧张，苦读寒窗，成了"夜猫族"，感觉头昏、疲劳、体力不支、记忆下降，出现"精神衰弱"。吾嘱其日食核桃六枚、羊肉 50 克，并以仙灵脾 20 克、肉苁蓉 15 克、人参 3 克，水煎，分两次服。连续三个月，情况扭转，精神萎靡状态恢复正常，特别是健忘得到改善，反应力明显提高，说明起了良好作用。

## ▣ 392. 狂病重用大黄

精神病主要表现为思想、意识、情感、行为、动作异常，如眼直、发呆、自语、暗笑、忘事、悲伤、懒散、游荡、沉默、孤僻、唠叨、易怒、寡断、头昏、善疑、偏听、任性、多语、爱吐涎沫、打人毁物、登高骂詈、喜说怀才莫展，伴有四幻（幻听、幻视、幻想、幻觉）。发生因素，除精神刺激，大多与顽痰、气滞、内火、瘀血形成有关，虚证较少。调理方案，辨证论治，均能奏效。若狂闹不已，则以驱邪为主，投攻破之剂，习用控涎丹、当归龙荟丸、抵当丸、十枣汤、礞石滚痰丸、大承气汤、瓜蒂散、巴豆霜丸等催吐、峻泻药。老朽师门传授，强调应用《伤寒论》桃核承气汤，突出大黄清热降火解毒之功，可开到 10～60 克，肠燥便秘加元明粉 5～30 克，功力甚佳。

1981 年于兖州诊一躁狂男子，踰垣上屋，狼吞虎咽，食量超群，数人无法制服，力大如牛，脉象洪滑，按之顶指。即书制桃仁 15 克、桂枝 15 克、大黄 30 克、元明粉 15 克、甘草 6 克，饮后更衣两次；虽见疗效，仍疯闹不宁，乃将大黄升至 50 克，水煎，分三回灌下。连用四天便安，排出大量干屎、极臭水液，呼呼入睡；尔后小方扫尾，未再复发。

## ▣ 393. 偏瘫九药

脑血管意外，所见脑梗死、脑出血，常于发生前出现预兆，习称信号，如头痛、眩晕、耳鸣、鼻衄、嗜睡、打哈欠、视物模糊、血压升高、阵发性抽搐、手抓东西无力。轻则遗有口眼㖞斜、语言障碍、半身不遂，重者可以致命。调理舌謇语涩，宜用资寿解语汤（羌活、防风、附子、酸枣仁、天麻、羚羊角、肉桂、竹沥、甘草、生姜）加减；面瘫，用牵正散（全蝎、白附子、僵蚕）加减；半身不遂，用补阳还五汤（黄芪、当归、赤芍、地龙、川芎、桃仁、红花）、地黄饮子（生地黄、巴戟天、山茱萸、石斛、肉苁蓉、麦冬、肉桂、茯苓、附子、石菖蒲、远志、薄荷、生姜、大枣）加减。大多患者要求，希望能行走、生活得到自理，改善偏瘫现象。族伯父留有一首中风处方，以活血通络为主，和玉田王清任先贤开药不同，唯一区别是不投大量黄芪，突出葛根、川芎、当归、丹参、水蛭、蟅虫、桂枝、怀牛膝，加少许大黄为使，畅利气血运行，易见功效。

1965 年老朽诊一男性脑出血患者，左侧手足痿废，已八个月，嘱其内服本药，计当归 20 克、川芎 20 克、丹参 20 克、葛根 20 克、䗪虫 10 克、桂枝 15 克、怀牛膝 20 克、大黄 2 克、水蛭 10 克，每日一剂。凡四十天，症状明显好转，拄杖自行活动；把量减半，继续未停，将近一年，健康回复百分之八十。

## 394. 介类潜阳治噩梦

常做噩梦，不仅与疾患有关，亦是邪气在人体存在的反映，提醒注意，就医检查。发热时梦境，腾云驾雾，高空飞行；心脏病气喘，入梦关进黑色大笼、箱子内；胸腔积液、肺炎、结核，梦到肩扛背驮，负重登山；泌尿系结石之梦，被人踢了一脚、腹捅一刀；胃肠炎症，梦里误吃腐败鱼肉、烂虾；肚子有寄生虫，睡中呓语、争吵呼叫；脑梗死、肿瘤，其梦为利器刺伤，木棍打击。若无此类诸病，则属相火偏旺，龙雷上升，要镇肝、降逆、熄风、安神、潜阳，温补、助热、升发之药，都要禁用。否则，等于火焰浇油，开门揖盗。老朽传承仲景先师经验，给予大量龙、牡，很有疗效，添加各种介类，更得裨益。

1982 年遇一白领女子，四十岁，夜间合眼即梦，斗殴失火、蛇蝎咬人、死亡亲友，皆可见到，恐惧、惊吓，草木皆兵，冷汗湿身。开始授予《金匮要略》酸枣仁汤加黄连、阿胶、鸡子黄，八剂未见功力；乃改为苓甘龙牡汤增入甲贝药，两周左右观察结果。计茯苓 15 克、龟板 30 克、龙骨 30 克、牡蛎 30 克、石决明 30 克、半夏 10 克、紫贝齿 30 克、百合 15 克、制首乌 15 克、合欢皮 20 克，水煎，分三次服。十天情况转化，梦少、眠多，逐步获愈。

## 395. 大豆黄卷不堪重任

大豆黄卷入药，首见于《神农本草经》《金匮要略》薯蓣丸。顾名思义，应为大豆（黄豆）生芽干燥而成，清代应用常为黑豆制品。性味甘平，清暑祛湿，发散解表，医肌肉、关节疼痛，宜于身体虚弱之人。江浙一带投与较多，北方因其力薄，很少青睐，属"束之高阁"药。既往吴门苏州畏麻黄如虎，视之如蛇蝎，为了疗效起见，岐黄家以麻黄煮水泡发大豆出芽，内部行话称"过桥麻黄"；被人识破后，众皆大哗，凡写"大豆黄卷"者拒绝口服，因此药店生意萧条，废除此项制法，改为清水浸泡，恢复原始，迎合当时白领阶层，标明同"过桥麻黄"无关，号"清水豆卷"。

老朽临床了解，清水豆卷和浮萍、薄荷、香薷配伍，调理夏季外感暑湿、身体沉重、疼痛、无汗，颇有作用；单独处方，功力低而不显，仍归"果子药"。清水大豆黄卷切勿重任。

## ◪ 396. 老人火旺用六味地黄丸

人过六十岁步入老年，新陈代谢缓慢，抗病能力降低，身体健康状况日益退化，活动量少，易于发胖。少食油腻、硬餐、蛋黄、糖、盐、动物内脏，以免血压、血脂、血糖升高，动脉硬化。宜吃大豆、鲜鱼、瘦肉、牛奶等高蛋白品，蔬菜、水果亦不可缺。注意补钙，防止骨质疏松、软化，发生骨折。增加粗粮，多参与户外活动，接受日光浴，勤晒太阳。不少老人由于相火妄动，阴虚火旺，易惹、好怒，计较小事，无有胸怀，导致异常病态，出现儿童性格。要配合药物治疗，应用水制六味地黄丸（熟地黄、山茱萸、牡丹皮、山药、茯苓、泽泻），每回 6~10 克，日服 2~3 次。此乃业师所传，很有效验。

## ◪ 397. 尿崩与固涩

正常成年人一昼夜排尿约为 1500 毫升，不及 500 毫升谓之少尿，见于脱水、大出血、心力衰竭。夜尿增多，超过白天之量，甚至起床八九次，与前列腺肥大、糖尿病有关。越出 2500 毫升，则称多尿，乃肾病表现。若不分昼夜，口渴，饮水即尿，频数不已，要考虑尿崩症。尿崩又名上、下二消，和糖尿病不同，血糖不高、尿内无糖，此其区别处。调理主旋律，通过固涩水液外溢，解除津伤口渴，以益智仁、金樱子、桑螵蛸、覆盆子为领头雁，阻止大量小溲排出，再加壮水之品，就能完成施治方案，得到灵犀汤特殊作用。

1986 年老朽赴贵阳开会，遇一岐黄家之子，口中燥渴，饮水很快由尿液排出，当时即授予此方，计桑螵蛸 30 克、益智仁 15 克、覆盆子 20 克、金樱子 30 克、天花粉 15 克、麦冬 20 克、石斛 10 克、人参 10 克、生地黄 10 克，水煎，每日一剂，分三次服。连用十天，便渴止、尿减；善后将量压缩一半，月余而愈。

## ◪ 398. 中风有汗解

《伤寒论》中风有汗，投予桂枝为主的桂枝汤辛温解表，注释者遇疑辄默，或众说纷纭，被指为一大奇案，虽至今日，仍乏结语，如证诸临床，就能得到答复。因中风感受外来阳邪，阳邪刺激鬼门开张，津津出汗，属于病理现象，和伤寒之阴邪刺激体表、恶寒无汗是同一道理，但症状表现则异。关键从阴、阳二邪区分，阳邪有汗、阴邪无汗。中风吃桂枝汤发汗，是通过治疗把风邪驱出，由汗而解，旗鼓相当，恰到好处，令人焕然冰释。老朽临床所见中风，大多发生于春季、秋天，隆冬时候寥若晨星。给予解表的辨证依据，抓住脉浮、发热、恶风、鼻鸣，一般服桂枝汤2～3剂便愈。须要注意一点，白芍之量莫超过桂枝，以免影响腠理开放、反变闭合，导致风邪遗留。

## ▣ 399. 麻黄汤、小柴胡汤不升血压

温病学派，因受吴门特别是叶桂系统影响，对《伤寒论》麻黄汤、小柴胡汤怀有畏惧，不敢广泛临床，常以荆芥、防风、大豆黄卷、葱白和青蒿、茵陈、苏叶、绿萼梅代之，尤其遇到高血压患者，皆敬而回避。究诸实际，乃作茧自缚，就举麻黄、柴胡能升血压来说，由于含有桂枝、黄芩，均属降压药，可抵消或降低麻黄、柴胡的不良作用，不会引起脑血管意外，发生高血压导致的损害。老朽业医数十年，很少见到麻黄汤、小柴胡汤出现城门失火殃及池鱼的现象。除南地所产狭叶柴胡，北方之大柴胡，性质十分稳定，不良反应极小，切勿谈虎色变，将佳品打入牢笼，延误救死扶伤。应振臂呼吁麻黄、柴胡同桂枝、黄芩配伍一起，对血压波动反可防止"药害"。

1987年诊一妇联干部，头痛、口苦、脉弦、胸闷、往来寒热、胁下硬满、血压140/90毫米汞柱，病情表现为少阳证，当时即授予《伤寒论》小柴胡汤原方。三剂而愈，血压不仅未升，却降至120/75毫米汞柱。

## ▣ 400. 痛风简易治法

痛风因体内尿酸不能从肾脏随时排出，聚积形成结晶体，沉留在关节、软组织，以尿酸性关节炎最多。起病急、疼痛严重，夜间易于发作，男性占百分之八十，日久关节僵直、变形。应少食多餐，吃绿豆、粳米、冬瓜、薏苡仁、洋葱、黄瓜、萝卜、西红柿、黄花菜、莴苣、西瓜、芹菜、菜花、茄子、马铃薯。少进动物内脏、鱼、虾、螃蟹、海产品等含嘌呤多的食物，啤酒、脂麻、蘑菇、竹笋、银耳、花生、桂圆、胡椒、杏子、豆腐、咖喱、生姜也宜少吃。大量饮水，帮助尿酸排泄。药品可用滑石、白茅根、桂枝、牛膝、爬山虎与利

水者，连续服之，效果可观；不必把止痛放在首位，视作第一疗法。

老朽临床曾给与五苓散（茯苓、桂枝、猪苓、白术、泽泻）加穿山龙、寻骨风、白芷、独活、老鹳草、徐长卿，甚得其益。

## ▣ 401. 解郁醒神的适应证

《伤寒论》遣方九十余种，重点占二分之一，常用名品桂枝、麻黄、白术、茯苓、柴胡、石膏、附子、葛根、大黄、瓜蒌、黄连、半夏、人参、白头翁、山栀子、白芍、茵陈、甘草，谓之"十八罗汉"，亦称"肘后布袋药"。其中柴胡、白芍、瓜蒌、山栀子、大黄共同组方，大瓢先生命名"解郁醒神汤"，专题调理精神异常的焦虑症，通过疏肝、开胸、清热、养阴、泻火，发挥扫庭犁穴作用，纠正气机阻遏，驱除瘀积、陈蓁。凡烦躁、失眠、头昏、胸闷、坐卧不宁、行为似狂，就可与之，收效甚响。

1980 年老朽于济南诊一四十岁女子，心烦易怒，各处游荡，喜在街头和人争辩，频频吐痰，哭笑无常，脉象滑数，数日更衣一次。表现阴虚火旺、痰热内结，嘱咐病家速饮此汤，计瓜蒌 50 克、柴胡 20 克、白芍 20 克、山栀子 30 克、大黄 15 克，日用一剂，分三次服。连吃三天，如厕七次，症状大减；压缩药量，又进五帖，基本治愈。

## ▣ 402. 麻附功力如影随形

仲景先师传人吴七先生，指出《伤寒论》遣药不多，辨证运用能中标的，在"十八罗汉"内含有风、火、冰、雷"四大天王"，即麻黄、附子、石膏、大黄，习称猛将、驱邪拔尖药。时方派善理温热医家，除开小量石膏、大黄，视麻黄、附子如凶煞、恶神，避之唯恐不远。正由于此，则令壮士断腕、良品蒙冤。老朽执业七十年，深知其效，和清水豆卷、漂淡干姜相较，居高峰优势，占无与伦比的地位。前贤说过：小巫跳神，局限落后民间，永远不会捧印进入圣堂。

1954 年老朽于河北吴桥诊一男子，身重，口唇发青，手足逆冷，脉浮而微，无汗恶寒，便溏日行二三次，吻合《伤寒论》表证未解、邪入少阴。患者起初曾吃桑叶、大豆黄卷、漂淡干姜，不效；当时就授予麻黄附子细辛汤，计麻黄 10 克、细辛 6 克、附子 30 克（先煎一小时），加桂枝 10 克，每日一剂，温覆取汗。连饮两帖，表解阳复，病去而愈。麻黄、附子的临床，有擎天作用，非等闲可以代替，故人们歌颂经方，"不废江河万古流"。

## ▣ 403. 麻黄连轺赤小豆汤

调理黄疸病，《伤寒论》载入三方，为茵陈蒿汤、栀子柏皮汤、麻黄连轺赤小豆汤。宣散郁热，用麻黄连轺赤小豆汤。吾少时见到一位白姓医林前辈，对外感温病邪在卫分，需要解表，很少投予时方，常开麻黄连轺赤小豆汤，认为宣发力强，属辛凉重剂，超过金银花、桑叶、薄荷、浮萍，与小柴胡汤媲美，次于麻黄汤。其中连轺乃连翘之根，同样白皮清热，起宣散作用，和芩、连各异，赤小豆利水，引邪从小便而出，一举三疗。如加石膏 15～30 克，阻止向气分传变，功力更佳。家父赞扬其论点，应作如是观。

1972 年老朽于济南治一大学教师，春温，微恶风寒，干烧无汗，体温升高，曾吃银黄、桑杏、二青合剂，患情不减。由所带学生建议，考虑这首古方，当时就写了麻黄 6 克、连轺 15 克、杏仁 9 克、梓白皮 20 克、赤小豆 30 克、甘草 3 克、生姜 6 片、大枣 10 枚（擘开）、石膏 30 克，嘱咐水煎，五小时一次，分四次服。连饮二帖，即汗出身凉，得到痊愈。

## ▣ 404. 镇肝潜阳石决明

老朽调理年迈相火妄动，口干乏津、多怒易惹、噩梦纷纭，表现阴虚阳旺、思维反常，宜壮水清热、下降龙雷，给予《伤寒论》黄连阿胶鸡子黄汤加石决明。仿照介类贝壳潜阳，一般不开牡蛎、珍珠母、紫贝齿或龟板、鳖甲、玳瑁，专用镇肝明目的石决明，其意有二：一为泻相火而不伤阴，比黄柏燥湿导致水亏为优，不产生相反作用，无损人体；同时也提高摄纳浮阳功效。乃一箭双雕药，占特殊优势，称治肝熄风，水中之王。然非量大不可，否则难睹"庐山真面目"。

1981 年笔者于青岛疗养院遇一花甲干部，话多、烦躁、健忘、舌红少苔、思想分驰、心绪不宁。即以此方与之，有石决明 80 克、黄芩 10 克、白芍 15 克、黄连 15 克、阿胶 30 克（烊）、鸡子黄二枚（冲），水煎，每日一剂，分三次服。共十天，症状即减；凡一个月，病情消失。方内石决明居君主地位。

## 405. 哼、哈二将

《存信堂古方录验》称《伤寒论》大承气汤为夺命方，大黄、芒硝（玄明粉）是哼哈二将，正称"伸舒""郁律"，阳明腑证腹满、胀痛、高热、谵语、大便燥结才可投用；在杂病方面不受此限，凡阳亢发狂、烦躁不宁、夜难入睡、离家游荡，表现精神分裂，就能服之。便秘以大黄为主，干结不下则芒硝领先，不加枳壳、厚朴，组成比目鱼药，疗绩十分显著。投二味时，增入龙胆草，等于画蛇添足，不起重要作用，单刀直冲，最富效果。临床开量，每剂大黄顶峰60克、芒硝不越40克，芒硝泻火逊于大黄，软坚之力独占山头，属战场大将，无挂帅功能。体会深刻，符合实践。

1986年夏季诊一衡水企业经理，因商务纠纷、资金亏损，怒不可遏，彻夜不眠，见亲友亦闹，精神失常，形成大发作。老朽曾取本方与之，计大黄30克、元明粉20克，未加副品，日饮一帖。连吃四天，更衣多次，疯象停止，逐渐转安。

## 406. 北柴胡可以重用

柴胡药理争论较多，由于江南所产狭叶柴胡，性温升阳，升发作用较强，助火，不利于湿热患者；或肝阳过旺、肝风内动，易发生血压上升头痛、目赤、耳鸣现象，认为能劫肝阴，称"风邪"药。温热学派怕引狼入室，先贤叶桂几乎不敢问津。据史料记载，这一系统医家对少阳病取茵陈、嫩青蒿、漂淡的少许柴胡代替。尚有用鳖血炒柴胡的方法，提出介类潜阳、疏肝活血理气，可抑制狭叶柴胡升发，减轻它的不良反应；组方写鳖血炒柴胡，投量若小，即可避免。

但北习开之大柴胡与其不同，临床应用不存在头痛、目赤、耳鸣的问题，切勿盲目仿效，贻误病机，拖长治疗时间。故书之以资鉴别。

## 407. 果子药独当一面

经方家批评时方派喜投"果子药"，是草率敷衍，责任心差。实际"果子药"并非无医疗功能，关键在于和他药配伍起辅助作用，如《伤寒论》之杏仁、生姜、大枣、甘草，放入麻黄汤、桂枝汤内则为副品，既能发挥自身之效，亦可增强麻黄、桂枝二汤解除伤寒、中风的功力，合剂共赢。单眼看"果子药"，就会失去意义。金银花、葱白、连翘抗菌之谱广泛，不宜一笔抹杀，且葱白、连轺（连翘根）在《伤寒论》中还有白通汤、麻黄连轺赤小豆汤，所以临床要重视这些情况。

1987 年老朽遇一神经衰弱男子，入睡困难，夜间数起，或张目不眠，直到天亮，曾吃温胆汤、安神丸、黄连阿胶汤合剂，未有奏效，由其弟伴同来诊。当时就给予《金匮要略》加减酸枣仁汤，计酸枣仁 20 克、知母 10 克、川芎 10 克、百合 15 克、花生叶 20 克，功力不显；于此基础上添了桂圆肉 30克。继服没停，十帖病况递减；稍与损益，又半月而安。"果子药"也成为栋梁。

## ◾ 408. 同春汤的应用

人参、黄芪属同类药，疗绩各异。人参益气生津，兼治口渴，《伤寒论》已经应用，如白虎加人参汤；对垂危患者能延长呼吸、心跳生存时间。黄芪偏燥，少投升阳、提高血压、利尿；中量不影响血压升降；超过 60 克血压下降、利尿作用转小。二味可增强人体免疫力、抵抗力、修复力，黄芪侧重修复力，外科疮疡久不收口，非它莫属。近代研究，人参补气居第一流，长期保健逊于冬虫夏草，益肾不及雪莲花，助力适应原之功不及红景天。

老朽经验：若禀赋虚弱，乏力、嗜睡、精神不振，宜人参、黄芪、红景天组成一方，加川芎、当归、羊肉，改善羸弱、衰颓状态，十分有效。1990 年诊一老翁，气喘吁吁，腰酸腿软，行走困难，体重低下不足 30 公斤，即取此汤与之，计人参 15 克、黄芪 30 克、红景天 15 克、川芎 10 克、当归 10 克，加了羊肉 60 克，水煎，日饮一剂，分三次服。连用两周，病况大减；一月后便出门活动，健康恢复约百分之九十。命曰"同春汤"。

## ◾ 409. 甘草的作用

《伤寒论》《金匮要略》二书，遣用甘草处方约一百三十首，大都属辅为佐使，炙甘草汤虽然挂帅，而生地黄投量位居上宾；四君子汤取其补中益气，列到末尾。在经方内除甘甜矫味，改善诸药辛、酸、苦、咸、涩口感，习称"依人作嫁"；尚能解毒，保护仓廪之官，防止刺激发生恶心、呕吐，谓之"护花使者"。因此，被称为不可缺少的佳品。用量不宜太大，一般 6~10 克，调整心律治疗"心动悸、脉结代"，给予 10～20 克，蜜炙，普遍见效。由于含有激素样物质，久服易致代谢失衡，胸闷、胀、满，影响食欲，引起不良病态。

## ▣ 410. 青蒿代替柴胡

调理少阳证往来寒热，除《伤寒论》应用柴胡，尚有青蒿、常山（或幼草蜀漆），兼治疟疾。南方医家因狭叶柴胡"劫肝阴"，易引起头眩、目赤、耳鸣，视为牛鬼蛇神，不敢投向临床，导致火邪上升。常以青蒿代替，开腠发汗、降体温、抑制疟原虫，在退热方面亦起良好作用，不低于柴胡。民国时期山东地区受时方叶派影响，也恐惧柴胡升阳、宣越，若用小柴胡汤，则把柴胡改为青蒿，功力不减，同样能解除半表半里病状，患者药后转安。由此看来青蒿的疗途值得推广。

1974 年江苏丹阳一同道感染伤寒，邪入少阳，头痛、脉弦、胸胁苦满、往来寒热、体温升高。缘其学术思想属于孟河体系，畏柴胡如虎，乃授予小柴胡汤去掉柴胡、加了青蒿 30 克。连饮两剂，恙情即愈，上班工作。青蒿的效果不宜低估。

## ▣ 411. 表邪无汗不宜盲开白芍

小柴胡汤四症，胸胁苦满乃邪气郁结，取小柴胡宣散，如按少阳口苦、咽干阴液亏损，套用《伤寒论》四逆散加白芍，殊不适宜，因无枳壳开结，反起不良作用。有的医家以半夏泻心、生姜泻心二汤为例，提倡多投人参消痞，证诸临床，毫无动力，且小柴胡汤内人参三两，与黄芩相等，配量不少，再画蛇添足，缺乏意义。事实告诉，人参益气生津，属补养品，同攻破药物大异其趣，滥收方中，等于佛头著粪，既不同干姜、黄连，亦有别于瓜蒌、半夏，焉可同日而语。

1956 年老朽在山东省中医院曾诊一少阳病患者，寒热往来，身上无汗，因患者体虚、口苦、咽干、胁下疼痛，开小柴胡汤误添白芍 15 克，增了人参之量，出乎预料，又发生骨楚、微汗全无，寒热往来依然如故。遂将白芍删去，减少人参之量，加重柴胡之量，皮肤逐渐湿润，三剂即愈。这个经验教训，虽至今日，记忆犹新，留此笔记，贡献医林。

## ◙ 412. 古方联想用话

老朽在家父抚育下，四岁识字，翌年开始读书，受到严格教育。学习《伤寒论》，以《医宗金鉴》为蓝本，旁及他家，提出四项要求：一不先入为主；二参考历代注释，择善而从，不守一说，死于句下；三依据仲景先师原文，自行理解，不落注家窠臼；四抓住实质，追求应用，防止空谈。《伤寒论》内容开门见山，无繁琐杂言，研究其理、法、方、药，应广泛思维，突出联想，才可投向临床，"务实"二字非常重要。以桂枝、麻黄两个"门神"为例，打开全书的篇章，二汤对象，关键是中风有汗、伤寒无汗，桂枝汤含白芍，麻黄汤有桂枝，属于巨目。桂枝启麻黄发汗，白芍居营中助桂枝调卫、防止汗出如水流漓，均起核心作用。忽视这些看点，等于过眼云烟，毫无所得。因此该擒将舍兵、纵车保帅。

1969 年诊一急性肠炎，腹痛即泻，日夜如厕十余次，已卧床不欲饮食，曾给予刘草窗痛泻要方（白术、白芍、防风、陈皮），未见功力。没采取分利阴阳或逆流挽舟的方法，单纯用塞，失败于堵，以诃黎勒结束；乃继承业师家传经验，麻、桂牵头，加疏开二阴法，授与麻黄 6 克、桂枝 10 克、白术 10 克、茯苓 15 克、泽泻 15 克、猪苓 15 克，《伤寒论》五苓散添麻黄，三帖而愈。联想悟及此方，虽非典型遣药，确是依书另立治法。

## ◙ 413. 虫药通络

清贤叶桂对久病入络，喜投虫类药物追拔沉积之邪，能通利经络、活血化瘀、行气散结，近代章次公亦习用此法。从实践观察，确见功力。老朽传承家教，凡身体疼痛、半侧偏瘫、筋骨拘紧、屈伸困难，配合他药，亦常取而用之，颇得其益。除地龙、僵蚕、全蝎、蜈蚣、白花蛇镇静、解痉、熄风，大都以蛴螬、鼠妇、䗪虫、水蛭、蜣螂、蝼蛄、蜥蜴、壁虎、九香虫投与较多。

1980 年遇一妇女，左肩、臂、肘剧痛，曾吃驱风、祛寒、胜湿药无效，改为张锡纯先生活络效灵丹（当归、丹参、乳香、没药、黄酒）、单味三七丸，似水掷石，均乏反响。医院委吾调治，鉴于发病日久，络脉最易阻塞，开始给予苏木 15 克、红花 10 克、桃仁 10 克、青葱管 3 段、桂枝 15 克、川芎 10 克、当归 10 克、延胡索 15 克、蒲黄 10 克、五灵脂 10 克、炒没药 10 克，虽有好转，痛仍未消；乃减去蒲黄、青葱管、五灵脂，加水蛭 6 克、䗪虫 10 克、蜣螂 10 克，添入蝼蛄 6 克、蟋蟀 6 克利水，每日一剂。连饮十五天，病情回春；嘱咐继服，六周痊愈。

## ▣ 414. 杂方也登舞台

老朽在家父、业师指导下步入杏林，受仲景先师学说和金元医家、温病学派影响，临床归属三分时方、七分经方。由于得到数十位先辈的教诲、熏陶，知识面扩大，且吸收儒、释、道、耶、回宗教的养生思想，又逐渐成为杂家，"同上法船"，增强了济世活人信念。遵父、师遗训，照《伤寒论》序言"不竞逐荣势，企踵权豪""惟名利是务"，眼睛向下，"救贫贱之厄"，故别名"海渡"。

1980 年诊一百合病，患者精神恍惚、语无伦次、动作异常、呢喃自言、无狂躁现象，因家境贫寒，要求勿投补品，给予廉价药物。授以《金匮要略》百合地黄汤加知母、鸡子黄，未见功力；添入时方内白豆蔻、石菖蒲芳香化湿、开窍，亦乏效果。在黔驴技穷的情况下，又增了其友赠送的民间传方、供奉如"神灵"之马宝一味，计百合 20 克、生地黄 20 克、知母 10 克、白豆蔻 10 克、石菖蒲 15 克、鸡子黄一枚（冲）、马宝 1 克（吞），每日一剂。连服十天，疗绩很佳，基本治愈。马宝乃马胃结石，可调理精神异常、癫痫、噩梦纷纭、自主神经功能失调。了解本案，不难说明，思路广阔，运用杂方，也极为有益。

## ▣ 415. 读书重在思考

恽铁樵函授门生陆渊雷，又在苏州从章太炎受业，医文双丰，所写《伤寒论今释》《金匮要略今释》，采用大量日人注释，别开生面，风行一时，列为当代名著。香港卢觉愚《伤寒论讲义》推崇备至，海外弟子张公让亦撰文传播其说，数度被称奇书。因存西化倾向，未把传统学术真正钩沉，逐渐湮而无彰。

老朽阅读过两遍，感觉缺乏新颖内容，且少老吏断案、明显结语。由此联想学习仲景先师之术，要从白文入手，独立思考，悟出自己见解，尔后再观各家注释；防止不动脑子随人喧喝，脱离研习学问道路，陷进误区，飞沙蒙眼，失去归途。今举一例，《伤寒论》白虎汤一条"表有热、里有寒"，是错简。

白虎汤只有内外高热才可应用，注者遐想"里有痰""里无寒"，皆乏意义，突出体温升高，方能体现精神实质，符合临床实践；否则，纠缠考证，参与聚讼，钻牛角尖，浪费时间，得不偿失。

## ▣ 416. 传道、授业、解惑不可脱离实践

应用医学与理论研究为双面联体。因应用医学服务临床，属第二学科，既往从事岐黄工作，均称郎中、诊治大夫，绰号医生。现代中医院校林立，执教、专业管理人员脱离实践，不参加医疗活动，传统的言传身教脱节，约占半数；而目的培养后学临床接班，有的业务能力不及民间带徒出身者，留下笑柄；个别人转向西医，投归他门。宜提到议事日程，纠正怪异现象，挽回失策，步入规范化。

1995 年一本科大四学生，来医院给老朽抄方，将川芎误写川椒。告其二味性能、功效不同，绝对不要混淆。他说都是川产，温里活血，便可通用。令吾十分震惊，瞠目难言。毕业后若如此临床应诊，就会发生意想不到的事故。

## ▣ 417. 龙、牡平咳宁嗽

《伤寒论》《金匮要略》投予龙骨、牡蛎，除个别加减，在处方中必须双用，不宜分离，被认为鸳鸯、蝴蝶，称"双栖药"。和健胃益气、调和营卫的点缀品生姜、大枣不同，有独立性、明显的医疗作用，能镇静、敛汗、固肠、潜阳，治心慌、惊悸、怔忡、失眠、噩梦、滑精、腹泻、汗出不止、癫病、发狂、多动症。经方家常与桂枝、茯苓、甘草配伍，时方派则加入朱砂、琥珀，虽殊途同归、功力相侔，效果却异。牡蛎尚可软坚，消散硬结、痞块，调理淋巴结核、肝脾肿大，用之颇广。

老朽临床还师法张锡纯前辈，取其疗咳平喘的功效。凡久嗽、哮喘长期不愈，同元气失固有关，切勿再开麻黄、杏仁、厚朴、干姜、细辛、紫菀、桔梗、款冬花，要以收敛为主，和治疗慢性肠炎一样，突出"涩"字，于相应方剂内加入上述二药，很易见效。

1979 年诊一七十岁患者，有支气管哮喘史，咳嗽痰鸣，张口呼吸，坐着睡眠。即以《医学衷中参西录》从龙汤为基础，授予龙骨 30 克、苏子 15 克、白芍 15 克、牡蛎 30 克、牛蒡子 10 克、半夏 10 克，加了橘红 10 克、五味子 10 克，日饮一剂，分三次服。连用五天，症退转安。在大病、久病、虚损病

领域，龙、牡无恋邪之虞，反而护本，能获佳绩。二药联用，是博观约取、厚积薄发。

## ▣ 418. 大剂附子疗肩凝

老朽家传运用附子经验，若体虚怕冷、恶风、形销骨立、心慌气短、神疲身倦，处于衰颓状态，都宜食之。常在理中、圣愈、补中益气、黄芪当归补血汤内加入 15 ~ 60 克，温里、扶正、壮阳，改善症状，令人满意。关节炎、坐骨神经痛、肩胛周围炎，配合白芷、独活、老鹳草，给予极量 100 克，先煎两小时，破坏所含乌头碱，分三次饮，能见良效。漂淡、煮熟、炮制者，无此功力。先父讲学时，曾指大黄是无声虎、附子如张口狮子，虽属猛兽，可驱邪为人服务。

1995 年于山东中医学院门诊部遇一肩凝患者，被称肩胛周围炎，感觉拘紧、疼痛，向外扩散到肘、手，吃活络效灵丹加搜风祛湿药无有反响。即以上方与之，计白芷 30 克、老鹳草 30 克、独活 20 克、桂枝 20 克、片姜黄 20 克、黑附子 50 克（先煎两小时），水煮，分三次用。连进六帖，即获成果；惟怕风畏寒依然存在，遂将附子升至 70 克。患者反映良好，凡十九天彻底治愈。

## ▣ 419. 麻黄汤加五味子治咳嗽

老朽学习师门经验，调理外感风寒咳嗽，常投经方，以《伤寒论》麻黄汤为坐标，斟酌情况加入他药。取麻黄、杏仁当君，配合干姜、细辛、五味子粉墨登场，一般不逾六剂则效，这是太师杜公所传。若功力不够理想，则添《金匮要略》宁肺四仙，即紫菀、白前、泽漆、款冬花，对急性支气管炎十分适宜，能微汗解除表邪、呼吸不利、咳吐白色涎痰。运用时麻黄勿过 6 克、杏仁去皮尖提至 10 克，桂枝量小，甘草稳定在 8 克，五味子达到 20 克；个别情况咳而不止，再增罂粟壳 3 ~ 6 克。

1965 年重阳节诊一下乡干部，感冒后口干气喘、额头出汗、频频咳嗽、体温稍高，无恶寒现象。开始给予麻杏石甘汤、止嗽散、小青龙加石膏汤，未见明显疗果；乃改为本方，计麻黄 6 克、杏仁 15 克、桂枝 3 克、甘草 10 克、五味子（打碎）40 克，水煎，日饮一剂。连服一周，霍然而愈。药少价廉，可深思寻味，投向临床。

## ◼ 420. 鬼门开腠三灯

《伤寒论》麻黄、桂枝、葛根三味能发汗解表，不悉撰人《草庐卖肱记》谓之"鬼门开腠三灯"。认为遭受风冷，大都恶寒无汗，不宜强分中风、伤寒，打笔墨官司，应以实际表现做施治依据；否则，庸人自扰，苦于牵病入瓮。老朽在天津夜市购得石印本此书，发现若干罕闻奇谈，曾遵其言用于临床，获益甚多。如遇到感冒头痛、鼻塞、骨楚、身热、无汗，常投上述"开腠三灯"，加姜、枣为引，很见效果，往往两剂便愈。

1956 年早春，于德州诊一农民，项强、肩凝、流涕、怕风、恶寒、无汗，即授予麻黄 15 克、桂枝 15 克、葛根 15 克、生姜 9 片、大枣 10 枚（擘开），水煎，分两次饮下。三帖痊愈。

## ◼ 421. 四大烽火

《草庐卖肱记》将《伤寒论》附子、蜀椒、干姜、吴茱萸视为"四大烽火"，如阳光辐射，阴霾遁去，属温里、回阳、熔冷、止痛药。凡感受寒邪，无论内外，均能应用，以之组成处方，名为"化冰汤"。取蜀椒辛散解表，干姜补南，吴茱萸暖里，附子壮命门、振起火衰，医疗多种疾病。老朽付诸实践，对消化系统虚寒，热能下降，食欲减退，腹痛喜按，下利清谷，都富临床价值。

1970 年遇一糜烂性胃炎、十二指肠溃疡患者，脘中嘈杂、疼痛，空腹时转剧，吃热物则舒，饮茶加重，长期休假，已无法工作。吾曾启动此方，验证其效，随开炮附子 15 克、蜀椒 6 克、干姜 10 克、吴茱萸 10 克，每日一剂，水煎，分三次服。连用九天，情况良好；嘱咐勿停，三周后病况大减，逐渐回归了健康。

## ◼ 422. 三万六千天

家父曾以《伤寒论》炙甘草汤加黄芪、当归为长寿方，除调理"脉结代、心动悸"，常扩大施治范围，兼疗身体虚弱、气血亏损，命名"三万六千天"，服之活到百岁。老朽投予本汤，临床较多，主要面向"赢人"。凡体重下降、形销骨立、精神不振、倦怠嗜卧、感觉精疲力竭，就可应用，一月为期，进行观察；若改制水丸，见效时间须六十天。

1980 年吾于青岛诊一中学教师，患神经衰弱，健忘、纳呆、说话无力、懒于活动、骨瘦如柴，即给予原方，计炙甘草 10 克、人参 10 克、生地黄 10 克、黄芪 15 克、当归 10 克、桂枝 10 克、麦冬 10 克、麻子仁 10 克、阿胶 15 克（烊）、生姜 6 片、大枣 10 枚（擘开）、黄酒 15 毫升。日饮一剂，连吃七周，证情转佳，逐渐恢复健康状态。"三万六千天"的功勋，不宜小觑。

## ▣ 423. 甘遂应东山再起

满庭芳先生谓《伤寒论》有三圣，指瓜蒂、巴豆、甘遂，大刀阔斧，能扫疾如神、药下便攫。惜同道畏惧不用，致使良品湮没难彰；谓张从正欣赏吐、下，仅限于瓜蒂、大黄，对甘遂一味所遣甚少，深属遗憾。老朽曾见他投甘遂，源于《伤寒论》十枣汤、大陷胸汤，《金匮要略》大黄甘遂汤、甘遂半夏汤，以驱除痰饮、宿食、癥瘕、水邪为主，通利膀胱、谷道，由二阴逐出。吃制过的粉末，取生姜、大枣煎汤送下。因其勇敢起用不凡之药，被称"惊人的大家"。

1957 年吾在山东中医进修学校遇一地方干部，患肝硬化腹水，肚大如覆釜，脐眼外翻，足肿像瓜，数次放水，情况严重，医院告诉已无良法。转来后，知道吃过多种中药，为了避免重复，给予大量白术保本，据理中汤加相应之品，添了甘遂。计人参 15 克、白术 60 克、干姜 10 克、车前子 15 克、猪苓 15 克、桂枝 10 克、泽泻 15 克、大腹皮 10 克、甘草 3 克，每日一剂，水煎，分四回服。连饮三天，减不足言；随增甘遂末 1 克（冲），小便排出四次，未有更衣；嘱咐继用，腹水终于全消。追踪观察，预后良好。猛将甘遂，应当再起东山。

## ▣ 424. 三大泻神

《伤寒论》十枣汤甘遂、大戟、芫花，能祛痰饮、通利大小二便，驱水猛下，运用得当立竿见影，要醋炒、面煨入药，铃医谓之"禹王治水、三大泻神"。实践除上述所疗，亦常投予精神分裂、肝硬化腹水证，由少许开始，逐渐加量，以免损伤脾胃、摧残元气、发生虚脱。老朽三味合用，功力甚佳。

1980 年诊一药店经理，支气管扩张，胸闷、舌苔白厚、咳嗽、痰多，昼夜咳吐半盂；曾吃泽漆汤、苓桂术甘汤加味，均乏效果。乃嘱其饮十枣汤，开了甘遂 10 克、大戟 10 克、芫花 10 克，炮制汇于一起，碾成细末，每次 1 克，大枣 10 枚（擘开）煮汤送下。因体质较强，药力不足，未见改善；转为一日两服，很快尿增、肠道滑泻，凡七天基本治愈。可以看出，十枣汤对痰饮的临床应用，蔚为大观。

## ▣ 425. 破血四捷

《伤寒论》《金匮要略》所载桃仁、䗪虫、水蛭、虻虫，称"四大活血药"，能调理癥瘕积聚、闭经、月经后期、经量减少、瘀血阻塞经络，经方家命名"破血四捷"。老朽用于妇科子宫肌瘤、慢性盆腔炎、乳腺小叶增生，以之为君，均见良效。汤剂不如水泛成丸，随身携带，按时间口服，顺应病机。切勿生用，制后比较平妥。加入少许大黄，可助其走而不守，还会提高功力，防止异常反应。这是吾多年经验，有利无弊。

1963 年在山东省中医院诊一银行职员，三十岁，B 超显示子宫黏膜下肌瘤，月经每次持续十余天，已有贫血现象。吃黑烧炭类止血，无济于事，反而延长经期；当时即以此药居主，计䗪虫 100 克、桃仁 100 克、水蛭 60 克、虻虫 30 克、三棱 60 克、莪术 60 克、桂枝 60 克、丹参 60 克、当归 30 克、川芎 30 克、红花 30 克，碾末，水泛为丸，日服 2~1 克，分三回用。疗绩很佳，肌瘤逐渐消失。丸内大黄，只开了 10 克，起向导作用。

## ▣ 426. 麻黄加二宝汤

老朽世传止咳、平喘，常投《伤寒论》麻黄汤加二宝花。此花非金银花，乃旋覆花与款冬花。凡外感风寒刺激皮毛，肺气被郁不得舒展，支气管发生炎变，呼吸不利，咳嗽或者哮喘，都可应用，命名"麻黄加二宝汤"。因五味子酸性收敛，影响开表宣泄，故舍而弗取。若气逆上冲，以咸温沉降，重用旋覆花，称"金沸花汤"；饮聚痰鸣，加量款冬花，谓之"看灯花汤"。皆升至10~20 克，在处方中，属温解化痰剂。虽无分野，同中有异。看来麻黄领头，位执牛耳，应实至名归；临床表明，不可当点缀药物写照，仍要按臣使级别对待。有的经方派弄潮儿，以伤寒家身份掌握话语权，认为凡开仲景先师内含麻黄方，麻黄就是君主之官，其他列入从属地位（即摇旗呐喊者），毫无依据。

1958 年吾于济南诊一山区农民，感冒后气喘、咳嗽、额头出汗，无恶风寒现象，已达数月。吃通宣理肺丸、小青龙汤依然如故，遂授以本汤，减麻黄，增加款冬花、旋覆花之量，计麻黄 6 克、杏仁 10 克、桂枝 6 克、甘草 10 克、旋覆花 20 克、款冬花 20 克，日饮一剂，水煎，分三次喝。连服八天，病退而安。二宝花起了栋梁作用。

## ■ 427. 新方四君子汤

业师耕读山人认为四君子汤甘草、茯苓药力较逊，补气功能低下，很难横刀千里走单骑；若依照实践改换黄芪、《金匮要略》薯蓣丸加入山药，以人参、黄芪、白术、山药组方，才可发挥"君子"的作用。虽然甘草、茯苓非东郭滥竽，就其功底薄弱而言，不宜胜任。老朽遵循杏坛是说，投向临床，金鸡独立，专开此汤，收效甚佳。

1955 年遇一行政干部，形体极虚，说话无力，步行数十米即疲惫不堪。劝告口服上方勿辍，计人参 10 克、黄芪 15 克、白术 10 克、山药 20 克。共四十剂，颜面可见红润，身重增加，弱不禁风的症状减去大半，转归了健康，已上班工作。

## ■ 428. 龙凤药

《伤寒论》《金匮要略》对药，号配偶品，又名双栖、龙凤药。如：桂枝、麻黄，龙骨、牡蛎，干姜、附子，紫菀、款冬花，生姜、大枣，大黄、芒硝，秦皮、白头翁，黄芩、黄连，赤石脂、禹余粮，柴胡、黄芩，水蛭、虻虫，代赭石、旋覆花。影响后世，引申出三棱、莪术，乳香、没药，当归、川芎，蒲黄、五灵脂，人参、黄芪，辛夷、苍耳子，大青叶、板蓝根，葱白、淡豆豉，白芷、藁本，牛膝、木瓜，藿香、石菖蒲，女贞子、旱莲草，桃仁、红花，香附、高良姜，全蝎、蜈蚣，川楝子、延胡索，金樱子、桑螵蛸，龟板、阿胶，巴戟天、仙茅，杜仲、续断，麦冬、石斛，神曲、麦芽，半夏、橘红，麻黄根、浮小麦，桑叶、菊花，连翘、金银花，朱砂、琥珀，远志、酸枣仁，夜交藤、合欢皮，山豆根、牛蒡子，玄参、锦灯笼，绿萼梅、玫瑰花，联袂组方，丰富了遣药疗途。除此之外，老朽常按照以蒲公英、紫花地丁二味调治疮疡初起，通过清火解毒，促使内消，超过金银花、败酱草，可和眼科野菊花平分上下，很有作用，开量要大，能功盖群芳。

1975 年吾在招远遇一颜面、胸部大颗粒毛囊炎患者，灼热如燎，且见化脓倾向。当时即给予蒲公英 80 克、紫花地丁 80 克，加大黄 6 克引火下行，每日一剂，水煎，分三次服。连饮七天，痛头消退。得效之速，令人惊叹。

## ◨ 429. 心、胸痹异病同治

中医辨证，亦适于辨病，施治互相为用，疗效能同。老朽调理心痹，重视活血祛瘀，促进血流量，习投葛根、丹参、川芎、大剂黄芪扩张血管；遇到胸痹则用《金匮要略》瓜蒌、桂枝、薤白、黄酒，温化行滞开结。胸痹虽然不属冠状动脉粥样硬化性心脏病，因胸闷、憋气、疼痛，也可吃心痹专利品；反之心痹发作，借花献佛，给予胸痹系列药。这是异病合疗，属岐黄特色，为现代医学所难理解。

1977 年诊一企业行管人员，素有心脏供血不足心肌梗死史，此次发作住院九天，胸中堵塞、疼痛，牵及左侧肩部、没有缓解，纳呆，烦躁，长吁始舒。当时授予丹参 40 克、葛根 30 克、川芎 20 克、黄芪 60 克、砂仁 10 克、参三七 10 克（冲），未见转机；遂加入瓜蒌 40 克、薤白 20 克、桂枝 10 克、黄酒 30 毫升，水煎，分三次服。连用四剂，病情即减；改为每帖作一日半饮下，继续九天，症状消除。

## ◨ 430. 胃降则和

《伤寒论》麻黄升麻汤之葳蕤，乃现在所用的玉竹，甘平养血、生津润燥，尚能益气强心，曾被誉为代替参、芪佳品，"不寒不热，大有殊功"。时方派叶门传人喜以本药调理胃阴不足，津亏液涸，舌红少苔，胃酸缺乏，消化不良，配伍麦冬、百合、稽豆、石斛、西洋参、白芍。常吃李子、山楂、苹果、乌梅、木瓜、石榴、菠萝、橘饼，收效良好，超过天士翁养胃方。根据《临证指南医案》胃宜降"腐熟水谷"，体现气机顺和，防止疾从口入、百病由生，形成治胃的重要疗法。

1979 年老朽遇一萎缩性胃炎，仓廪之官分泌减少，舌绛无苔，大便干结二三日一行，脉象虚数。就以上举组建小方，计玉竹 20 克、百合 10 克、麦冬 20 克、西洋参 10 克、白芍 10 克、石斛 10 克，加了知母 6 克、沙参 6 克、沉香 3 克（冲），每日一剂，分三次服。共三十天，症去而安。

## ▣ 431. 小青龙汤减桂、芍的应用

老朽少时见一经方派，和家父同年，性格豁达，无名利欲，自我介绍："譬如昨日已经死，今天又重生。六尺棺木将身送，金银财宝笑吾痴。"寝馈仲景学说数十年，尊先师如神，深入浅出，几乎付了毕生精力。认为《伤寒论》有"五怪"，与西晋王叔和、宋代林亿整理编次有关：一是中风少见，把桂枝汤列到卷首，伤寒麻黄汤居后；二是"表有热、里有寒"投白虎汤；三是太阳病纵横之说，上下不相衔接，牵强附会，离了医谱；四是把少阳置于阳明篇后，不符合传变规律，本末错位；五是厥阴内容庞杂，滥凑成章，应删去一半。人们闻之大开心扉，给研习者提醒勿走泥古不辨之路。先生临床凡感冒咳嗽、哮喘、痰饮发作，无论支气管炎、支气管扩张、支气管瘀阻，都用小青龙汤，唯一特点，减掉桂枝、白芍，只保留麻黄、半夏、干姜、细辛、五味子、甘草六味，量大，起拔尖的效果。

1958 年吾在山东省中医院诊一还俗老僧，素有痰饮，咳嗽、哮喘齐发，不能卧床，困顿求亡。即取此方授之，计麻黄 15 克、半夏 15 克、细辛 10 克、干姜 15 克、五味子 30 克、甘草 10 克，加入茯苓 30 克。每日一剂，连饮五天，喘嗽、痰涎上涌皆停。兑现其语，服之则安。

## ▣ 432. 汗多口渴勿利小便

家父讲解经方时，认为《伤寒论》中存在三误，亦称"三不宜"，指：汗出而渴用五苓散；少阴四逆用四逆散；汗家重发汗，小便已阴痛用禹余粮丸。药不对证，禁忌盲从，否则祸不旋踵。就实践而论，津液内伤不应利尿；阴证转阳很少仍存手足厥冷；汗而再汗，小便赤短，尿道灼痛，乃阴液亏损，禹余粮丸属堵塞剂，既乏疗本，反耗水津。与临床相悖，非业医者所为。七十年来，老朽牢记此言，未敢冒犯这一戒律。

2007 年于山东中医学院门诊部一患者求援，因夏季气候炎热出汗、渴、小便似无，三日没有更衣，阴茎口火辣辣刺痛。由于未考虑津液不足，只给予清热药物，情况未减；遂改投大量壮水生阴、泻火，计生地黄 30 克、麦冬 30 克、玄参 30 克、芦根 60 克、何首乌 15 克、白芍 15 克、玉竹 15 克、龟板胶 15 克、大黄 2 克。日饮一剂，连服四天，如厕三次，症状消失。

## ▣ 433. "四霸"的应用

《伤寒论》一百一十三方，临床经常应用者，约 60 首，大都为桂枝、麻黄、柴胡、四逆、泻心汤的衍化。以桂枝汤加减者占多数，故有缺桂枝汤《伤寒论》不能开篇之说。江浙经方家受时方影响，有的亦视麻桂、升柴、姜附、硝黄如虎；而北方伤寒系统传人则尊为驱邪引擎、女娲氏补天。家父曾讲，《伤寒论》内含"四霸"，能单刀直入，覆杯辄效，就是麻黄汤（麻黄、杏仁、桂枝、甘草）、瓜蒂散（瓜蒂、赤小豆、香豉）、十枣汤（甘遂、大戟、芫花、大枣）、大承气汤（大黄、枳壳、厚朴、元明粉）。虽由猛药组成，诊断明确，便可口服。老朽重点以麻黄汤调理风寒感冒鼻塞、流涕、咳嗽、哮喘、骨楚、无汗；瓜蒂散医胃中食积、停饮、毒物；十枣汤治肺与胸腔积液、肝硬化腹水；大承气汤疗实质性便秘、热病高烧肠道燥结，驱邪下行。既往走方郎中，喜投"四霸"，谓饮后立效，马到成功，常获得"神手"称号。

1957 年老朽遇一妇女，医院诊断为更年期综合征、轻度精神分裂，胸闷，脘间似堵，呼吸不畅，夜难入睡，大便不爽，烦躁发狂，吃逍遥散、龙胆泻肝汤、小陷胸汤无佳音反馈。因对瓜蒂散运用甚少，缺乏经验，乃取小量试之，计瓜蒂、赤小豆各 30 克，碾末，每次 6 克，以香豉 50 克煮粥调下，拿葱白一棵刺咽探吐，吐出物不够半杯。将此散每次升至 10 克，反复葱白刺激，继续 5 分钟，恶心不已，吐出痰水、宿食三碗，感觉轻快；却汗流浃背、全身疲劳，要求卧床休息。尔后未再见面，由其儿女报信病消转安。

## ▣ 434. 开胸五将

《伤寒论》对胸膈痞满、郁结，投泻心汤、陷胸汤，老朽所写《评义》曾提出"开胸五将"，指瓜蒌、厚朴、枳壳、黄连、干姜。气滞、痰饮、宿食、积聚，凡纳呆、胸满、膜胀、痞硬、疼痛，甚者牵及腹部，都能应用，适于食管炎、胃病、支气管扩张、胸腔积液。该"五将"具有行气、消滞、散结、破郁、降下功能，属安全通利药，和大黄、巴豆、甘遂、元明粉不同。

1980 年老朽于山东医学院诊一肺结核胸腔积液，胸闷，呼吸不畅，感觉上焦如物阻塞，疼痛，有压迫窒息症状。即以此药加薤白、参三七、葶苈子组方与之，计瓜蒌 40 克、枳壳 15 克、干姜 10 克、黄连 10 克、参三七 6 克（冲）、厚朴 15 克、薤白 10 克、葶苈子 30 克，水煎，分三次服。连饮七天，不舒现象递减；把量压缩一半，继用未停，积液吸收而愈。"五将"经常面向临床，给予相应疾患，效果可观。

## 435. 经方中时方药

经方派固守《伤寒论》《金匮要略》二书，遇外感风寒，南方医家有时亦回避麻、桂，因不寻他药，则以《金匮要略》所用紫苏叶、防风、独活、杏仁、生姜、葱白组方。由于保持正统，和时方派有别，不背离医圣道路，采取这一施治方法，被呼为经方人中的时方药。抗日战争时代，一苏南老医来山东济世，就很典型，然所投剂量较大，和当地执业者并无差异，不少同道受其影响。

1953 年吾诊一感冒患者，脉象弦紧、全身疼痛、恶寒无汗、口渴、烦躁，即授予上述诸药。为了清理内热、气液不足，仿照白虎加人参汤、小青龙加石膏汤意，添入人参、石膏，计防风 15 克、苏叶 15 克、人参 6 克、杏仁 10 克、独活 20 克、葱白三段、石膏 30 克、生姜 6 片，水煎，分三次服，日饮一帖。连用三天，完全获愈。归根结底，都属经方范围，"经方人中的时方药"，无必要继续演绎。

## 436. 果子药献艺汤

《金匮要略》所收之时方药，亦见而不鲜，如菊花、芦根、淡豆豉、滑石、大豆黄卷，在夏季能清热解表兼利暑湿，时方家视为良药。叶、王学派排除"不疗痛痒"的批评，曾合成一方，计菊花 15 克、鲜芦根 60 克、滑石 10克、淡豆豉（香豉）15 克、大豆黄卷 20 克，专题调理三伏伤风、感冒，内清外解，下通小便。门生李廷玉治学思想倾向火神体系，却说此方参天地造化，富有效验。

1959 年于山东省中医院诊一风火感冒患者，适值立秋后二日，头痛、流涕、尿赤、身上无汗、低烧，要求吃清淡少苦药物。当时就给予这首处方，连饮两帖，微见小汗，症状消除，霍然而愈。投诸实践，确有价值，乃命名"果子药献艺汤"。

## ▣ 437. 五味红福汤

　　吾在接近二十岁时，见到一位伤寒系统名家，据云为浙江先贤张隐庵的后裔，拔贡出身，无花架子，平易近人，知识广泛，属才华出众的学者。临床锐意经方，投药不过一百五十种，处方小巧，医界惊愕，誉为精益求精。调理支气管哮喘，以降气坠痰居主，既不写厚朴、杏仁，亦少用细辛、干姜、紫菀、款冬花，令人难以想象，专开代赭石 20 克、麻黄 10 克、旋覆花（布包）20克、沉香 10 克，功效良好，几乎饮了即除。曾对其友讲：看破红尘，有意"逃禅"，做济世活佛。尔后就不悉所终。

　　1970 年老朽于泰安遇一支气管扩张患者，严重哮喘，发作十余日，痰涎极多。当时忆及此汤，加入葶苈子 30 克，水煎，分三次用。连服六天，则症退喘平，命曰"五味红福汤"。

## ▣ 438. 苓桂术甘汤重用茯苓

　　《伤寒论》六经处方，虽以桂枝、麻黄开篇，乌梅、当归四逆汤收尾，后世应用较多的则为麻黄、葛根、柴胡、青龙、泻心、白虎、陷胸、四逆、理中、承气汤加减方。书内一首被冷落的小方，只有四味药，名"苓桂术甘汤"，投向临床，调治水饮上凌，头晕目眩，如梅尼埃病、神经性眩晕，能起重要作用；其次则为大便溏泄，即所谓慢性肠炎，都会饮下邪除。实践表明，白术、茯苓给予量大，效果最佳。

　　1985 年老朽于济南诊一干部，因体重超标，素积痰饮，不断发生头晕、目眩，似坐小舟左右摇晃，无耳鸣、恶心、呕吐现象，医院怀疑脑供血不足已有半年史。当时就授予本汤，计茯苓 20 克、白术 20 克、桂枝 15 克、甘草 6克，加了半夏 10 克、天麻 15 克、钩藤 15 克，每日一剂，水煎，分三次服。连吃一周，未见功力；乃减去钩藤，将茯苓升至 50 克。又继用十二天，症状全消，且没复发。

## ▣ 439. 治瘦三药

　　胶饴又名饴糖、麦芽稀糖，和蜂蜜同用补中益气，加阿胶养阴补血，联合组方润肺止咳，滑肠通便，缓急镇痛，医体虚羸弱、筋骨无力、身瘦如柴、多种出血疾患。三味制成膏滋长时应用，能增强营养，改善体质，瘦者转胖。亦可熔化当饮料单服，无锡友人沈湘亭在南京整理中医文献会议上告诉老朽准备食之。既往经验统计，均言有效，宜久吃勿停。

1954 年一杂货业商人来诊，要求体重增加、形貌丰硕，把瘦柴转成肥臞。当时告其药物无此巨力，若以上述三品试之，会改变门面、提高重量。嘱咐购蜂蜜、胶饴、阿胶各 1000 克，熬膏，每次 10 克，一日 3~4 服。凡三个月，便秘解除，肌肉已现丰满，面容已失干枯，体重增加了 5 公斤。事实说明，疗力乐观。

## ▣ 440. 催睡汤媲美经方

老朽调理心阳过扰，阴虚失眠，合眼则梦幻纷纭，除起用经方黄连阿胶汤、酸枣仁汤，亦吸收时方派经验，投予竹茹 10 克、半夏 10 克、百合 20 克、茯神 15 克、炒香酸枣仁 30 克、龙骨 20 克、牡蛎 20 克、合欢皮 30 克，命名"催睡汤"，无论神经衰弱、自主神经功能失调或妇女更年期综合征，均属适应范围。同时对忧郁、焦虑、惊悸、恐怖、易动不安，也有施治疗能。方内不要加入夜交藤，如果量大，可导致大便滑泻、体重下降、元气亏损，得不偿失。实践发现，虚火、痰热所引之"不得卧"，十分适宜。

1982 年诊一商业营销员，因顽固性失眠停薪留职，夜间思绪万千，无法入睡，已成惯性，屡医乏效；希望减去一半，便感满足。当时即赠与此方，将百合升至 30 克，添了莲子心 10 克，日饮一剂。连服十天，病情开始消退；二十八帖，已可熟眠五小时。善后继续一个月，恢复健康。

## ▣ 441. 盆腔炎不孕方

《仁德堂记事》载有一伤寒名家调理妇女生育后未再身怀六甲的案例，属继发性不孕症，不投《医林改错》少腹逐瘀汤，开《伤寒论》当归四逆汤重用桂枝，加紫石英、益母草、小量大黄。老朽揣度方义，通过施治慢性盆腔炎，清除输卵管红肿、积液的阻塞，使精卵相遇、得到结合、形成胚胎，乃主要有效因素，也就是活血化瘀疗法的体现。

1957 年笔者于济南遇一 25 岁少妇，婚后连生二子均死亡，至今四载未孕，下腹部坠胀，月经按时来潮，量少，医院检查卵巢早衰，双侧输卵管呈索状，壶腹处积水不通；吃药、打针功力不显，乃转院求诊。表现任脉虚寒、血瘀下焦，应以开为主，扫去障碍，就给予此汤，计当归15克、桂枝30克、白芍10克、细辛6克、紫石英30克、益母草10克、通草6克、甘草6克、大黄1克、大枣20枚（擘开）。其中紫石英温养胞宫、益母草行水、细辛活络、大黄利结，每日一剂，水煎，分三次服。方未更改，连饮三十天，情况迅速转化，不到四个月即已怀麟。

## 442. 姜枣的药效

不悉撰人手抄本《南阳药议》，谓《伤寒论》组方喜投生姜、大枣，虽非主药，却有重要意义。一是健脾养胃；二是调和营卫；三是辛开甘补，宣气和血，在医疗药队中都可介入，有益无损，雪里送炭，佛面贴金。若重点起用，则疗普通感冒、恶寒无汗；胃气不降，上逆呕恶；保护仓廪之官，防止药味刺激；改善口感，也属良好的配材。切勿以庸俗的打旗者对待，认为食物不属蚌珠。

老朽临床遇遭受风寒鼻塞、流涕患者，只要体温不高，无明显发热现象，常与生姜20克（切碎）、大枣15枚（擘开），水煎，相距四小时一次，分两次服，盖被温覆，汗出病解。独立应用，收效很佳，治愈率约占百分之七十，绰号"红顶黄袍汤"。

## 443. 学古重在应用

民国时期绍兴裘吉生，广收民间流传的医籍约千余种，出版《珍本医书集成》不足百种，仍有大量文稿未有面世。《南阳药议》没见著录，老朽从浙江得到抄本，发现不少资料。了解作者为伤寒大家，学识广袤，富有远见，书限无垠。指出研习《伤寒论》应证、方、药循序进行，再将药、方、证返回，漫步深入；能够钩沉，抓住精神实质，找到答案；师法内容，躲开错讹，防止被文字、注家蒙误。提及白虎汤投石膏一斤，竹叶石膏汤亦用一斤，剂量相等，虽然白虎汤含知母六两，竹叶石膏汤内麦冬一升、竹叶二两，在清火养阴上，白虎汤不居优势；若以白虎汤领先，调理热证，则未必占据鳌头。温里回阳以四逆汤为主，开生附子一枚，通脉四逆汤大者一枚，而少阴背恶寒用炮附子二枚；尽管生、炮不同，却多了一枚，和客观需要很难吻合。可联想思考，最忌随舟漂流。意义深远，非浮光掠影之谈。吾临床辨证、师之为法，获益良多。

## 444. 伤寒证不宜时方

近代医家对外感疾患，大都以风寒、风热划分，很少谈及《伤寒论》六经与中风，遇到往来寒热才写上邪在表里的少阳，厥阴病几乎无人探寻，对六经的应用逐渐淡化，《伤寒论》就要退出医林舞台。仲景先师学说若沉沦失彰，则经方如何接棒传承，值得深思、研究。《伤寒论》和《温证论治》不同，卫气营血四个阶段不能代表三阴三阳所含广泛内容，太阳领域即包括火逆、气痞、结胸、停饮、蓄血，卫气营血框架均无。两大辨证体系不可同日而语，以卫气营血代替六经，将会铸成大错。

1957 年老朽于山东省中医进修学校诊一农民，因冒着风寒过山，全身疼痛，恶寒无汗，由于正在春季，舌红少苔。误按温病误治，给予宣解卫分药物，孰知不只表邪未除，反而气短、咳嗽、大量吐痰。乃迅速更辙，换了小青龙汤，计麻黄 10 克、白芍 3 克、桂枝 10 克、干姜 10 克、细辛 6 克、五味子 15 克、半夏 10 克、甘草 6 克，添入伏苓 20 克，日饮一剂，分三次服，三天后恢复正常。经方的威力，十足可观。

## 445. 附子火补之害

岐黄界派别，虽然与地区、环境、家传、师授有关，亦和个人学术倾向、施治对象密不可分。如上海祝味菊、徐小圃地处南吴，喜投附子，属火神派，同当地医家大相径庭。上溯尚有汪莲石、恽铁樵，稍晚陆渊雷，并不擅长用附子，非火牛阵沙场元戎。故地区决定医家寒热学说，无立法因素。若脱离实际，弹劾苏州为温病巢穴，则柯琴、徐大椿、尤在泾、陆九芝就得迁移户口了。火神派的优势壮阳，突出"热补"，保本为依旧；缺点是忽视病邪对人体的毒害，否定了治病首先驱邪的医疗方法，可助纣为虐。人随邪亡，乃不读《儒门事亲》所致，如走向极端，也比较危险。

七十年前老朽曾目睹一例感染秋燥的患者，口干舌红，便秘，皮肤瘦枯乏泽，因其知医，自己处方遣药，仅炮附子就吃了一个月，最后不幸身亡。这类教训应当记取，切勿重蹈覆辙、旧戏重演。

## ▣ 446. 石膏研究

家父认为《伤寒论》驱邪有五攻：一是散功，以麻黄汤（麻黄、桂枝、杏仁、甘草）发汗；二是凉功，以白虎汤（石膏、知母、甘草、粳米）清热；三是火攻，以四逆汤（附子、干姜、甘草）逐寒；四是泻攻，以十枣汤（甘遂、大戟、芫花、大枣）涤饮；五是水攻，以大承气汤（枳壳、厚朴、大黄、元明粉）除燥。谓之"五大攻病汤"，用之得当，覆杯立瘥，称猛将挂帅的快速疗法。

老朽对白虎汤的临床，发现几个问题：一是石膏量小，降温退烧功力不大，超过 30 克才能露出端倪；二是白虎汤配入他药，如黄芩、连翘、青蒿、柴胡、大青叶、板蓝根、白蚤休（重楼），可提高石膏在水中的溶解度；三是单独水煮石膏，溶解度极为低下，添了相应施治之品，有效成分溶解增加；四是质软者比硬石膏易溶于水；五是因其重坠影响肠胃，勿吃粉剂；六是煅后不宜口服，外用无妨。

## ▣ 447.《伤寒论》二疑

清代经方家精运筹学，常言《伤寒论》有二疑：一是手足冰冷，认为命门火衰、阳虚所致，投附子、干姜、甘草组成的四逆汤；实际气血运行障碍、经络不通亦可发生，用四逆散、当归四逆汤，和阳气亏损无关，非同一概念，易于理解。二是中风有汗，发汗解表，给予桂枝汤，强调温覆、啜热粥以助药力；而伤寒无汗，吃麻黄汤需要开腠理，却不让啜热粥催汗，其中恐有错简、讹文，不宜仿效随行，否则脱离实践，走向纸上谈兵。为此老朽曾"一意孤行"，遵照以疗病为目的的原则，从临床出发，均啜热粥以助药力，汗液防止如水流漓，收效甚佳。

1972 年于宁阳遇一风寒感冒患者，头痛、项强、身体酸楚、脉象浮紧、恶寒无汗，即授予麻黄 12 克、杏仁 10 克、桂枝 12 克、甘草 6 克，加入葛根 12 克，患者饮后坐着休息，超过四小时仍然无汗。第二剂嘱其卧床，啜热粥一碗，盖被温暖取汗；结果鬼门大开，由头到足尽皆湿润，没再服药，很快治愈。证明热粥、温覆起了良好作用。师法前人经验，要掌握两点论，才能吸纳精华、发扬传承。

## ■ 448. 大柴胡汤应含大黄

残本《鲁门续笔》内容，涉及岐黄医术较多：据《金匮要略》，将《伤寒论》大柴胡汤加入大黄；把白虎汤证治疗对象改为里有热、表无寒，纠正药、症矛盾，力求统一，有功医林。还提出温病有症状无治法，赘物入书，置于太阳篇，使人感到多余。更含一则怪论，在小青龙汤后谓喘去麻黄加杏仁、微利加荛花"熬令赤色，如一鸡子"，应当删去，防止鱼目混杂，发生不幸事故。

1992年老朽于山东中医学院门诊部诊一急性胆囊炎患者，口苦、低热，舌苔厚腻，脉象弦数，大便二日一解，上腹部右侧胀痛，发病五天，无黄疸，注射抗生素情况不减，乃转中医。当时给予大柴胡汤，有柴胡15克、黄芩15克、枳壳15克、半夏10克、白芍15克、大黄6克、生姜6片、大枣10枚（擘开）。药后反添呕恶，亦未入厕；遂将大黄增至15克，很快大便下行。连服四剂，临床症状逐渐消失。大黄一味，关系重大，否则病程延长，难显功力。利用此案，就可说明方内大黄非一般点缀之品，尊称君药，也领受无愧。

## ■ 449. 杂方的应用

经方药少精悍，时方亦开门见山，而杂方味多，有的缺乏规律，存在饾饤凑数之嫌，易于遭受摒弃，被戴上"乱箭齐发"的帽子。但其优点不容轻视：一是集思广益，博取众长；二是荟萃古今，不拘一格，好似群英下界，聚于一方。老朽遵家父之命也不守"孤家寡人"之言，多读书、多临床、广泛接触医林前辈，涉足杂方领域，并甚得其益，荣获"活字典"称号。扪心自问，甚感愧疚。

1975年遇一肺痈患者，气逆咳嗽，胸内隐痛，咯出浊沫、大量脓血，脉滑。除投予《金匮要略》皂荚、桔梗、薏苡仁、芦根、瓜瓣、葶苈子，又吸收了民间用药瓜蒌、杏仁、川贝母、枳壳、鱼腥草、蒲公英，水煎，每日一剂。蝉联十天，病情锐减，基本治愈。杂方的临床，万不可忽。

## ■ 450. 药物同株作用各异

中药野生资源减少，多以人工种植品代替，因土壤、肥料、湿度关系，影响疗效，是重大问题，为了保护生长，不再挖根，以茎、叶代之，如黄连叶；

花少取茎，如忍冬藤。若药物根、茎作用相反，如将麻黄与麻黄根混为一家，就会发生医治差错。

1954 年老朽在药店坐堂，遇一男子，约六十岁，患更年期综合征，表现自主神经功能失调，以阵发性出汗为主，日夜不止，已难分自汗、盗汗。由于家庭式微，要求处方廉价之品。当时即写了浮小麦 100 克、麻黄根 15 克，水煎，分三次服。事过两天来诊，不仅无效，反而加重病情，汗出更多；呼吁填入他品。打开药包，发现麻黄根错抓成了麻黄。麻黄茎成分为麻黄碱，其根则含麻黄伪碱，一发汗，一止汗，判似天壤，绝对不能混淆。所以忽视中药的精选，根、苗、花、果滥行取代而用，则可引起特殊的事故。

## 451. 学医宜有古文基础

岐黄界有句谚语："秀才习医，如笼捉鸡。"因为科甲出身有小学、十三经、先秦诸子基础，阅读古典医籍能扫除文字障碍，是有利条件，称功底深厚。现在执业者缺乏这一柱石，对经典著作不感兴趣、学习困难，形成不悉源流、无法运用先贤的经验、学说的现象。

家父强行让老朽攻读古书，在当时来讲，提倡白话打孔家店，似乎不合时宜；今天看来，实乃一大幸事，能了解历史、丰富知识、薪火传统文化、精炼笔杆，大有裨益。以寝馈《伤寒论》为例，序言含有伪作成分：东汉光武帝居九五之尊，将秀字改"茂"；"建安"乃建宁大疫流行；且有道家色彩。若少显学思维，未予考证，则不易识破。书内纵横术语，也非刀圭用言，读过十三经、先秦诸子，就可洞若观火，找到答案。

## 452. 全蝎、蜈蚣治头痛

老朽遵师门教诲，谢绝虚荣，不入仕途，淡泊名利，与世无争，济众活人，做一个平民百姓，求造物者保护完成这一使命，一肩明月，两袖清风，双手合十，魂归天国。正由于此，临床所医多为广大群众，很少官僚阶层，使用经方者约占二分之一。

1955 年诊一乡村教师，缘头痛离职务农，医院印象属神经性头痛，寻治二年未见转化，邀吾驰援。脉弦、易怒、便秘，头痛呈阵发性，为人刚毅、善良，乃肝火过旺、肾水虚损、水不涵木的病理状态。嘱其注意养生、适应环境，切忌遇火即燃、怒发冲冠，否则加剧伤身。授以减味知柏地黄汤，兼水陆潜阳，计生地黄 30 克、山茱萸 15 克、牡丹皮 10 克、知母 15 克、黄柏 6 克、龙骨 30 克、牡蛎 30 克、白芍 15 克、柴胡 10 克、大黄 2 克，日饮一剂，分三次用，连服七天，除更衣改变，其他依然如故；乃增入虫药三镇，全蝎 10 克、蜈蚣 3 条、僵蚕 10 克，虽有缓解，仍痛未止。在束手无策的情况中，将全蝎升至 20 克、蜈蚣 10 条，继续没停，又十九帖，症状大减，基本治愈。事实证明，全蝎、蜈蚣所起的作用，至关重要。

## ▣ 453. 全蝎镇痉止咳定喘

刘氏珍藏抄本《箬竹堂见闻》，谓《伤寒论》历经数次整理，已非原貌，不宜再繁琐考证、辨别真伪，应据临床，符合实践，择优选用。见解高明，深铭吾心。曾说书中把外感热证，通过归纳，用六经串起，实现系统性；以桂枝、麻黄、柴胡、附子、大黄加味，组成方剂，简明扼要，易于掌握，提笔即写，能顺手牵羊，乃巨大贡献，堪称两个特色。

老朽投予以上系列，麻黄居多，如麻黄汤、葛根汤、小青龙汤。1957 年于山东中医院诊一学生家属，约六十岁，因支气管哮喘由胶东来济，面目浮肿、咳嗽无汗、不能仰卧，吃小青龙汤寡效，补药及龙骨、牡蛎收敛则重；患者要求先治气逆不降，解除当前痛苦。乃取麻黄汤添半夏、紫菀、款冬花与之，炙麻黄 10 克、杏仁 12 克、桂枝 10 克、半夏 15 克、紫菀 12 克、款冬花 12 克、甘草 6 克，水煎，分三次服。连饮四日，反馈见佳；考虑麻黄蜜制功力低下，遂改为生者，仍然减不足言。三度权衡，增入了全蝎 10 克，说来也怪，证候逐渐缓解；将麻黄压缩一半，共十剂而愈。全蝎发挥了镇痉的作用。

## ▣ 454. 风热速解汤

时方与经方有血缘关系，不少时方是由经方加减而来，《伤寒论》《金匮要略》乃重要孵化器，诞生了有效良方，如：麻黄汤衍化出华盖散，四逆散演化出逍遥丸，枳术汤衍化出健脾胶囊，人们不悉来源，取新忘祖，留下笑谈。老朽调理风热感冒，除桑菊、银翘，还投小柴胡汤加青蒿，功效甚佳，往往不过三剂，汗出而愈，超过一般时方，命名"风热速解汤"。

1980 年遇一患者，十八岁，口渴、舌红、脉数、尿赤、体温升高、干烧无汗，因头痛、恶心，医院怀疑脑炎，无抽搐、神志不清现象。当时即授予本汤，计柴胡 18 克、黄芩 18 克、党参 10 克、半夏 10 克、青蒿 30 克、甘草 3

克、生姜 6 片、大枣 6 枚（擘开），加了石膏 30 克、水煎，六小时一次，分三次用。连饮两帖，就汗出热退；减量又服一剂，症状全解。经方惠及后世，于此可见。

## ■ 455. 龙骨、牡蛎扩大应用

《伤寒论》火逆证，包括烧针、艾灸、药熏、热熨、火烤，因惊恐而神志不安，甚则发狂，常投镇静、收敛药，主要为龙骨、牡蛎，如桂枝甘草龙骨牡蛎汤、桂枝去芍药加蜀漆龙骨牡蛎救逆汤；误下"烦惊"，亦开该药，如柴胡加龙骨牡蛎汤。总之，龙骨、牡蛎疗心神不安，含有潜阳成分，被后世列为镇肝熄风专用品，获得鸳鸯、蝴蝶双捷、双飞的称号。老朽派遣较多，且扩大启用范围，凡高血压、神经性头痛、眩晕、心悸、耳鸣、失眠、噩梦、脑涨、记忆减退、肠道滑脱、胆怯不愿见人，皆有用武之地。

1990 年诊一产业工人，怕大声说话，夜间心悸，惊起呆坐，大呼小叫，似见《聊斋》所云鬼狐，全身出汗，诸同道按痰邪、瘀血、阳虚神不守舍调理，效果不一。委吾施治，当时搜索空肠也无良法，姑以大量龙、牡试之，处方茯神 20 克、桂枝 20 克、甘草 15 克、紫石英 30 克、龙骨 50 克、牡蛎 50 克，日饮一剂，分三次用。服后转佳，惟恐惧症状仍然不减，乃将龙骨升至 70 克、牡蛎 80 克，继续没停，共三十帖则病消而安。龙骨、牡蛎量大起了重要作用。

## ■ 456. 温里驱寒理中汤加附子

《伤寒论》理中汤损益法，谓腹中痛加人参之量，腹满者去术加附子一枚，实际药不对症，乃整理、编次者误入，不可盲从。类似情况尚有数则，要存而不师，以免发生医疗过错。经方家提出两句名言"学法不泥，遣药勿按图索骥"，极有意义。清末、民初湖南信奉黄元御者，被称黄派，强调理脾健运温化，传承东垣思想，防止中州受损百病由生，擅长起用理中汤。

老朽临床，因推荐昌邑学说，亦欣赏本方，列为补养益气唯一魁首。1982 年一企业高管自天津来济求治，医院诊断胃炎、十二指肠溃疡，脘胀、嘈杂、稍食即饱、消化不良、阵发性腹痛，精神不愉快、吃凉物转重，已有四年病史。当时便开了此汤，计人参 10 克、干姜 10 克、白术 10 克、甘草 3 克，加入温里驱寒的熟附子 15 克，嘱其常饮弗辍。共四十天，电话通知症状解除，体重增加，感觉治愈。

## ■ 457. 救阴回阳芍药甘草附子汤

《伤寒论》太阳病，若汗出而喘用麻黄杏仁石膏甘草汤，汗出烦渴不解用白虎加人参汤，汗出阳虚恶寒用芍药甘草附子汤，汗出脉沉迟、身痛用桂枝加芍药生姜各一两人参三两新加汤，汗出心悸喜按、叉手自冒用桂枝甘草汤，汗出腹胀满用厚朴生姜半夏甘草人参汤，为常见误治六证。其中芍药甘草附子汤，对汗多亡阳比桂枝汤加附子功力优先，一是前者有白芍养阴生津，配伍附子阴阳两补；二是后者桂枝能开鬼门、启腠理、透肌解表，再加附子重伤阴阳，业师耕读山人曾言南派伤寒家重视保本，不欣赏该方，乃临床高明处。老朽执刀圭不墨守"汗专损阳、下独伤阴"之说，按实际情况，汗亦亡阴、下也丧阳，尤其大汗，先失阴、随后亡阳；因此，应阴阳双扶。故解表而致阳虚，双向调治时，都开芍药甘草附子汤。

1957 年于山东省中医院诊一患者，外出办事感受风寒，用民间疗法喝红糖、生姜、大葱煮汤，蒙棉被热敷、大量发汗、衣衫尽湿，口干、手足变冷、身体打颤、疲劳不堪。即以本方与之，计附子 45 克（先煎 90 分钟）、白芍 20 克、甘草 10 克，加入人参 15 克，水煎，六小时一次，分三回服。共饮五剂，症状逐渐消除，恢复健康。这个治则牢记多年，作为芍药甘草附子汤的案例，很有借鉴、剖析意义。

## ■ 458. 桂枝加葛根汤质疑

《箬竹堂见闻》曾言《伤寒论》以麻黄、桂枝汤开篇，调治外感风寒，好似开扉之神，如民间传说的门卫秦叔宝、尉迟敬德专启大门。因其宣散，防止邪气入里、在体表解决，俗称毛孔、雅名玄府药。一般来讲，麻黄汤加味可以添桂枝，桂枝汤不宜入麻黄，属投用规律。书内桂枝加葛根汤含有麻黄引起众议，冲淡了正式方剂葛根汤的作用。二条虽标名有汗、无汗，然两方相同、投量一样，无必要再立桂枝加葛根汤，葛根汤能包揽代替，被认为无事生非。吴七先生对医林演说时，独树葛根汤，把桂枝加葛根汤删去，很符合客观实际，表现临床家的风度，令人钦佩。老朽意见，若考虑保留，桂枝加葛根汤最好将麻黄减掉，以绝后患。特此录出，供同道研究。

## ▣ 459. 白芍通便

白芍大量，能润肠通便，张锡纯前辈善用，亦曾提及。其实《伤寒论》真武汤方后已明确指出"下利者去芍药"，而且治脾约便秘的麻子仁丸，就含有芍药半斤。该味酸凉养阴、濡润肠道，凡如厕困难，在相应处方内加 20～40 克，大便易于下行。老朽常以《温病条辨》增液汤为基础，加入本品，命名"四物润泽汤"。

1972 年诊一热证患者，烧退阴虚液亏，数日不得更衣，腹中胀满，苦不堪言，当时即授予生地黄 40 克、玄参 40 克、麦冬 40 克、白芍 40 克，日饮一剂。两天排出燥屎，先硬后溏，约有半盆。增液汤加入白芍，有益无损，可提高功力，锦上添花，更登一层楼。

## ▣ 460. 大陷胸丸的遣用

《伤寒论》大陷胸丸的制作，将大黄半斤、葶苈子半升、杏仁半升、元明粉半升，合研如脂，如弹丸（鸡子黄大）一枚，加甘遂末一钱匕，用蜂蜜二合、水二升，煎取一半，趁热服之，能开胸破结，排出痰水、宿食、积聚之邪。临床投用，过度繁琐，家父先把药品炮制，碾末，以蜂蜜打丸，每个 10 克，含甘遂 0.5 克，温水送下，见效较快；八小时仍未如厕，继服一枚，即由肠道泻出病理产物。

1995 年遇一铁路员工，胸闷、腹胀、肚大脐突，医院诊为胸腔积液、肝硬化腹水，吃药、放水当场得效，超过一周旧态复发；患者要求治标，迅速解除痛苦。与其家人协商，达成共识，乃用此丸授之。药后不到五小时，尿量增加，相继肠鸣、泻下粪水，感觉轻松。第二天又吃一枚，排出物转少；嘱咐停止，改为大量白术、人参、黄芪、茯苓，配合椒目、葶苈子、猪苓、桂枝、泽泻代之。凡两个月痊愈。

## ▣ 461. 调胃承气汤医肠燥便秘

《伤寒论》谓出汗多或强发汗，都亡津液，大便变硬，外排困难；因非高热、谵语、腹痛的大承气汤证，宜投小承气汤加白芍、杏仁、麻子仁的麻子仁丸，养阴润燥，导之下行。大瓢先生别具心裁，常开调胃承气汤，以甘草为君，元明粉居次，大黄起引达作用。定量是甘草 10 ~ 15 克、元明粉 3 ~ 6 克、大黄 1 ~ 3 克，功能补中益气，缓解领先，含义深远。老朽曾仿效运用，扶正寓通，补不恋邪，很富巧思。在清热泻火方面，超过吴瑭先贤所组之增液汤。

## ▣ 462. 人参含有阴阳双值

清贤陈修园从白虎加人参止渴，认为人参属阴柔之物；然通脉四逆汤后附言"脉不出者加人参"，尚有补气行血的作用，非单纯养阴生津。东北所产人参解疲劳、起阳痿、延长垂危病人生存时间，众皆周知。上党、台参亦能焕发精神、改善虚弱乏力状态，但东北人参偏温，补气、强肾、健脑较好，上党、台参性平，育阴生津超过东北人参。最明显的例子，吃了东北人参易于失眠，上党、台参则少这种现象。

1981 年老朽诊一教师神经衰弱，头昏、健忘、失眠，精神几近崩溃，曾给予归脾汤减去黄芪，用了东北人参，虽方内含有龙眼肉、酸枣仁、茯神、远志，饮后仍旧不寐，烦躁未除。乃将东北人参改为山西党参，原量没变，患者连饮十剂，便夜可入睡，头脑不清大有转观。充分说明东北人参具有一定刚性，不属于阴柔药。家父支持张锡纯先生的说法，仲景先师运用之人参在很大程度上不像东北所产人参。

## ▣ 463. 柴胡降温

民初山东经方家曾言《伤寒论》有两大门神（麻黄、桂枝）、黑白二将（附子、石膏），封柴胡为一杆旗。柴胡和解少阳、疏泄表里，在宣散热邪方面，是退热良品。处方配入相应药物，性平，无论风寒、风热都能应用。虽邪陷阳明，置于白虎汤内可使体温迅速下降，为防止转归腑证，再投大承气汤。

老朽经验：因其解表列到发汗队伍，实际开腠理的功力低于麻黄，同连翘相若，非雄猛之材，北方经方中温和派欣赏用之，称"鬼门少保"，小发汗者。吾少时侍族伯父门诊，一流行性热病求治，口干、微汗、持续高热，瑞祺公就授与石膏 60 克、知母 20 克、柴胡 25 克、甘草 10 克、粳米 30 克，恐恶心呕吐，加了大黄 2 克，水煎，6 小时一次，分三回服。连饮三剂，即汗出身凉，症状随着消失。"一杆旗"起了较大的助力作用。

## ▣ 464. 四开汤

《伤寒论》传世有多种版本，以明代赵开美覆刻者较接近原貌，载有一百一十二方，九十余种药物。家父将麻黄、桂枝、葛根、柴胡列为鬼门四开，称"四大解表药"。风寒投麻黄、桂枝，风热用葛根、柴胡，依照仲景先师遣药规律，寒热、攻补联姻，亦可同时组方。老朽遥遵此意，对素有内热，外感风寒，凡头痛、项强、口干、舌红、烦躁、体温升高、恶寒无汗，常合于一起，加石膏 20～60 克，水煎，分三次服下，能很快汗出病解，命名"四开汤"。

1977 年于禹城遇一患者，高热三天，渴欲饮水，医院诊为风热所致，因有严重无汗恶寒，邀吾施治。乃与同道共商，就给予本汤，计麻黄 10 克、桂枝 10 克、葛根 15 克、柴胡 20 克、石膏 45 克，缘其兼有胃气上逆，加入半夏 10 克。连吃三剂，证情逐渐消除，安然而愈。

## ▣ 465. 三降汤加味治嗝气

民间传方三降汤，由半夏、大黄、代赭石组成，均为经方药，专题调理逆气上冲打嗝、噫气、呃逆。以降下论治，宜于胸痞、脘胀、腹内积气、消化不良、更衣不爽，伤寒家谓之旋覆代赭汤简化方；时方派加入沉香，改名开胸降气汤。1952 年一返俗老僧，善医妇女情志不舒、肝气郁结，胃气不得下行，背胀，噫气则安，常以此加香附、柴胡、郁金，吃了可喜笑颜开，其病若失，称"弥勒佛汤"。

老朽临床曾试用之，确富效果。1980 年施治某学生之母，嗝声不断、嗳气连连，每次可打数十个，计代赭石 30 克、大黄 3 克、半夏 15 克、沉香 6 克、香附 10 克、郁金 10 克、柴胡 10 克。日服一剂，十天即愈。

## ▣ 466. 解表驱寒加附子

《伤寒论》外感病邪两大类型，确切的概念是"汗出恶风，脉缓，名为中风"，另一个"或已发热，或未发热，必恶寒，体痛，呕逆，脉阴阳俱紧，名为伤寒"。伤寒的表现重点乃恶寒、体痛、脉象浮沉皆紧，开始发热与否无关至要。学者往往忽视这一条文，将麻黄汤证头痛、发热、无汗而喘混淆一起作为标准，导致张冠李戴、鹿马合一。麻黄汤医太阳无汗且喘，可治伤寒病，但不是脉阴阳俱紧、必恶寒的当然对象。因此师法《大论》学说应有机参考，也须严格区别开来。

1959 年老朽遇一农民，体温稍高，脉象弦紧，怕冷无汗，四肢关节疼痛，即以麻黄汤与之。温覆得汗，仍有恶寒症状，遂去杏仁，减麻黄之量，加了附子助火暖里、温化病邪，计麻黄 3 克、桂枝 10 克、炮附子 20 克（先煎一小时）、生姜 6 片、大枣 10 枚（擘开），每日一剂，水煎，分三次服。连饮四天，脉紧、恶寒现象解除，反馈痊愈。临床若缺少辨识能力，就会前功尽弃。

## ◙ 467. 白氏风温方

经方家白门驹仿照明代陶华《伤寒截江网》把《伤寒论》证治重新编次分解。吾见过手抄本《热病蠡言》，将伤寒、中风、温病，列归三大系统，温病分为风温、暑温、湿温，秋冬皆属伤寒、中风。医林持有异议，然风温所组处方主张投竹叶石膏汤，师法《金匮要略》妇女产后中风竹叶汤加入葛根、防风，很有意义，临床遣用效果较好。

1955 年春季一患者由吴桥到德州就诊，头痛、鼻塞、口渴、出汗、发热、舌红苔黄，病史一周，体温持续不降。老朽忆及此方，开了竹叶 30 克、葛根 10 克、防风 10 克、麦冬 10 克、石膏 45 克、半夏 10 克、人参 6 克、甘草 6 克、粳米 30 克，水煎，分四次用，五小时一次。连饮三剂，即邪去而安。金银花、桑叶、连翘、黄芩、浮萍、石膏配伍的时方，不占这一优势，宜选取推广实践。

## ◙ 468. 附子止痛

1957 年，老朽在山东省中医进修学校执教时，写过一部《伤寒论评义》，书稿五十万字，曾将重点处方归入雨中送蓑、雪野助火、消暑饮冰、开门驱魔、渡海得舟，下列小青龙、四逆、白虎、麻黄、大承气诸汤。谈到雪野助火的对象，大都局限温里回阳，用途缩小，实际尚补命火之火，通经活络长于止痛，如甘草附子、桂枝附子汤。近代经方派存在一种倾向，凡风、寒、湿所致身体肌肉、关节疼痛，均取乌头，忘掉附子，形成怪异现象，也属失误。沿习日久，附子的医疗范围就会沉没不彰。

1980 年诊一妇女腿痛，从膝至足热敷则舒、行走转剧，病史十个月，吃独活、威灵仙、穿山龙、千年健、老鹳草、牛膝皆乏功力；对乌头、草乌、云南白药认为毒性较大，拒绝应用，要求授予不影响人体健康毒性小的药物。因此开了桂枝 20 克、炮附子 30 克、白术 15 克、甘草 10 克、生姜 10 片，按寒湿施治。每日一剂，两周后感觉缓解，把附子升至 40 克继续未辍，共四十五帖疼痛大减，可外出步行二公里。附子的疗效，约占百分之七十。

## 469. 调治热证清火解毒

民国时代刘冠云先生，将《伤寒论》内容归纳为多种心法，称"佛门义渡"，适合临床应用，如开鬼门法、宣内外法、催吐邪结法、饮冰雪法、燃薪壮阳法、凿渠泄水法、破血逐瘀法、宽胸荡积法、健运化湿法、清热解毒法、泻火通肠法。因未予推广，知者甚少。老朽按其分门别类，把清热解毒法、饮冰雪法合于一起，调理流行性热证，无论伤寒、温病，只要高烧不退、大便不结、未有表邪，就能投入实践，可见高度疗效，令人满意。

1981 年在济南遇一宾馆职工，医院诊为病毒性感冒，口渴目赤，舌苔黄厚，头面胸背有汗，便溏日行一次，体温 40℃，辗转反侧，烦躁不宁；注射大量抗生素无效，要求中药调治，不怕味苦、大寒。当时即以白虎汤、葛根芩连汤化裁与之，计黄芩 15 克、黄连 15 克、石膏 60 克、知母 15 克、葛根 10 克、山栀子 10 克，水煎，四小时一次，分四次服，日夜不停。连饮三帖，病去而安。患者感慨，有目共观，赞扬又未免过火了。

## 470. 聚锦汤平喘

清初先辈张隐庵，受业张卿子、卢之颐，在杭州胥山建侣山堂聚众讲学，遵经据典，属古方家，对《伤寒论》研究重视气化。民国岭南陈伯坛、彭泽民师生亦言六经为气化相传。婺源汪莲石在上海应诊，开始也继承此说，尔后思想转变，不再坚守这一法门；其弟子除恽铁樵仍按《伤寒论》遣药，大、小学生丁甘仁、程门雪均转入时方行列，成了叶香岩流派的传人。就山东来讲，很少独立门派，杂方郎中占较大优势，常把"融汇古今"的牌子悬在头上，堪称地方特色。杂方同道喜投经、时混合药物，逢支气管哮喘开小青龙汤去桂枝、白芍加地龙、石韦、矮地茶、鱼腥草，极有效验，名"聚锦煎"。

1978 年老朽诊一微山湖渔翁，每到冬季发作，气逆上冲、痰鸣不断、呼吸困难、不能平卧，即给予此方，计麻黄 6 克、半夏 10 克、干姜 10 克、细辛 10 克、五味子（打碎）10 克、甘草 6 克、石韦 6 克、地龙 10 克、矮地茶 20

克、鱼腥草 30 克。日饮一剂，分三次服，连用五天，喘止、气降、痰消。

## ▣ 471. 茯苓四逆汤治肺寒痰多

肺中虚寒，体表怕冷，痰涎量多，色白似水，遇风寒则剧，不一定伴有咳嗽、哮喘症状，客观检查肺纹理紊乱、支气管扩张，习名痰饮停积，切勿利用霸术瓜蒂散催吐，要以温化为主，给予附子补火壮阳，焰光照射，阴霾便消。这一疗法由民初火神派提出，同道起而仿效，付诸实践，很有意义。所用之方乃《伤寒论》茯苓四逆汤，以茯苓为君，提高投量，加泽泻居使，导水下行，被誉老树开花、巧添枝叶。

1959 年老朽医一工厂干部，医院诊断肺气肿、心力衰竭，气短、疲乏无力、稍劳即喘，每天咯吐涎沫、痰液约三分之一痰盂，脉弦、沉取微弱，体重下降。当时就以此汤与之，计人参 15 克、附子 30 克（先煎一小时）、干姜 20 克、茯苓 60 克、泽泻 10 克、甘草 6 克，日饮一剂，分三次服。坚持一周，病况解除，基本治愈。

## ▣ 472. 驱痛汤的应用

当归为血中气药，养血而非补血，从抑制子宫收缩考虑，被列入妇科专利品，称调理女性疾患，十个医生九个开当归。实际并不如此。产后大便干结排出困难，杂方派同道喜投秦产当归、肉苁蓉滑肠润下，很有效果；但没注意此二药影响子宫复旧，导致恶露不绝，造成贫血。现在尚有临床研究，谓其具有双向作用，量大反而促进子宫收缩，无有妨碍，但仍以慎重为宜。老朽常取它温里祛寒的功能，用来止痛，师法《金匮要略》当归生姜羊肉汤治疗胃炎与溃疡，或肠系膜淋巴结发炎，和桂枝、白芷、干姜、吴茱萸组方，解除腹内隐痛，十分适宜。

1978 年遇一学生，患继发性痛经，每月如临大敌，哭叫，卧床不起；因吃止痛片过久，失去作用，求中药施援。即取本方授之，计当归 15 克、白芷 15 克、桂枝 15 克、干姜 10 克、吴茱萸 15 克，水煎，分三次服。连饮三天而愈。当归、桂枝、白芷、干姜、吴茱萸配伍，对痛经也是圣品，命名"驱痛汤"。

## ▣ 473. 麻黄、柴胡同方

浙江慈溪柯韵伯在江苏常熟开业，精通仲景先师学说，为杰出的经方家。所著《伤寒来苏集》与尤怡的《伤寒贯珠集》及《医宗金鉴》伤寒论注释本，被列为应读的样板，章太炎谓之"三大可法书"。理论通俗，靠拢实践，利于应用，唯一遗憾，未有留下临证医案。据陈雪樵前辈《家居记》言，他到苏州虎丘会诊一少阴病患者，脉弱、便溏、无汗，伴有寒热往来，投予麻黄附子甘草汤加茯苓，未见疗效；渡僧桥一悬壶老医提议无桂枝汗不易发，最好内外双解，添入柴胡少许。按法服之，果然腠开而解。一味之差，牵动全局，该刀圭家的经验值得师法。柯氏钦佩五体投地，感叹忽视这一冷门，表示努力补上缺乏。

1954 年老朽于聊城招待所诊一服务员，身形瘦小，有慢性肠炎，舌苔白腻，虽表现阳虚，却见寒热往来，即嘱咐先用本汤，计麻黄 6 克、炮附子 30 克（先煮一小时）、柴胡 10 克、茯苓 30 克、甘草 10 克。蝉联四剂，症状陆续消除。打破了麻、柴不宜合方、少阴忌柴胡的老调重弹；否则，四逆散就要淘汰了。

## ▣ 474. 干咳无痰三友汤

若阴虚肺燥，干咳无痰，经方派常投《金匮要略》麦门冬汤，重点用人参、麦冬、甘草、粳米，伤寒家喜开麦冬、五味子。因六味地黄丸加麦冬、五味子名八仙长寿丸，将二味命曰"长寿药"。家父同门兄玉少环年伯每遇肺结核、支气管炎、间质性肺炎，凡口干、舌红、无苔、频频咳嗽、不吐痰涎，就大量应用此二味；有时配入知母、玄参、瓜蒌、阿胶、蜂蜜，增强疗效，但处辅佐地位，不占首席。业医数十年，留下这个"三友汤"，即瓜蒌 30 克、麦冬 30 克、五味子 30 克，且能润肠通便。老朽曾师此方给予秋伤燥邪或津液匮乏的肺痿久治不愈证，饮后咳嗽均止，金水上升，易收佳绩。

1962 年诊一话剧演员，每次咳嗽十余声，无有痰涎，近日发音嘶哑、肠道秘结，就嘱其坚持吃三友汤，加了蝉蜕 15 克、玄参 10 克，水煎，分三次服。连用半个月，没有更改，反馈转安。止咳宁嗽功力，瓜蒌、麦冬、五味子不低于贝母、桔梗、紫菀、沙参、佛耳草、款冬花、罗汉果。

## ▣ 475. 六合回春汤

吾少时随同学赶庙会，从铃医手中得一药方，由酸枣仁、桂圆肉、半夏、龙骨、牡蛎、全蝎组成，调理神经衰弱、失眠多梦，价廉易觅，属经、时方结合。家父认为乃《金匮要略》酸枣仁汤的衍化物，因量大效佳，还可施治心悸、怔忡、精神恍惚、坐卧不安，发挥镇静作用，烦躁、焦虑、轻型精神分裂，都能投与。大瓢先生说，走方郎中怀抱绝技，也有所本，此方即是先贤遗留。

1971 年老朽遇一受"文革"迫害的大学教师，心慌、恐惧、夜间梦惊、惶惶不安，甚时对灯呆坐，全身震颤，双脚趑趄难行，半小时恢复常态。医院怀疑癌症、特异性精神分裂、精神创伤综合征，多方求疗，功力极微，望转中药调之。即授予上方，计半夏 10 克、桂圆肉 30 克、炒酸枣仁 30 克、龙骨 40 克、牡蛎 40 克、全蝎 15 克，水煎，分三次饮下，每日一剂。连服十天，病情锐减；又继用三周，未再发作，家属反映已愈。乃命名"六合回春汤"。

## ▣ 476. 桂枝降压调脉

桂枝在《伤寒论》《金匮要略》，除辛温解表、利水，亦取其活血散瘀，如热结膀胱、癥瘕积聚，投桃核承气汤、桂枝茯苓丸，后世久病通络之用桂枝，即师法此意。老朽临床还控制血压、调理心律不齐。

1980 年诊一记者，因采访新闻工作紧张、夜间撰稿过度劳累，血压就升高，心脏发生期前收缩，要求给予小药当茶饮。遂开了人参 6 克、桂枝 10 克、生地黄 10 克、山楂 6 克，每日一剂，分四次服。连用两周，脉象间歇消失，血压恢复正常。桂枝起了较好的作用。

## ▣ 477. 真武汤加味治寒泻

经方派前贤，缘于传承仲景先师学说，辨证组方均以《伤寒论》为准绳，所遣药物往往不越书内范围。对暴发热泻，投黄芩汤（黄芩、白芍、甘草、大枣）加黄连、猪苓。慢性肠炎日久不已，认为与阳虚有关，在解除腹痛、完谷不化基础上，开扶正壮阳之品，重视温化；因体液随泻而伤，常添白芍护阴。习用真武汤，其量突出附子，委之当君，加少量泽泻利尿，可收桴鼓效应。计炮附子 20 克（先煎一小时）、白术 15 克、白芍 15 克、茯苓 15 克、泽泻 10 克、生姜 10 片。老朽于南京开会时，曾和好友曹鸣高谈及，他是苏州曹沧洲后人，属时方家，也表示赞同。

1977 年吾在山东济宁遇一久泻患者，《通俗伤寒论》谓之"漏底伤寒"，每日如厕数次，腹痛即便，苦不堪言。嘱咐专吃本药，暂不更易，连服一个月，彻底治愈，且未复发。说明真武汤临床功力确实可观。

## ▣ 478. 竹茹治灯笼病

竹茹又名竹二青，清热、祛痰、除烦、降气、止呕，平凡含奇，前贤对火邪动胎配合他药保护，能防止流产，热去胎安。家父曾说，若胸中蕴热，感觉烦闷有如火灼，除外结胸与胃酸上泛，习称"灯笼病"。按《医林改错》活血散瘀法无效，则投经方药物"四皓汤"，以大量竹茹领导，加入石膏、黄连、山栀子，是《金匮要略》竹皮大丸的衍化物，泻火功力超过时方，疗力颇佳。据考证，乃山东崂山上清宫清末光绪年间一道士所用。《东夷禅门道观纪闻》未有记载。

1963 年遇一患者，脘内发热，似积炭火，空腹、饭后均然，无痞满、胀痛现象，病史三个月，医院诊断原因不明，嘱转中医施治。老朽开始给予小陷胸、大黄黄连泻心汤，反馈石击流水。遂取此方试之，计竹茹 40 克、石膏 30克、黄连 15 克、山栀子 15 克；服后已效，却减不足言，即将竹茹增至 80 克，仍水煎分三次饮下。共八剂，症状消退。竹茹的作用奠定了主要成果。

## ▣ 479. 巧用旋覆代赭汤

民初回春堂聂翁知识丰富，技术精良，常投《伤寒论》旋覆代赭汤，不仅医"心下痞硬，嗳气不除"，还调理若干病证，如胃炎、痰饮、逆气上冲、呕恶不止。加柴胡疏散肝郁，治疗胸胁苦满、寒热往来；加瓜蒌、枳壳、小量大黄，治三焦停积，肠道秘结。其中突出旋覆花、代赭石、半夏三味。旋覆花蜜炙，奉为主药，量重、开到 40 克，无不良反应，能见紫气东来，堪称经方家鸷眼狮胆一大特色。南方伤寒派旅鲁执业如此使用者则十分少见。提及标准有三：降逆抑冲领先，祛痰涤饮相继，着意开痞利结。和泻心、陷胸汤各异，施治对象介于二者之间，"不泻之内寓有泻焉"。老朽投向临床，经验表明，应作如是观。

235

1979 年在淮阴诊一更年期女子，因婆媳矛盾家庭失和，痰气凝聚，胸闷烦躁，嗳气连连，胁下、后背游走性窜痛，每日更衣，无大便干燥情况；曾给予四逆散、柴胡疏肝散加减方，未获功效。乃以本汤授之，即代赭石 30 克、旋覆花 40 克、半夏 15 克、人参 6 克、甘草 3 克、生姜 6 片、大枣 6 枚（擘开），添入香附 15 克，日饮一剂。连服七天，症状缓解；又五帖而愈。

## ◨ 480. 麦冬解除心脏期前收缩

麦冬润燥滑肠、滋阴生津，仲景先师常和人参同用，如《伤寒论》竹叶石膏汤、《金匮要略》麦门冬汤；时方则有生脉散。温病学家吴瑭调理热证恢复期肠道燥结，与玄参、生地黄组方，名"增液汤"。老朽遥承炙甘草汤意，施治心律不齐，若出现期前收缩，习称"间歇脉"，以炙甘草、人参为君，加入桂枝、大量麦冬就能生效；去掉火麻仁、阿胶、生地黄，功力不减。为了提高作用，根据客观需要，亦可再添黄芪、柴胡、苦参、茵陈、延胡索、仙鹤草。麦冬健身养正，宜和各类药物配伍，无严格界限，故吴七先生送的绰号"不倒翁"，在其《战神纪略》内列为优选良品。

1982 年诊一"脉结代、心动悸"患者，心跳七八次或十余次，无规则骤停，饭后、夜间发作频繁，神疲、乏力、大便偏干。即取上药授之，计麦冬 30 克、人参 15 克、桂枝 10 克、炙甘草 15 克，每日一剂，水煎，分三次服。联绵十四天，心脏期前收缩消失；嘱咐继用，共一个月，没有反弹。麦冬发挥了长效。